Gesundheitssysteme zwischen Plan und Markt

Jürg H. Sommer

Mit 38 Abbildungen
und 29 Tabellen

 Schattauer Stuttgart New York

Prof. Dr. Jürg H. Sommer
Abteilung Gesundheitsökonomie und Sozialpolitik
Wirtschaftswissenschaftliches Zentrum der Universität Basel
Petersgraben 51

CH-4003 Basel

Die Deutsche Bibliothek – CIP Einheitsaufnahme

Sommer, Jürg H.: Gesundheitssysteme zwischen Plan und Markt :
mit 29 Tabellen / Jürg H. Sommer. - Stuttgart : Schattauer, 1999
ISBN 3-7945-1993-0

In diesem Buch sind die Stichwörter, die zugleich eingetragene Warenzeichen sind, als solche nicht besonders kenntlich gemacht. Es kann also aus der Bezeichnung der Ware mit dem für diese eingetragenen Warenzeichen nicht geschlossen werden, daß die Bezeichnung ein freier Warenname ist.
Hinsichtlich der in diesem Buch angegebenen Dosierungen von Medikamenten usw. wurde die größtmögliche Sorgfalt beachtet. Gleichwohl werden die Leser aufgefordert, die entsprechenden Prospekte der Hersteller zur Kontrolle heranzuziehen.
Das Werk ist urheberrechtlich geschützt. Alle Rechte, insbesondere das Recht des Nachdruckes, der Wiedergabe in jeder Form und der Übersetzung in andere Sprachen, behalten sich Urheber und Verlag vor.
Kein Teil des Werkes darf in irgendeiner Form ohne schriftliche Genehmigung des Verlages reproduziert werden. Das gilt insbesondere für Vervielfältigungen, Übersetzungen, Mikroverfilmungen und die Einspeicherung, Nutzung und Verwertung in elektronischen Systemen.

© 1999 by F. K. Schattauer Verlagsgesellschaft mbH, Lenzhalde 3, D-70192 Stuttgart, Germany
Internet http://www.schattauer.de
Printed in Germany

Lektorat: Dr. Tilmann Kleinau
Satz: Reproduktionsfertige Vorlagen vom Autor
Druck und Einband: Gulde Druck GmbH, Tübingen
Gedruckt auf chlor- und säurefrei gebleichtem Papier.

ISBN 3-7945-1993-0

"The trick is not rules versus no rules,
but finding the right rules."

(Lester c. Thurow)

Vorwort

Wohl kaum ein Themenbereich wird derart kontrovers und emotional diskutiert wie jener der Gesundheit, Medizin und Ökonomie. Für die einen liegt die Lösung der Bewältigung des ständigen wachsenden Kostendrucks in einer staatlich verordneten Planwirtschaft; andere postulieren mehr Eigenverantwortung und möchten auch dem Gesundheitswesen das Heilmittel "Markt" verschreiben. Im vorliegenden Buch ging es mir vor allem darum, herauszuarbeiten, welche der oft gehörten Behauptungen zu dieser Thematik durch empirische Evidenz gestützt werden können und welche nicht. Auf eine sorgfältige Sichtung der verfügbaren Studien und eine genaue Quellenangabe ist deshalb viel Wert gelegt worden. Ein ebenso großes Gewicht legte ich darauf, die beiden Grundtypen von Gesundheitssystemen – Plan oder Markt – nicht nur aus theoretischer Sicht abzuhandeln, sondern auch anhand konkreter Beispiele darzustellen, welche Argumente sich im politischen Alltag durchsetzen konnten und welche nicht und welche Konsequenzen mit den schließlich realisierten (meist halbherzigen) Maßnahmen verbunden sind.

Gerne möchte ich an dieser Stelle allen herzlich danken, die mir in irgendeiner Form bei der Erarbeitung dieses Buches behilflich waren. Zu besonderem Dank bin ich Herrn Dr. D.W. Scholer von der Firma Novartis und dem Förderverein des Wirtschaftswissenschaftlichen Zentrums der Universität Basel verpflichtet.

Basel, im Frühjahr 1999   **Jürg H. Sommer**

Inhalt

1. Ausgangslage: Wachsender Kostendruck im Gesundheitswesen....... 1
2. Was ist eine angemessene medizinische Versorgung?..................... 13
   - 2.1 Die Frage der Angemessenheit auf internationaler Ebene.............. 13
   - 2.2 Die Frage der Angemessenheit auf nationaler Ebene..................... 23
   - 2.3 Fazit: Die Medizin ist keine exakte Wissenschaft........................... 35
3. Untaugliche Regulierungsstrategien... 39
   - 3.1 Investitionskontrollen 42
   - 3.2 Qualitäts- und Benutzungskontrollen 47
   - 3.3 Entschädigungskontrollen.. 55
   - 3.4 Fazit: Wirkungslose Regulierungsversuche 67
4. Ziele und Kriterien zur Ausgestaltung von Gesundheitssystemen 69
   - 4.1 Gesundheit 69
   - 4.2 Effizienz.. 81
   - 4.3 Gerechtigkeit... 84
   - 4.4 Fazit: Vorrang des Gerechtigkeitsziels 89
5. Besonderheiten von Gesundheitsleistungen... 91
   - 5.1 Die Vorteile des Marktes 91
   - 5.2 Marktversagen im Gesundheitswesen 97
   - 5.3 Fazit: Wettbewerbsunterstützende staatliche Regeln sind notwendig... 113
6. Marktwirtschaftlich organisierte Gesundheitssysteme 115
   - 6.1 Idealtypisch organisiertes System... 115
   - 6.2 Das amerikanische Gesundheitssystem 124

		6.2.1 Das Aufkommen der Managed-Care-Organisationen	125
		6.2.2 Die Wirkungen von Managed-Care-Organisationen	132
		6.2.3 Ungenügende staatliche Rahmenbedingungen	140
	6.3	Das schweizerische Gesundheitssystem	153
		6.3.1 Erste Versuche mit Managed Care	154
		6.3.2 Von Managed Care zu Managed Competition	160
		6.3.3 Fehlender Abbau aller Wettbewerbshindernisse	163
	6.4	Fazit: Politikversagen	172

7. Planwirschaftlich organisierte Gesundheitssysteme ... 175

	7.1	Idealtypisch organisiertes System	175
	7.2	Das britische Gesundheitssystem	179
		7.2.1 Der National Health Service	179
		7.2.2 Die Schaffung interner Märkte	189
	7.3	Das schwedische Gesundheitssystem	204
	7.4	Fazit: Rückkehr zur rigiden Planungsbürokratie?	213

8. Rationierung von Gesundheitsleistungen ... 219

	8.1	Zum Begriff der Rationierung	220
	8.2	Rationierung auf der Makroebene	224
	8.3	Rationierung auf der Mikroebene	232
	8.4	Daten- und methodische Probleme bei expliziter Rationierung	244
	8.5	Oregons expliziter Rationierungsversuch	252
		8.5.1 Methodisches Vorgehen	252
		8.5.2 Kritik	264
	8.6	Fazit: Rationierung ist unumgänglich	270

9. Zusammenfassende Erkenntnisse und Folgerungen ... 273

Literatur ... 285

1. Ausgangslage: Wachsender Kostendruck im Gesundheitswesen

Für den einzelnen hat eine gute Gesundheit eine doppelte Funktion. Einerseits stellt sie einen Wert dar, ein Ziel, das man in möglichst hohem Maße erreichen möchte. Andererseits ist die Gesundheit eine notwendige Bedingung für die Erzielung von Einkommen auf dem Arbeitsmarkt. Außerdem können mit einem schlechten Gesundheitszustand die schönen Dinge des Lebens kaum genossen werden. Darüber hinaus würden viele Kranke in Todesängsten ihr ganzes Vermögen für medizinische Leistungen ausgeben, bzw. sie könnten je nach Behandlungsaufwand für deren Kosten nicht aufkommen.

Aus all diesen Gründen herrscht in Europa weitgehend ein Konsens darüber, daß allen Bürgern der Zugang zu medizinisch notwendigen Leistungen unabhängig von ihrer Zahlungsfähigkeit garantiert werden soll. Die Frage der *Gerechtigkeit* wurde bei der Organisation und der Finanzierung der medizinischen Versorgung weit stärker gewichtet als jene der *Effizienz*. In Großbritannien und in Skandinavien wurden gar über Steuern finanzierte nationale Gesundheitsdienste geschaffen; in den anderen europäischen Ländern wurden großzügige Sozialversicherungssysteme eingeführt. Da das Risiko "Krankheit" nicht eindeutig definiert werden kann, gelten alle als "krank", welche versicherte Leistungen beanspruchen.

Diese Maßnahmen sollten die Bevölkerung davor bewahren, heikle Kosten-Nutzen-Abwägungen bei der Inanspruchnahme medizinischer Leistungen vornehmen zu müssen. Sie führten aber auch dazu, daß die Industriestaaten seit Jahren mit dem Problem einer expansiven Entwicklung ihrer Gesundheitsausgaben zu kämpfen haben. Mittlerweile werden in den Ländern mit den höchsten Kosten zehn und mehr Prozent ihres jeweiligen Bruttoinlandsprodukts für das Gesundheitswesen eingesetzt. Die folgenden Faktoren sprechen für *ein weiterhin anhaltendes starkes Ausgabenwachstum* im Gesundheitssektor:

- *Das Eisbergphänomen*

  Es wurde schon mehrfach festgestellt, daß rund 75 % der sich krank oder unpäßlich fühlenden Personen keinen Arzt konsultieren. Demzufolge sind auch bei wachsender Ärztedichte noch genügend prinzipiell behandelbare gesundheitliche Störungen und Unpäßlichkeiten in der Bevölkerung vorhanden. Selbst geringfügige Verhaltensänderungen bei der Inanspruchnahme medizinischer Leistungen hätten dabei beträchtliche Auswirkungen auf die Kapazitäten und die Kosten des Gesundheitswesens zur Folge. So kommt beispielsweise eine amerikanische Studie zu dem Schluss, daß, wenn nur 2 % der Amerikaner, die Selbstmedikation betreiben, statt dessen einen Arzt aufsuchen würden, die Zahl der Grundversorger in den USA um 50 % erhöht werden müßte.[1]

- *Demographische Alterung*

  In allen Industriestaaten wird die Zahl der Betagten und der Hochbetagten in naher Zukunft rasch ansteigen. Eine in der Schweiz auf der Basis von Kohortensterbetafeln durchgeführte Studie zeigt eindrücklich, wie stark die Lebenserwartung im zwanzigsten Jahr-

---

[1] Rottenberg, 1990.

hundert zugenommen hat und daß sie aller Voraussicht nach weiter ansteigen wird (vgl. Tab. 1.1).[2]

Gemäß den Modellannahmen werden von den nach 1980 geborenen Schweizern und Schweizerinnen *mehr als ein Drittel der Männer und mehr als die Hälfte der Frauen über 90 Jahre alt* werden.

Tab. 1.1   Lebenserwartung und Überlebende nach Alter in der Schweiz

	Männer				Frauen			
	Jahrgang				Jahrgang			
Lebenserwartung nach Alter	1900	1960	1980	2000	1900	1960	1980	2000
0	48,8	73,8	79,3	82,4	54,4	82,9	86,3	87,7
20	46,9	59,2	62,1	64,0	51,4	66,3	67,8	68,6
65	12,9	19,6	21,3	22,5	16,1	23,7	24,7	25,2
80	5,8	9,5	10,4	11,1	7,4	11,7	12.3	12,6
90	2,9	4,8	5,3	5,6	3,5	5,8	6,1	6,2
Überlebende nach Alter	1900	1960	1980	2000	1900	1960	1980	2000
0	10 000	10 000	10 000	10 000	10 000	10 000	10 000	10 000
20	7 176	9 281	9 631	9 788	7 508	9 591	9 813	9 894
65	4 476	7 845	8 527	8 900	5 380	8 976	9 340	9 488
80	1 750	5 405	6 395	7 010	2 980	7 440	7 994	8 247
90	296	2 413	3 277	3 894	861	4 476	5 093	5 402

Quelle: Bundesamt für Statistik, 1998.

---

[2] Bundesamt für Statistik, 1998a.

Im Alter treten naturgemäß gesundheitliche Störungen und Mißbefindlichkeiten aller Art wesentlich häufiger auf als in jüngeren Jahren. Empirische Untersuchungen legen zwar nahe, daß die Alterung der Bevölkerung nur einen Teil des bis anhin eingetretenen Ausgabenwachstums im Gesundheitswesen zu erklären vermag.[3] In allen Industriestaaten nimmt jedoch die Zahl älterer Menschen, die alleine leben, stark zu.[4] Alleinlebende Personen können im Krankheitsfall weniger auf die Unterstützung und die Pflege durch Angehörige zurückgreifen und werden deshalb eher Leistungen des Gesundheitswesens in Anspruch nehmen. Auf der Suche nach Marktlücken dürfte zudem eine steigende Zahl an Ärzten den bisher eher vernachlässigten geriatrischen Bereich vermehrt entdecken. Überspitzt formuliert besteht die Gefahr, daß der normale Alterungsprozeß ebenso wie die Schwangerschaft und die Geburt zur 'Krankheit' umfunktioniert wird.

- *Wachsender Wohlstand*

Wohlhabendere und besser gebildete Menschen nehmen generell mehr Gesundheitsleistungen in Anspruch als Ärmere und schlechter Gebildete. Dies ist nicht erstaunlich, weil die Medizin ja auch eine ausgeprägte Luxus- und Komfortkomponente beinhaltet (z.B. umfassende Abklärung bei Bagatellen, Privatabteilungen in Krankenhäusern, Kuren, Massagen etc.). Mit zunehmendem Wohlstand einer Nation ist demzufolge auch mit steigenden Gesundheitsausgaben zu rechnen. Amerikanischen Schätzungen zufolge vermögen wachsende

---

[3] Zweifel et al., 1996.
[4] World Bank, 1994.

Einkommen – unabhängig von anderen Faktoren – jedoch höchstens 25 % der eingetretenen Kostensteigerungen zu erklären.[5]

- *Medizinisch-technischer Fortschritt*

Der Großteil der Kostensteigerungen im Gesundheitswesen ist auf die rasant wachsenden Eingriffsmöglichkeiten der Medizin zurückzuführen, wobei die Fortschritte im diagnostischen Bereich in den letzten Jahren bedeutend rascher verliefen als bei den tatsächlichen Heilungsmöglichkeiten. Im Gegensatz zu technologischen Neuerungen in der Industrie wirken sich diese in der Medizin in der Regel *kostensteigernd* aus, weil die neuen Apparaturen oft *additiv* zu den bereits vorhandenen hinzukommen und zusätzliches, speziell ausgebildetes Personal erfordern ("add on technology").

Die *Phasen des medizinischen Fortschritts* zur Verhütung, Heilung und Linderung von Krankheiten lassen sich – über die Zeit hinweg – wie folgt beschreiben:[6]

(1) Zunächst gibt es Krankheiten, über die wenig bekannt ist. Ihr Verlauf kann nicht aufgehalten werden. Die Behandlungsmethoden beschränken sich auf die Pflege der Patienten und die Linderung ihrer Beschwerden ("non-technology"). Dabei handelt es sich um akute und chronische Krankheiten, die vielfach vergleichsweise schnell tödlich enden. Beispiele dafür sind unbehandelbare Krebsarten, Alzheimer, Multiple Sklerose, Schlaganfall und fortgeschrittene Leberzirrhose.

---

[5] Newhouse, 1993.
[6] Sachverständigenrat für die Konzertierte Aktion im Gesundheitswesen, 1995.

(2) Auf einem höheren Niveau gibt es Methoden, welche die – insbesondere – chronischen Krankheiten nicht ursächlich behandeln, jedoch deren Symptome lindern, ihren Verlauf verzögern oder den Tod hinausschieben ("half-way technology"). Dazu gehören etwa Organtransplantationen, die Nierendialyse, manche chirurgische Eingriffe oder auch die Chemo- und Strahlentherapie zur Krebsbehandlung.

(3) Schließlich gibt es Methoden, die ein weitgehendes Verständnis der Krankheitsursachen zur Grundlage haben und zur Verhinderung bzw. Heilung führen ("high technology"). Dies sind beispielsweise Impfungen, Antibiotika für bakterielle Infektionen und die Prävention ernährungsbedingter Mängel.

Trotz großer Hoffnungen auf die Möglichkeiten der Gentechnologie wurden und werden die größten Fortschritte in der Medizin bei den symptomatischen, den Krankheitsverlauf verzögernden oder lindernden Behandlungen gemacht. Bei diesen therapeutischen Neuerungen handelt es sich fast ausschließlich um *Produkt*innovationen, d.h., es können Leben gerettet oder die Lebensqualität verbessert werden, allerdings meist zu sehr hohen Kosten (z.B. Therapien für bisher nicht behandelbare Krankheiten).

Die in der Industrie üblichen *Prozeß*innovationen, die es erlauben, ein in der Art gleichbleibendes Produkt zu geringeren Kosten herzustellen, sind demgegenüber im Gesundheitswesen eher selten (z.B. Analyseautomat). Derartige Neuerungen können allerdings – selbst wenn sie die Kosten pro Behandlung senken – trotzdem insgesamt zu Mehrausgaben führen. Dies ist dann der Fall, wenn ihr Einsatz, z.B. wegen geringerer Komplikationsraten, bei wesentlich mehr Patienten möglich wird. Schließlich wurden bislang auch die Möglichkeiten *organisatorischer* Innovationen im Gesundheitswesen kaum genutzt, die über neuartige Kombinationen von Produktionsprozessen und über Synergieeffekte Kostensenkungen ermöglichen würden (z.B. integrierte Gesundheitsversorgung).

Paradox ist, daß gerade mit dem Fortschritt in der Medizin aufgrund der immer besseren Behandlung akuter Krankheiten und der vermehrten präventiven Möglichkeiten das *Morbiditiätsrisiko* insgesamt *steigt*: Die Bevölkerung altert und leidet vermehrt an chronisch-degenerativen Krankheiten mit entsprechenden Kostenfolgen. Dabei droht nicht nur die zu beobachtende Explosion des medizinisch Machbaren zum Motor zukünftiger "Kostenexplosionen" im Gesundheitswesen zu werden, sondern auch die steigenden Erwartungen im Bereich der Versorgung der Langzeitpflegebedürftigen (z.B. Einzelzimmer mit Naßzelle in Pflegeheimen, größere Alterswohnungen).

- *Auf Expansion ausgerichtete finanzielle Anreizsysteme*
  Erleichtert wird die Einführung und insbesondere die rasche Verbreitung von medizinischen Neuerungen vor allem durch die Tatsache, daß in den meisten Industriestaaten die Finanzierung von Gesundheitsleistungen so geregelt wurde, daß für den einzelnen bei seinen Entscheidungen zur Inanspruchnahme nur *Nutzenüberlegungen* (z.B.: Welches ist der beste Arzt zur Behandlung meiner Krankheit?) relevant sind. *Kostenüberlegungen* (z.B.: Welches ist der günstigste Arzt zur Behandlung meiner Krankheit?) spielen dagegen *keine Rolle*. Bei den vorherrschenden Abrechnungssystemen hat ein Patient in der Regel nicht einmal die Möglichkeit, kostengünstige Leistungserbringer zu identifizieren.

Wer das Gesundheitswesen nur wenn absolut nötig beansprucht, wird nicht mit geringeren individuellen Beiträgen belohnt, sondern er muß zusätzlich den Mehrkonsum der anderen in Form steigender Prämien und Steuern mitbezahlen. Da medizinische Leistungen bei kollektiver Risikodeckung weitgehend kostenlos beansprucht werden können, besteht für den einzelnen Versicherten ein starker Anreiz, im Krankheitsfall eine Maximalmedizin ohne Rücksicht auf deren Kosten nachzufragen. Gerade bei steigenden Prämien erscheint es für ihn nur rational und konsequent, seine Nachfrage nach Gesundheitsleistungen auszudehnen, um auch einen Gegenwert für seine wachsenden Beiträge zu erhalten. Wenn dies alle tun, kommt es zur *Ausbeutung der Krankenversicherung durch ihre eigenen Mitglieder*.

Der durchschnittliche Patient kann zwar die Nachfrage nach Gesundheitsleistungen weit über den existentiellen Grundbedarf hinaus ausdehnen und bei den geringsten Mißbefindlichkeiten oder auch lediglich zur Kontrolle der angeblich ständig bedrohten Gesundheit einen Arzt aufsuchen. Er ist jedoch kaum in der Lage, die im Einzelfall notwendige medizinische Behandlung zu bestimmen. Er erwartet im Gegenteil vom Arzt die Konkretisierung seiner unbestimmten Nachfrage sowie seiner diffus empfundenen Krankheitssymptome oder Gesundheitsbedürfnisse in einen anerkannten Bedarf an medizinischen Leistungen. Dabei ist trotz unbestreitbarer Fortschritte in der Medizin die für gegebene Krankheitssymptome notwendige Behandlung selten klar und eindeutig vorgegeben. Es gibt nur bei einem Teil der Fälle die "richtige" Behandlung oder auch nur eine klare Linie zwischen "notwendigen" und "überflüssigen" Behandlungen. Es besteht im Gegenteil oft *eine große Ungewißheit bei der Diagnosestellung*. Insbesondere bei unbestimmten Krankheitssymptomen sowie bei psychosomatischen und chronischen Erkrankungen existiert *ein weiter Spielraum bei den Therapieentscheidungen,* den der Arzt je nach seinen Kapazitäten nutzen kann.

In vielen Ländern wird ein Arzt in freier Praxis für jede erbrachte Einzelleistung separat entschädigt. Erbringt er aus Wirtschaftlichkeitsüberlegungen gewisse Leistungen nicht, wird er dafür mit weniger Einnahmen bestraft. Er verdient also nicht mehr, wenn sein Behandlungsstil *effizient* ist, sondern wenn er mehr und komplexere Leistungen erbringt. Wie der Patient, so hat auch der ihn behandelnde Arzt keinerlei Anreize, bei seinen Entscheidungen auch die Kostenseite miteinzubeziehen und die in einer Welt knapper Mittel notwendigen Kosten-Nutzen-Abwägungen vorzunehmen.

In einer derartigen Umgebung käme kein Krankenhaus auf die Idee, mit dem Argument zu werben, daß seine Patienten *kostengünstiger* als anderswo behandelt werden. Weil der *Preis keine Rolle* spielt, werden der Patient und eventuell sein einweisender Arzt sich überlegen, welches das *beste* Krankenhaus zur Behandlung der jeweiligen Beschwerden ist. Dabei wird in der Regel die Qualität eines Krankenhauses – mangels geeigneter Informationen – anhand des Rufes seiner Chefärzte und der Neuheit des Hauses (Hotelkomfort) und seiner Einrichtungen beurteilt. Da kein Krankenhaus es sich leisten kann, über veraltete Apparaturen und wenig bekannte Chefärzte zu verfügen, ist ein (kostensteigernder) "Annehmlichkeits- und Ausrüstungswettbewerb" vorprogrammiert. In diesem erhalten auch die *Geräte- und Arzneimittelhersteller* starke Anreize für die Markteinführung auch nur *geringfügig modifizierter Produkte.* Dabei sind insbesondere bei den Apparaturen die wenigsten jemals nach wissenschaftlichen Kriterien auf ihre Wirksamkeit, geschweige denn auf ihre Kostenwirksamkeit überprüft worden.[7]

All diese Faktoren werden dafür sorgen, daß der Kostendruck im Gesundheitswesen weiter zunehmen wird. Gleichzeitig ist absehbar, daß – allein schon demographisch bedingt (vgl. Tab. 1.1) – die Sozialausgaben in allen Industriestaaten nach der Jahrtausendwende massiv ansteigen werden. Dies hat zur Folge, daß die *Mittelknappheit* im Gesundheitswesen *immer spürbarer* wird und sich die Suche nach Auswegen aus der Kostenfalle intensivieren muß.

Viele politisch Verantwortliche scheinen immer noch darauf zu vertrauen, es sei möglich, die "Angemessenheit" einer medizinischen Behandlung exakt zu definieren (Kapitel 2), und sie könnten ihre Vorstellungen bezüglich der Notwendigkeit bestimmter medizinischer Leistungen im Einzelfall selbst gegen die bestehenden, auf Expansion ausgerichteten finanziellen Anreize mit Hilfe eines immer dichteren Netzes staatlicher Regulierungsvorschriften durchsetzen. Das offensichtliche Versagen derartiger Regulierungsstrategien (Kapitel 3) wird jedoch angesichts der immer deutlicher werdenden Mittelknappheit die politischen Entscheidungsträger dazu zwingen, sich *grundsätzlicher* mit der Problematik der (zukünftigen) Ausgestaltung von Gesundheitssystemen zu beschäftigen.

Ausgangspunkt derartiger Überlegungen ist die Frage, welche Ziele mit der Schaffung von Gesundheitssystemen eigentlich erreicht und welche Kriterien bei deren Organisation und Finanzierung angewandt werden sollen (Kapitel 4). Heftig umstritten ist dabei, ob und inwieweit auch im Gesundheitswesen marktwirtschaftliche Instrumente eingesetzt werden

---

[7] U.S. Congress, Office of Technology Assessment, 1994; Schwartz, 1994.

können bzw. sollen. In Kapitel 5 wird deshalb untersucht, ob die Besonderheiten von Gesundheitsleistungen tatsächlich marktwirtschaftlich orientierte Reformstrategien erschweren oder gar unmöglich machen.

In den beiden folgenden Kapiteln 6 und 7 werden die beiden Grundtypen von Gesundheitssystemen – Plan und Markt – zunächst idealtypisch beschrieben. Anhand je zweier konkreter Beispiele wird weiter überprüft, inwieweit diese markt- bzw. planwirtschaftlich organisierten Gesundheitssysteme in der Realität zu beobachten und welche Stärken und Schwächen mit ihnen verbunden sind.

Angesichts des rasanten medizinisch-technischen Fortschritts kann in keinem, nach welchen Regeln auch immer konstruierten Gesundheitssystem der Frage nach dem *wirtschaftlich noch Tragbaren* längerfristig ausgewichen werden. In Kapitel 8 werden die sich dabei stellenden Probleme und Schwierigkeiten verdeutlicht und die bereits versuchten Lösungsansätze kritisch analysiert. In Kapitel 9 werden schließlich die aus den vorherigen Kapiteln gewonnenen wichtigsten Erkenntnisse zusammengefaßt und daraus gesundheitspolitische Folgerungen abgeleitet.

2. Was ist eine angemessene medizinische Versorgung?

Staatliche Organe gehen bei ihren gesundheitspolitischen Interventionen letztlich immer davon aus, sie könnten für die Bevölkerung exakt definieren, was eine "angemessene" medizinische Versorgung ist. Diese Haltung ist um so erstaunlicher, als sowohl zwischen verschiedenen als auch innerhalb einzelner Länder durchgeführte Studien regelmäßig große Meinungsverschiedenheiten der Ärzte über die Angemessenheit der evaluierten Behandlungen aufzeigen und vergleichbare Bevölkerungsgruppen völlig unterschiedlich medizinisch versorgt werden (s. Abschnitte 2.1 und 2.2). Dies dokumentiert, daß die Medizin offensichtlich keine exakte Wissenschaft ist (s. Abschnitt 2.3).

2.1 Die Frage der Angemessenheit auf internationaler Ebene

Die politisch Verantwortlichen sollte eigentlich schon ein Blick auf die Höhe der Gesundheitsausgaben in verschiedenen Ländern zur Vorsicht mahnen. Wie aus Tabelle 2.1 hervorgeht, schwankt der Anteil, welchen verschiedene Industriestaaten für ihr Gesundheitswesen einsetzen, zwischen knapp 7 und über 14 % des jeweiligen Bruttoinlandsproduktes, also um mehr als das Doppelte. Ebenso deutliche Unterschiede sind bei den (kaufkraftbereinigten) Pro-Kopf-Ausgaben festzustellen. Die Amerikaner wendeten 1995 rund dreimal soviel für ihre medizinische Versorgung auf wie die Schweden oder die Briten. Trotzdem weisen diese beiden Länder bei den herkömmlichen Gesundheitsmaßen – Lebenserwartung und Kindersterblichkeit – deutlich bessere Werte auf als die USA (vgl. Tabelle 2.2). Immerhin ist die Lebenserwartung im Alter von 80 Jahren in den USA leicht höher als in Großbritannien und in Schweden. Denkbar wäre also, daß die in den USA im Jahr 1965 eingeführte, großzügig ausgestattete obligatorische Krankenversicherung für die über 65jährigen (Medicare) dazu geführt hat, daß die Amerikaner sich mit enorm hohen Kosten eine um zwei oder drei Monate höhere Lebenserwartung im hohen Alter erkauft haben.

Tab. 2.1   Gesundheitsausgaben in ausgewählten Industrieländern, 1980 und 1995

	in % des BIP		in $ pro Kopf (kaufkraftbereinigt)	
	1980	*1995*	*1980*	*1995*
USA	9,3	14,2	1 051	3 644
Schweiz	7,3	9,8	850	2 412
Kanada	7,3	9,7	729	2 069
Schweden	9,4	7,2	867	1 360
Großbritannien	5,6	6,9	453	1 246

Quelle: OECD Health Data, 1997.

Tab. 2.2   Gesundheitsindikatoren in ausgewählten Ländern, 1994

	Kinder-Sterblichkeit*	Lebenserwartung (Jahre)			
		bei Geburt		bei Alter 80	
		M	F	M	F
USA	7,9	72,3	79,0	7,2	9,0
Schweiz	5,1	75,1	81,6	7,1	9,0
Kanada	5,6	73,8[1)]	79,3[1)]	6,3[1)]	7,8[1)]
Schweden	4,4	76,1	81,4	7,0	8,7
Großbritannien	6,2	74,2	79,5	6,7	8,6

*Tote pro 1 000 Lebendgeburten
[1)]1993
Quelle: OECD Health Data, 1996.

Daß in den USA allein zu diesem Zweck fast dreimal soviel pro Kopf der Bevölkerung ausgegeben wird wie in Großbritannien oder Schweden, ist jedoch eher unwahrscheinlich. Möglich ist weiter, daß die Amerikaner dank dieser Mehrausgaben in den Genuß einer höheren Lebensqualität kommen. Dafür fehlen zwar die empirischen Belege; aber auch mit diesem Argument lassen sich die bestehenden riesigen Kostenunterschiede wohl kaum erklären. Bei internationalen Umfragen äußern sich zudem die Amerikaner trotz ihrer weltweit mit Abstand höchsten Gesundheitsausgaben als am vergleichsweise unzufriedensten mit ihrem Gesundheitssystem.[1] Darüber hinaus könnte in den USA problemlos *noch mehr* ausgegeben werden, weil über 30 Mio. Einwohner über keine Krankenversicherung verfügen und als medizinisch unterversorgt gelten.[2]

Eine Untersuchung von Payer (1988) ergab, daß Unterschiede der medizinischen Versorgung in einzelnen Ländern nicht in erster Linie als ein Ergebnis des wissenschaftlichen Fortschritts zu betrachten sind, sondern *aus bestimmten kulturgeprägten Wertvorstellungen* resultieren, die "in manchen Fällen unserer Gesundheit oder unserem Wohlbefinden eher schaden als nützen".[3] Sie kam zum Schluß, "*daß die Bandbreite 'akzeptabler' Behandlungen für die meisten Krankheiten viel größer ist, als dies in irgendeinem Land zugegeben wird.*"[4]

Die von Payer zwischen verschiedenen Ländern ausgemachten Unterschiede waren so groß, "daß eine Behandlungsmethode, die in einem Land bevorzugt und häufig verwendet wird, im Nachbarland womöglich als

---

[1] Blendon et al., 1990; Donelan et al., 1996.
[2] Levit et al., 1996.
[3] Payer, 1988.
[4] Payer, 1988.

Behandlungsfehler gilt."[5] Nicht nur die Raten für bestimmte chirurgische Eingriffe schwanken in den von Payer untersuchten Ländern USA, England, Deutschland und Frankreich um mehrere hundert Prozent,[6] sondern auch die Verschreibungsgewohnheiten der Ärzte unterscheiden sich völlig voneinander. Selbst die Dosierung ein und desselben Medikamentes kann stark variieren; es kommt vor, daß in einem Land eine zehn- bis zwanzigmal höhere Dosis verschrieben wird als in anderen Ländern. Eines der gängigsten Arzneimittel in Frankreich, ein Medikament zur Erweiterung der zerebralen Blutgefäße, wird gar in Großbritannien und in den USA als wirkungslos angesehen.

Häufig werden auch bei den gleichen Symptomen in verschiedenen Ländern unterschiedliche Diagnosen gestellt. Die Unterschiede sind zwar am auffälligsten bei leichteren Beschwerden, bleiben jedoch keineswegs auf diese beschränkt. So ergab eine Untersuchung der Weltgesundheitsorganisation, daß die Ärzte in verschiedenen Ländern selbst dann unterschiedliche Todesursachen diagnostizierten, wenn ihnen identische Daten aus denselben Sterbeurkunden vorlagen.[7] Noch weniger Einigkeit herrscht weltweit bei der Beurteilung und Behandlung von psychischen Erkrankungen. Wenn beispielsweise ein Patient von Psychiatern als gefährlich eingeschätzt wird, kann dies dazu führen, daß man ihn einsperrt. Als sich jedoch Psychiater aus sechs verschiedenen Ländern darüber zu einigen versuchten, wer als gefährlich einzustufen ist, gab es in drei Vierteln der Fälle weniger als 50 % Übereinstimmung, und die Psychiater zeigten untereinander keine größere Einigkeit als Laien.[8]

---

[5] Payer, 1988.
[6] Bestätigt durch McPherson et al., 1982.
[7] Zit. nach Payer, 1988.
[8] Harding und Adserballe, 1983.

Payer belegt mit zahlreichen Beispielen, daß in den USA aggressive Behandlungsformen befürwortet werden und der Körper als eine Maschine betrachtet wird, die bei Bedarf repariert werden kann und muß. Für die amerikanischen Ärzte gehört das Gebot, einzugreifen und entschlossen gegen Krankheiten vorzugehen, zu ihrem Berufsethos. Sie halten es auch im Zweifelsfall generell für besser, etwas zu tun, als nichts zu tun. Im Gegensatz zu den britischen Ärzten scheinen die amerikanischen Mediziner den Tod weniger als natürliches Ereignis als vielmehr als das endgültige Versagen ihrer ärztlichen Fähigkeiten anzusehen. In Großbritannien dagegen sind die Ärzte nicht nur in den letzten Lebensmonaten eines Patienten, sondern allgemein viel zurückhaltender bei ihren Interventionen. Sie vertrauen weit stärker auf die heilende Kraft der Natur, und sie sind sich des selbstlimitierenden Charakters vieler Krankheiten und der Möglichkeit der spontanen Besserung oder Gesundung ohne jede Intervention bewußt. Im Zweifelsfall verzichten sie daher eher auf medizinische Eingriffe und warten vorerst einmal ab. Dieser Vorgang wird *"watchful waiting"* genannt.

In den USA werden neue Behandlungsmethoden oft auch ohne wissenschaftliche Belege ihrer Wirksamkeit sofort übernommen; die Briten dagegen neigen dazu, den Nutzen jeder medizinischen Intervention prinzipiell erst einmal in Frage zu stellen. In Großbritannien werden pro Kopf der Bevölkerung nur ein Bruchteil der in den USA getätigten medizinischen Leistungen erbracht. So werden die Briten nur halb so oft geröntgt und auch nur halb so oft operiert wie die Amerikaner. Zu Anfang der achtziger Jahre wurden in Großbritannien dreimal weniger Nierendialysen und rund zehnmal weniger herzchirurgische Eingriffe durchgeführt als in den USA. Großbritannien weist pro Kopf der Bevölkerung etwa zehnmal weniger Intensivbetten auf als die USA.[9]

Typisch für die Interventionsfreudigkeit der amerikanischen Mediziner ist die Entwicklung im Bereich der Kardiologie. Ein 1997 durchgeführter Vergleich der medizinischen Versorgung von über 65jährigen Herzinfarktpatienten in den USA und in der kanadischen Provinz Ontario kam beispielsweise zu dem Schluss, daß den untersuchten amerikanischen Patienten (n = 224 258) im Vergleich zu den kanadischen Patienten (n = 9 444) in den ersten dreißig Tagen nach dem Infarkt weit häufiger folgende Leistungen verabreicht wurden:

- Koronare Angiographie (34,9 % versus 6,7 %, P < 0,001) (vgl. Abb. 2.1)

- Perkutane transluminale koronare Angioplastie (PCTA) (11,7 % versus 1,5 %, P < 0,001) (vgl. Abb. 2.2)

- Bypass-Operation (10,6 % versus 1,4 %, P < 0,001) (vgl. Abb. 2.2).

Die kumulierte Mortalität war zwar nach 4 Wochen bei den amerikanischen Patienten leicht tiefer (21,4 % versus 22,3 %, P = 0,03), nach einem Jahr waren die Mortalitätsraten jedoch praktisch identisch (34,3 % versus 34,4 %, P = 0,94) (vgl. Abb. 2.3). Selbstverständlich könnte argumentiert werden, daß die alleinige Verwendung der Mortalitätsrate nach einem Jahr ein zu grober Maßstab sei. Die Interventionen könnten vielleicht zu (nicht gemessenen) Unterschieden in der Lebensqualität der

---

[9] Aaron und Schwartz, 1984.

2. Was ist eine angemessene medizinische Versorgung? 19

Abb. 2.1 Kumulierte Raten einer koronaren Angiographie nach einem akuten Herzinfarkt bei älteren Patienten in den USA und Ontario, 1991

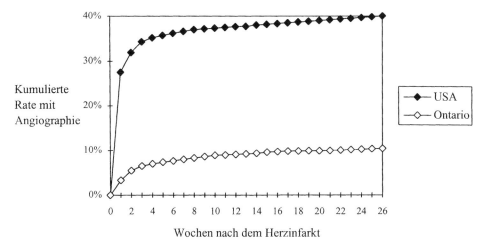

Quelle: Tu et al., 1997.

Abb. 2.2 Kumulierte Raten einer perkutanen transluminalen koronaren Angioplastie und einer koronaren Bypass-Operation nach einem akuten Herzinfarkt bei älteren Patienten in den USA und Ontario, 1991

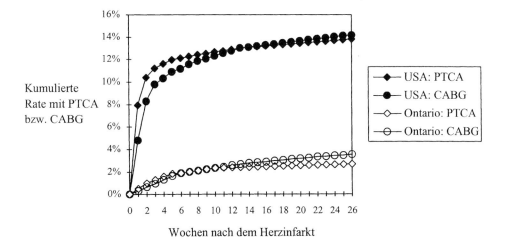

PTCA: Perkutane transluminale koronare Angioplastie,
CABG: Koronare Bypass-Operation.

Quelle: Tu et al., 1997.

Abb. 2.3   Kumulierte Mortalität nach einem akuten Herzinfarkt bei älteren
Patienten in den USA und in Ontario, 1991

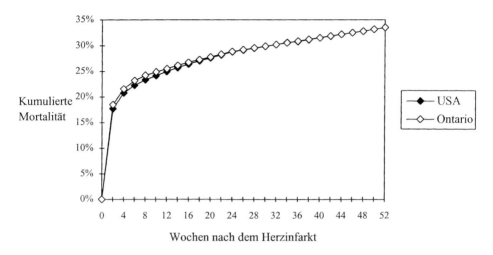

Quelle: Tu et al., 1997.

betroffenen Patienten und/oder zu insgesamt geringeren Behandlungskosten (z.B. vermiedene zukünftige Hospitalisationen) führen. Dagegen sprechen allerdings randomisierte Studien, die belegen, daß routinemäßig durchgeführte Herzkatheteruntersuchungen bei Infarktpatienten mit schwerer Angina pectoris, hohen Herzenzymen, aber keiner "Narbenzacke" im EKG (sog. Non-Q-Wave-Infarkte) mehr Schaden als Nutzen anrichten. So wurden in den USA 920 Patienten, die einen derartigen Herzinfarkt überlebt hatten, nach dem Zufallsprinzip in zwei Gruppen aufgeteilt und innerhalb der ersten drei Tage entweder der invasiven Frühtherapie mit sofortiger Angiographie und Revaskularisation (462 Patienten) unterzogen oder konservativ (458 Patienten) behandelt.[10] Im letzteren Falle beschränkte man sich im Sinne des "watchful waiting" auf die medikamentöse Therapie und stellte die Indikation für eventuelle Revasku-

---

[10] Boden et al., 1998.

larisationsmaßnahmen nur *gezielt* anhand von klinischer Symptomatik, Belastungstest und Szintigraphie. Die Nachbeobachtungszeit erstreckte sich für beide Gruppen über durchschnittlich zweieinhalb Jahre.

Die größten Unterschiede zeigten sich zu Beginn der Studie. Nach neun Tagen war die Mortalitätsrate in der routinemäßig revaskulierten Gruppe um 71 % und nach dreißig Tagen immer noch um 60 % *höher* als in der Kontrollgruppe. Danach war die Mortalitätsrate in beiden Gruppen nahezu identisch. Über die gesamte Dauer des Experiments war die Mortalitätsrate in der Gruppe mit konservativer Therapie um 34 % niedriger. Die erhöhte Mortalität der invasiv Behandelten wird vom Leiter der Studie, dem Medizinprofessor Boden, eindeutig dem aggressiven Management zugeschrieben, weil sich die Unterschiede vor allem im ersten Monat manifestieren.[11]

Aufgrund dieser Resultate plädiert Boden für eine Abkehr von der Routine-Revaskularisation. Er glaubt allerdings nicht, daß – solange die invasiven Therapien weit besser abgegolten werden als die konservativen – die Kardiologen aufgrund seiner Resultate ihre Behandlungsstrategie freiwillig ändern werden.[12] Zu denken muß weiter geben, daß in den USA – wie mehrere Studien belegen – das Vorhandensein eines Labors zur Durchführung von Herzkatheteruntersuchungen ein wichtigerer Grund für die Vornahme derartiger Interventionen ist als die klinischen Merkmale der Patienten.[13]

---

[11] Drei weitere große randomisierte Studien bestätigen diese Resultate von Boden et al., 1998. Vgl. Lange und Hillis, 1998.
[12] Boden et al., 1998; Rautenstrauch, 1997.
[13] Krumholz, 1997; Every et al., 1993.

Zwischen 1980 und 1992 stieg die Zahl der in den USA durchgeführten Ballondilatationen um nicht weniger als 5 946 %. Diese neue Methode führte jedoch zu keiner Abnahme der Bypass-Operationen. Im Gegenteil, deren Rate verdoppelte sich im gleichen Zeitraum.[14] Die Rate der Revaskularisationen beträgt in Großbritannien nur ein Drittel derjenigen in den USA.[15] Wie aus Tabelle 2.3 hervorgeht, besteht zwischen verschiedenen Ländern nicht nur bezüglich des Einsatzes bestimmter medizinischer Interventionen, sondern offensichtlich auch bezüglich der Größe der wichtigsten Kapazitäten (z.B. Anzahl der Ärzte und Akutbetten pro 1 000 Einwohner) für eine adäquate Versorgung der Bevölkerung keine Einigkeit.

Wie weit für derartige, beliebig mit weiteren empirischen Belegen zu dokumentierende Unterschiede die von Payer betonten kulturellen Einflußfaktoren oder andere Gründe (z.B. Finanzierung und Organisation der

Tab. 2.3   Akutbettendichte, durchschnittliche stationäre Aufenthaltsdauer und Ärztedichte in ausgewählten Industrieländern, 1994

	Akutbetten je 1 000 Einwohner	Durchschnittliche Aufenthaltsdauer (Tage)	Praktizierende Ärzte pro 1 000 Einwohner
USA	3,3	6,7	2,5[1)]
Schweiz	*5,7*	*12,0*	*3,1*
Kanada	3,6	k.A.	2,2
Schweden	3,2	5,3	3,0
Großbritannien	2,1	4,8	1,5[1)]

[1)]1993

Quelle: OECD Health Data, 1996.

---

[14] Gillum et al., 1996.
[15] Krumholz, 1997.

jeweiligen Gesundheitssysteme[16]) eine Rolle spielen, ist an dieser Stelle weniger von Bedeutung. Wichtig ist nur die Erkenntnis, daß die Bevölkerung in verschiedenen Ländern *medizinisch sehr unterschiedlich versorgt* wird. Jede Nation wird somit auch etwas anderes unter einer *"angemessenen"* medizinischen Versorgung verstehen.

2.2 Die Frage der Angemessenheit auf nationaler Ebene

Gravierende Behandlungsunterschiede können nicht nur zwischen den Ärzten verschiedener Länder, sondern auch *innerhalb* eines Landes beobachtet werden. Pionierarbeit auf diesem Gebiet leistete der amerikanische Medizinprofessor Wennberg, der zu Beginn der achtziger Jahre für verschiedene medizinische Indikationen große, statistisch signifikante Unterschiede in der Krankenhausbelegung zwischen sog. homogenen Versorgungsregionen im Nordosten der USA nachwies. Ein typisches Beispiel sind Verletzungen am Bewegungsapparat. In Abbildung 2.4 sind die Krankenhauseinweisungsraten in den jeweiligen Krankenhausregionen im Staat Maine für die Jahre 1980 bis 1982 enthalten, wobei jeder Punkt eine Krankenhausregion darstellt. Die Raten sind alterskorrigiert und als Verhältnis zum Durchschnitt des ganzen Bundesstaates ausgedrückt. Wie aus Abbildung 2.4 hervorgeht, sind sich die Orthopäden bezüglich der Notwendigkeit einer Krankenhausbehandlung von Patienten mit einer gebrochenen Hüfte offensichtlich einig. Dieser Konsens besteht weit weniger bei Frakturen des Knöchels und des Unterarms. Bei letzteren schwanken die Hospitalisationsraten bereits um das Achtfache. Noch größer ist die Uneinigkeit bezüglich der Notwendigkeit einer stationären

---

[16] Vgl. dazu die Kapitel 6 und 7.

Abb. 2.4 Standardisierte Krankenhauseinweisungsraten für häufige Verletzungen in Maine (logarithmiert), 1980-1982

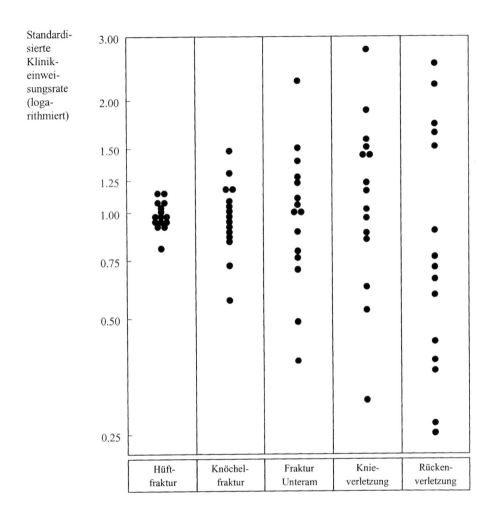

Quelle: Wennberg, 1987.

Behandlung bei Knie- und Rückenverletzungen. In diesen Fällen variieren die beobachteten Einweisungsraten um das 12- bis 15fache. Es stellt sich natürlich sofort die Frage, ob derartige Differenzen mit Unterschieden in der Morbidität bzw. der Verletzungshäufigkeit der Bevölkerung in den betreffenden Regionen erklärt werden können. Zur Beantwortung dieser Frage muß der Teil der Variation, der auf Unterschiede in der Stichprobengröße zurückzuführen ist, eliminiert werden. Dies ist mit Hilfe eines statistischen Maßes, der sog. "Systematic component of variation" (SCV), möglich. Unter der Annahme, daß das Ausmaß der Variation in der Hospitalisation (Inzidenz) von Patienten mit Hüftfrakturen eine vernünftige Schätzung für die Größenordnung der Variation der Hospitalisation für andere Verletzungen darstellt, kann die SCV für Hüftfrakturen zur Schätzung des Anteils an der gesamten Variation der Hospitalisationsraten verwendet werden, die auf Unterschiede in der Inzidenz der Verletzung zurückzuführen sind. Wie aus Tabelle 2.4 hervorgeht, spielt die Variation der Unterschiede in der Inzidenz der Unfälle bei der gesamten Variation der Hospitalisationsraten eine verschwindend kleine Rolle. Wennberg und seine Kollegen konnten zudem mittels Haushaltsbefragungen in den untersuchten Krankenhausregionen keine Unterschiede in den sozioökonomischen Merkmalen und in den Morbiditätsraten der Bevölkerung ausmachen. Die unterschiedlichen Hospitalisationsraten resultierten offensichtlich aus den Entscheidungen, die die *Ärzte* trafen, *nachdem* sie von

Tab. 2.4   Systematische Variationskomponente (SCV) sowie SCV der Hüftfraktur als Prozentsatz der SCV ausgewählter orthopädischer Verletzungen

Verletzung	SCV	SCV Hüftfraktur/ SCV andere Verletzung
Hüftfraktur	7,0	100,0 %
Fraktur des Knöchels	47,2	14,8 %
Fraktur des Vorderarms	138,0	5,1 %
Knieverletzung	161,1	4,8 %
Rückenverletzung	295,7	2,0 %

Quelle: Wennberg, 1987.

den Patienten aufgesucht worden waren. Wie Abbildung 2.5 verdeutlicht, besteht auch kein systematischer Zusammenhang zwischen den im Bett verbrachten Krankheitstagen und der Krankenhausbelegung. Obwohl mehr als 15 % der im Bett verbrachten Krankheitstage im Krankenhaus anfallen, lassen sich nur 5 % der Variation der Krankenhausbenutzung mit Hilfe dieses Morbiditätsmaßes erklären. Eindrücklich ist demgegenüber der in Abbildung 2.6 dargestellte Zusammenhang zwischen der Krankenhausbelegung und dem Bettenangebot, wobei jeder Punkt eine Krankenhaus-

Abb. 2.5 Zusammenhang zwischen einem Morbiditätsmaß und Krankenhaustagen

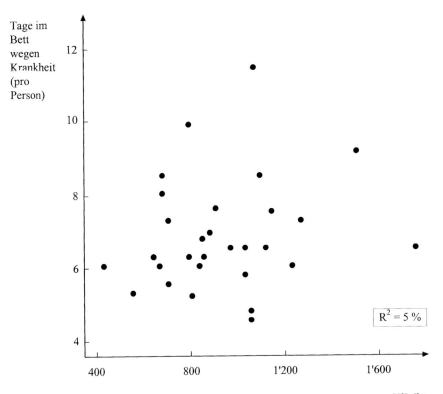

Quelle: Wennberg, 1987.

region charakterisiert. Die Bettendichte ist für die Wanderungsbewegungen zwischen den Krankenhausregionen korrigiert worden. Eine hohe Korrelation sagt zwar nichts über die Kausalität der Beziehung aus. Aber die Theorie, daß in jenen Regionen mehr Krankenhäuser gebaut werden, in denen die Leute entsprechend kränker sind, verliert doch stark an Plausibilität durch die Beobachtung, daß Morbiditätsmaße mit der Krankenhausbelegung *nicht* korrelieren.

Abb. 2.6 Krankenhausangebot und -belegung, 1980

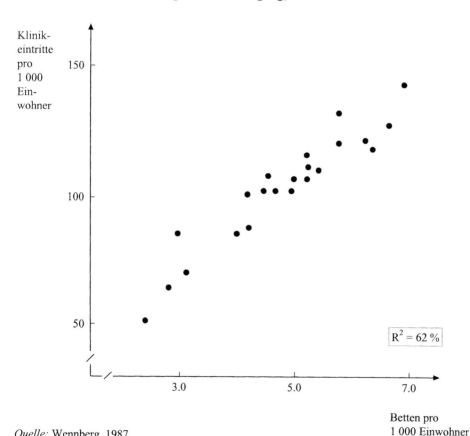

Quelle: Wennberg, 1987.

Hingegen belegt Wennberg anhand der Krankenhausbelegung in zwei Städten im Bundesstaat Iowa (vgl. Tab. 2.5), daß die Ärzte in Regionen mit einer höheren Klinikbettendichte vor allem Patienten mit medizinischen Indikationen einweisen, für die die Variation besonders hoch ist. In beiden Städten sind die Einweisungsraten für Schlaganfälle und Herzinfarkte – Indikationen mit geringer Variation – praktisch gleich hoch. Die Hospitalisationsrate für Indikationen mit großer Varianz (z.B. andere Manifestationen von Herz-Kreislauf-Erkrankungen wie Brustschmerzen, Angina pectoris, Herzversagen, Atherosklerose) ist jedoch in Des Moines doppelt so hoch – mit den entsprechenden finanziellen Konsequenzen.

Tab. 2.5   Krankenhausbelegung in Iowa City und in Des Moines, 1980

	Iowa City	Des Moines	Des Moines/ Iowa City
Betten pro 1 000 Einwohner	3,8	5,4	1.42
Auslastung	60,5 %	72,6 %	1.20
Krankenhauskosten pro Kopf der Bevölkerung	$ 200	$ 323	1.47
Krankenhauskosten pro über 65jährigen	$ 734	$ 1 320	1.80
Eintritte pro 10 000 Einwohner für:			
– Indikationen mit niedriger Variation	44	45	1.02
– Indikationen mit hoher Variation	77	108	1.40
– Indikationen mit sehr hoher Variation	109	217	2.00

Quelle: Wennberg, 1987.

Die niedrige Bettenbelegung der Krankenhäuser in Iowa City spricht schließlich auch gegen die These, daß die dortigen Patienten allenfalls unterversorgt werden könnten. Offensichtlich stufen die Ärzte in dieser Stadt den mit einer Hospitalisation zusätzlicher Patienten zu erzielenden Mehrnutzen als nicht vorhanden oder zu gering im Verhältnis zum Mehraufwand ein.

Die völlig unterschiedliche medizinische Versorgung vergleichbarer Populationen je nach vorhandenen Kapazitäten ist keinesfalls ein auf die USA beschränktes Phänomen. Zu ähnlichen Resultaten wie Wennberg kommt beispielsweise eine in der Schweiz im Kanton Tessin durchgeführte Untersuchung über die Rate der Hysterektomien (Gebärmutterentfernungen). Wie aus Tabelle 2.6 hervorgeht, wurde der Kanton Tessin zu diesem Zweck in die Versorgungsregionen A und B eingeteilt, die zwar eine ähnliche Altersverteilung der weiblichen Bevölkerung aufweisen, aber über ein sehr unterschiedliches gynäkologisches Leistungsangebot verfügen. Die Gynäkologendichte ist in Region A 3,5mal niedriger als in Region B, und für die Durchführung von Hysterektomien steht in Region A nur ein öffentliches Krankenhaus zur Verfügung. Mehr als drei Viertel der in Region A wohnhaften Frauen (77 %) werden auswärts operiert. Für die Frauen der Region A ist somit die Konsultation bei einem Gynäkologen in der Regel mit einem weit höheren Zeitaufwand verbunden als für jene der Region B. Viele von ihnen werden zuerst einen Allgemeinpraktiker in ihrer Umgebung aufsuchen und erst bei ernsthaften Symptomen an einen Gynäkologen überwiesen werden.

Tab. 2.6 Merkmale der medizinischen Versorgung in zwei Regionen des Kantons Tessin, 1982

	Region A	*Region B*
Anzahl Frauen pro Gynäkologen mit Krankenhauszugang	21 800	6 200
Anteil der Gynäkologen mit Praxistätigkeit, die in einem öffentl. Krankenhaus arbeiten	100 %	33 %
Anzahl Krankenhäuser mit gynäkologischen Betten:		
- öffentlich	1	2
- privat	0	2
Anteil der Hysterektomie-Patientinnen mit Eingriff außerhalb ihrer Wohnregion	77 %	4 %
Hysterektomie pro 100 000 Frauen	328	495

Quelle: Domenighetti et al., 1984.

Im Jahr 1982 wurde bei 328 pro 100 000 in der Region A lebenden Frauen eine Hysterektomie vorgenommen. In der Region B betrug diese Rate hingegen 495. Die Wahrscheinlichkeit, im Alter von 79 Jahren ihre Gebärmutter noch zu haben, beträgt für die in Region A wohnhaften Frauen 68 %, für jene der Region B dagegen nur 48 %. Wie Abbildung 2.7 zeigt, wurden 1982 bei den in Region B wohnhaften 40- bis 49jährigen Frauen vergleichsweise etwa 2,5mal häufiger Hysterektomien in Privatkliniken durchgeführt als bei den in Region A ansässigen Frauen gleichen Alters.

Gemäß Abbildung 2.8 war in lediglich 7,4 % der Fälle das Vorhandensein von Krebs der Grund für den chirurgischen Eingriff. Bei den besonders häufig hysterektomierten 40- bis 49jährigen Frauen war diese Diagnose gar nur in 3,6 % aller Fälle die Operationsursache.

Abb. 2.7 Hysterektomien pro 100 000 Frauen in zwei Regionen im Kanton Tessin, nach Altersklassen und Krankenhaustyp, 1982

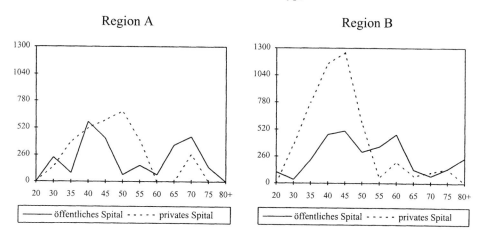

Quelle: Domenighetti et al., 1984.

Abb. 2.8 Prozentualer Anteil bösartiger Tumoren als Grund für eine Gebärmutterentfernung im Kanton Tessin, nach Altersklassen, 1982

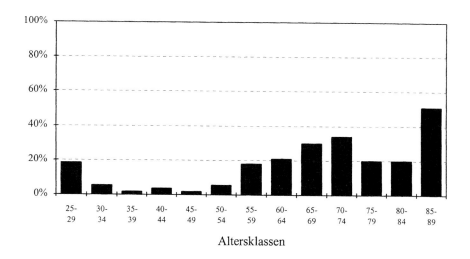

Anteil mit bösartigen Tumoren insgesamt: 7,4 %.

Quelle: Domenighetti et al., 1984.

Interessant ist schließlich der Vergleich des Kantons Tessin mit der englischen Region West Midlands. Dort wird pro 100 000 Frauen nur halb so vielen Frauen die Gebärmutter entfernt wie im Kanton Tessin. Bezüglich der Mortalität und der Morbidität kann jedoch kein statistisch signifikanter Unterschied zwischen diesen beiden Gegenden festgestellt werden.[17] Demzufolge kann ein Zusammenhang zwischen einer hohen Rate der Gebärmutterentfernung und einer niedrigen Mortalität wegen Gebärmutterkrebs nicht nachgewiesen werden.

Nachdem die Resultate der Untersuchungen von Domenighetti et al. im Kanton Tessin großes Aufsehen erregt hatten, wurde im Jahr ihres Erscheinens (1984) eine breit angelegte Informationskampagne zur Aufklärung der Bevölkerung über die Notwendigkeit von Hysterektomien durchgeführt. Im darauffolgenden Jahr sank die Hysterektomierate im Kanton Tessin insgesamt um rund ein Viertel und bei den 35-49jährigen Frauen gar um über ein Drittel.[18]

In drei Kantonen der Schweiz wurde versucht, die Frage der Angemessenheit eines Krankenhausaufenthaltes zu klären. Zu diesem Zweck hatten die zuständigen Chef- und Oberärzte an einem Stichtag die Notwendigkeit der stationären Behandlung aller Patienten zu beurteilen. Gleichzeitig wurde mit Hilfe eines Pflegescores der Grad der Hilfs- und Pflegebedürftigkeit durch die zuständige Oberschwester beurteilt. Wie Tabelle 2.7 zeigt, beurteilten die zuständigen Ärzte 14 bis 19 % ihrer

---

[17] Domenighetti et al., 1984.
[18] Domenighetti et al., 1988. Bei der hohen Rate an Gebärmutterentfernungen in der Region B des Kantons Tessins stellt sich nicht nur die Frage nach dem Nutzen, sondern auch jene nach der *Solidarität:* Falls sich Frauen ab dem 40. Altersjahr aus reinem Komfortbedarf die Gebärmutter entfernen lassen, entspricht es dann unseren Vorstellungen von Gerechtigkeit, wenn die Kosten dieses Eingriffs über die Krankenversicherung von allen gemeinsam getragen werden?

Patienten als fehlbelegt. Mit wenigen Ausnahmen bedeutet "fehlbelegt", daß der Patient überversorgt ist, d.h. ohne Qualitätseinbuße auch auf weniger pflege- und kostenintensive Weise betreut werden könnte. Unter Einbeziehung des Pflegescores wurden gar *rund die Hälfte der hospitalisierten Patienten* als *fehlbelegt* bezeichnet. Dies geschah, obwohl die Nicht-Akutpatienten sehr großzügig definiert worden waren, nämlich

- es besteht höchstens eine leichte Abhängigkeit von der Behandlungspflege,
- ein operativer Eingriff wurde mindestens 5 Tage vor dem Stichtag vorgenommen, und
- der Patient ist nicht zur Abklärung eines unklaren Zustandsbildes hospitalisiert worden.

In der Schweiz mit ihrer im internationalen Vergleich sehr hohen Bettendichte (vgl. Tab. 2.3, S. 22) spielen bei der Entscheidung, ob und wie lange ein Patient stationär behandelt werden soll, offensichtlich auch das *Ausmaß der vorhandenen Kapazitäten*[19] und *Komfortkomponenten* eine wichtige Rolle.

Tab. 2.7   Fehlbelegte Patienten in Akutabteilungen gemäß Zensus in den Kantonen Bern (1992), Solothurn (1984) und Basel-Stadt (1983) der Schweiz

Region	Fehlbelegte Patienten	
	Laut Ärzten	laut Pflegescore
Kanton Bern (1992)	18,9 %	45,6 %
Kanton Solothurn (1984)	13,5 %	50,1 %
Kanton Basel-Stadt (1983)	16,3 %	44,5 %

Quelle: Bartelt et al., 1992.

---

[19] Vgl. dazu auch Kapitel 3, Abschnitt 1.

Schließlich mehren sich die empirischen Belege dafür, daß sich eine ständig intensivere medizinische Betreuung nicht unbedingt positiv auf den Gesundheitszustand der Patienten auswirken muß. Ein interessanter Modellversuch zu dieser Thematik wurde Mitte der neunziger Jahre in den USA durchgeführt.[20] Nach einem sorgfältigen Auswahlprozedere wurden 1 396 schwer herz- oder lungenkranke Patienten sowie Diabetiker mit Organschäden im Endstadium, die alle ihre Lebensqualität als sehr schlecht einstuften, nach dem Zufallsprinzip in zwei Gruppen eingeteilt. Die eine Gruppe (Experimentalgruppe) wurde bereits während des Krankenhausaufenthaltes von einem Allgemeinpraktiker und einer Krankenschwester intensiv betreut. Dadurch sollte sowohl die Zahl der Rehospitalisationen vermindert als auch die Lebensqualität dieser chronisch Kranken verbessert werden. Die andere Gruppe (Kontrollgruppe) erhielt die in den USA üblichen Behandlungen.

Der Modellversuch führte zu ernüchternden Resultaten. Die Patienten der Experimentalgruppe waren zwar zufriedener mit ihrer Betreuung, ihre Lebensqualität blieb jedoch genauso niedrig wie jene der Kontrollgruppe. Bezüglich der *Rehospitalisationen* und der *Anzahl der im Krankenhaus verbrachten Tage* wies die Experimentalgruppe gar *signifikant höhere Werte* auf als die Kontrollgruppe. Der Arzt Gilbert Welch zog aus diesem Modellversuch im angesehenen New England Journal of Medicine die folgenden Schlüsse:

"We are forced to entertain the heretical view that *the doctrine of the value of early intervention may be wrong*. Instead of conferring benefit, closer scrutiny of the patients simply led to more medical care and perhaps to harm. One plausible mechanism may be as follows. The intervention gave

---

[20] Weinberger et al., 1996.

both the primary care nurse and the physician a greater opportunity to detect problems. Knowing the purposes of the study led the providers to pursue problems in greater depth. They looked more often, looked harder, and found more. And once problems were found, it was hard not to do something – something that had the potential to be harmful. That is, the study intervention may have resulted in a *clinical cascade:* more potential problems identified, more diagnostic testing, more diagnosis, more treatment, and more hospitalization – *all of which, on balance, gave the patient no benefit.*"[21]

2.3 Fazit: Die Medizin ist keine exakte Wissenschaft

Zusammenfassend sprechen die folgenden Punkte gegen die von Laien (und den politischen Entscheidungsträgern) oft implizit vertretene Annahme, es bestehe unter den Ärzten ein Konsens über die Angemessenheit medizinischer Behandlungen:

1. Die Industriestaaten weisen – mit entsprechenden Kostenunterschieden – eine *sehr unterschiedliche* medizinische Versorgung auf. Ein Zusammenhang zwischen höheren Gesundheitsausgaben und besserer Gesundheit kann mit den bis heute zur Verfügung stehenden (groben) Gesundheitskriterien nicht nachgewiesen werden.

2. Große Unterschiede sind auch *innerhalb* der einzelnen Länder zu beobachten. Dabei vermögen Merkmale wie Morbidität oder Alter die beträchtlichen regionalen Unterschiede in der Inanspruchnahme medizinischer (insbesondere stationärer) Leistungen nicht zu erklären.

---

[21] Welch, 1996.

3. Diese Unterschiede können unter anderem auf unterschiedliche Präferenzen der Patienten und auf die von McPherson beobachtete Tatsache, daß manche Ärzte nicht über die neuesten Erkenntnisse der medizinischen Forschung informiert sind,[22] zurückgeführt werden. Am besten lassen sie sich jedoch mit der *unterschiedlichen klinischen Beurteilung der Mediziner über die Angemessenheit einer bestimmten Behandlungsoption* erklären. Für viele Indikationen besteht unter den Ärzten bezüglich der geeignetsten Interventionsart *keine* Einigkeit. Dies ist insofern nicht erstaunlich, als laut amerikanischen Schätzungen lediglich etwa 10 bis 20 % aller in der Medizin angewandten Verfahren auf ihre Wirksamkeit nach wissenschaftlichen Kriterien überprüft worden sind.[23] Es besteht offensichtlich *ein weiter Bereich zwischen eindeutiger Unterversorgung und klarer Überversorgung*. In dieser breiten Zone wissen auch die Mediziner nicht, welche Raten der Inanspruchnahme die "richtigen" sind.

4. Medizinische Entscheidungen sind geprägt von *Ungewißheit*. Mechanic vergleicht das Stellen einer Diagnose mit einem Schachspiel: "In many ways the diagnostic process resembles the start of a chess game. After one or two moves (one or two symptoms) the number of possible moves (diagnostic possibilities) is usually enormous; in both chess and medicine, the object is to win, but the challenge is to make the right move in the right direction at the right time. Unfortunately, the route is never clear in advance."[24]

---

[22] McPherson, 1995.
[23] U.S. Congress, Office of Technology Assessment, 1994.
[24] Mechanic, 1992.

Die (unbestrittenen) Fortschritte der modernen Medizin haben dazu geführt, daß auch bei der Therapiewahl häufig *mehrere Optionen* zur Verfügung stehen. Dabei hängt die *Entscheidung* von einer *Vielzahl von Faktoren* ab, denn – wie der amerikanische Arzt und Forscher Eddy festhält – *"... the value of any particular procedure depends on who performs it, on whom it is performed und the circumstances of the performance"*.[25] Ist die Behandlungsentscheidung getroffen, bleibt die Ungewißheit über das zu erzielende Resultat. Das zentrale Problem ist dabei, daß nicht jeder (ansonsten durchaus vergleichbare) Patient gleich auf eine gegebene medizinische Behandlung reagiert.

5. Da die Inanspruchnahme vieler medizinischer Leistungen nicht durch einen eindeutigen wissenschaftlichen Konsens determiniert wird und durch Unsicherheit geprägt ist, können auch *nicht-klinische Faktoren* wie das verfügbare Angebot (Art und Ausmaß der vorhandenen Kapazitäten) oder finanzielle Anreize die klinischen Entscheidungen beeinflussen.

Wie die im folgenden Kapitel 3 dargestellten Regulierungsversuche belegen, scheinen die politischen Entscheidungsträger bei ihren gesundheitspolitischen Interventionen trotz aller empirischen Evidenz hartnäckig vom *Mythos der Medizin als exakter Wissenschaft mit vollständiger Gewißheit* auszugehen.

---

[25] Eddy, 1984.

3. Untaugliche Regulierungsstrategien

Auf den wachsenden Kostendruck im Gesundheitswesen reagierten die meisten Industriestaaten lange Zeit nicht mit einer grundsätzlichen Überprüfung der Angemessenheit der Ausgestaltung ihrer Gesundheitssysteme, sondern *mit ständig weitergehenden staatlichen Interventionen.*

Dabei hätte ein Blick auf die Erfahrungen, die in anderen Sektoren mit staatlichen Regulierungsversuchen gemacht wurden, eigentlich genügen müssen, um auf die geringen Erfolgsaussichten eines derartigen Unterfangens im Gesundheitswesen aufmerksam zu werden. Fallstudien aus anderen regulierten Sektoren[1] kommen nämlich zu den Schluß, daß folgende Voraussetzungen für eine erfolgversprechende Steuerung über staatliche Regulierung erfüllt sein müssen:

- Es sind nur wenige Produzenten vorhanden, die überwacht werden müssen.
- Ein einfaches, homogenes Produkt wird hergestellt.
- Die Informationen über die Kosten und die herstellbaren Qualitäten sind vollständig und eindeutig.
- Die Möglichkeiten zur Umgehung der Regulierungsvorschriften sind gering.
- Einzelne Produzenten sind krasse Durchschnittsabweicher.
- Ein einziges, klar definiertes (und quantifizierbares) Ziel wird angestrebt.

---

[1] Vgl. z.B. Wilson, 1980; Breyer, 1979.

Im Gegensatz dazu haben die Regulierungsinstanzen im Gesundheitswesen mit folgenden Schwierigkeiten zu kämpfen:

- Es müssen je nach Art der Leistungserbringer (z.B. Krankenhäuser, Ärzte in freier Praxis) und je nach Größe der zu regulierenden Region Hunderte, ja Tausende von Anbietern von Gesundheitsleistungen kontrolliert werden.

- Es ist äußerst schwierig, das "Produkt", nämlich den verbesserten Gesundheitszustand, überhaupt messen zu können. Auf ebenso große Schwierigkeiten stoßen die Versuche, die medizinischen Maßnahmen von anderen Einflußgrößen zu isolieren.

- Medizinische Behandlungen bestehen nicht aus Standardprodukten, die mittels Standardeinheiten wie "Pflegetage" oder "Arztvisiten" sinnvoll gemessen werden können. Der Inhalt eines Pflegetages oder einer Arztvisite hat sich in den letzten Jahren deutlich verändert.

- Es gibt Hunderte von Krankheitsbildern. Für manche von ihnen herrscht auch unter den Medizinern selbst keine Einigkeit darüber, was im Einzelfall die "richtige" Behandlung ist.

Trotz dieser absehbaren Schwierigkeiten wurden (und werden) in vielen Ländern immer weitergehende Regulierungsversuche unternommen, wobei Abbildung 3.1 die dabei üblicherweise gewählten Ansatzpunkte zeigt. Die Problematik der in unterschiedlicher Ausgestaltung häufig angewandten Regulierungsversuche im Bereich der Kontrolle der Kapazitäten (s. Abschnitt 3.1), der Qualität und der Inanspruchnahme (s. Abschnitt 3.2) sowie der Krankenhausentschädigung (s. Abschnitt 3.3) werden im folgenden am Beispiel der in den USA gemachten Erfahrungen diskutiert und daraus ein Fazit gezogen (s. Abschnitt 3.4).

3. Untaugliche Regulierungsstrategien

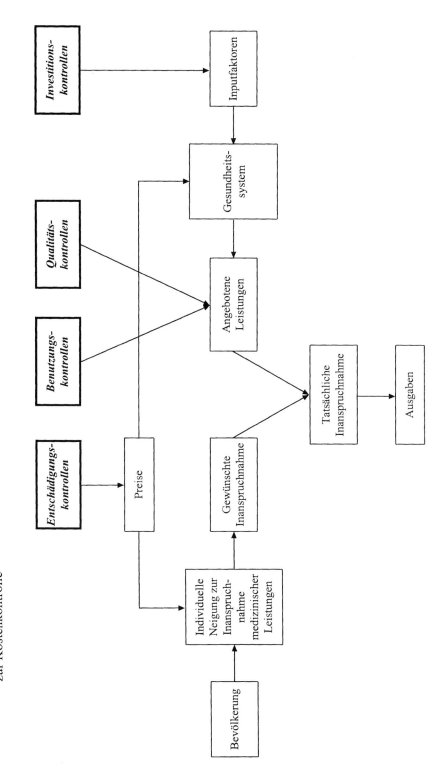

Abb. 3.1 Bestimmungsfaktoren der Gesundheitsausgaben mit den in den USA gewählten Ansatzpunkten zur Kostenkontrolle

3.1 Investitionskontrollen

In den USA gaben bereits in den siebziger Jahren stark steigende Gesundheitsausgaben der Idee Auftrieb, es sei der medizinische Bedarf einer bestimmten Region durch Experten systematisch zu erfassen, Ziele und Prioritäten zu dessen Befriedigung zu setzen und der dafür notwendige Einsatz an Ressourcen auf lokaler, staatlicher und bundesstaatlicher Ebene längerfristig zu planen. Im Rahmen eines zu diesem Zweck im Jahr 1974 verabschiedeten Gesetzes wurden die Einzelstaaten unter Androhung des Entzugs von Bundeszuschüssen im Bereich des Gesundheitswesens dazu verpflichtet, ein Gesetz zur Kontrolle der Investitionen von Krankenhäusern in Kraft zu setzen. Dabei mußte die betroffene Institution den *Bedarfsnachweis (Certificate of need, CON)* erbringen bei:

- dem Bau eines neuen Krankenhauses oder einer neuen Krankenabteilung,

- einer Investition ab 150 000 $,

- einer beträchtlichen Änderung der Zahl der Betten oder der Zusammensetzung der Bettenkategorien (40 Betten oder 25 % der Bettenkapazität),

- der Produktion von neuen Gesundheitsleistungen, die während des Vorjahres nicht regelmäßig angeboten worden waren, und

- bei den der Realisierung von Kapitalprojekten vorausgehenden Aktivitäten, die 150 000 $ überstiegen.

Die zunehmende Kapitalintensität der Krankenhäuser wurde zu einem primären Ansatzpunkt für Kostendämpfungsmaßnahmen in den USA, weil sich schon damals die Zweifel mehrten, ob die für die ständige Steigerung der Behandlungsintensität notwendigen Mehrausgaben auch zu einem entsprechend verbesserten Ergebnis der medizinischen Versorgung führten. Neue Einrichtungen und Apparaturen verlangen oft zusätzliches, besser ausgebildetes Personal und andere ergänzende Inputs, deren Betriebskosten die Summe der ursprünglichen Kapitalinvestitionen längerfristig um das Fünf- bis Zehnfache übersteigen können.[2] Schließlich wird den Investitionen in Krankenhäusern auch zugeschrieben, daß sie einen sogenannten *Verfügbarkeitseffekt* erzeugen, d.h. eine Nachfrage schaffen, die ohne die zusätzlichen Betten oder Spezialeinrichtungen nicht existierte.

So hat der amerikanische Mediziner Milton Roemer schon 1959 darauf hingewiesen, daß die Zahl der Krankenhauseinweisungen in einer bestimmten Region mit der Zahl der vorhandenen Krankenhausbetten wächst. Die populäre Version dieses als *"Roemer's Law"* bekannt gewordenen Verfügbarkeitseffektes lautet: *"A built bed is a filled bed and a billed bed".* Seine Resultate wurden durch spätere Untersuchungen bestätigt. Ebenso zeigten statistische Auswertungen der Daten der amerikanischen Chirurgenvereinigung eine direkte Beziehung zwischen der Anzahl der Chirurgen und der Zahl der an den Bewohnern dieser Gegend vorgenommenen operativen Eingriffe.[3] Eine ähnliche Beziehung wurde auch für andere Krankenhausleistungen festgestellt. Die mittels Kapitalexpansion vorgenommene Vergrößerung des medizinischen Leistungsangebots schafft sich in diesem Sinne die eigene (zusätzliche) Nachfrage. Diese Nachfragesteigerung löst unter Umständen weitere

---

[2] Howell, 1980.
[3] Fuchs, 1978.

Kapitalinvestitionen aus, was innerhalb gewisser Grenzen zu einer stetig aufwärts drehenden Spirale führen kann.

Allein schon aus folgenden theoretischen Gründen mußte aufgrund der mit staatlichen Regulierungsversuchen in anderen Industriezweigen gemachten Erfahrungen mit einem Scheitern dieser CON-Gesetze gerechnet werden:

- Dem für die Beurteilung der eingereichten Gesuche zuständigen Regulierungsorgan fehlt eine allgemein akzeptierte Definition der "notwendigen" medizinischen Versorgung einer bestimmten Region sowie Standards, auf die es seine Entscheidungen basieren könnte. Nicht einmal so etwas Grundsätzliches wie die "richtige" Zahl an Krankenhausbetten kann einfach ermittelt werden. Um entsprechende Richtwerte zu produzieren, müßten die zuständigen Stellen herausfinden, wie viele Betten notwendig sind, um allen Patienten eine optimale Behandlung zu gewähren. Einen Konsens über diese Frage zu erreichen, ist aber – wie in Kapitel 2 dokumentiert – äußerst schwierig, weil die Meinungen der Ärzte über die medizinische Wirksamkeit bestimmter Diagnose- und Behandlungsmethoden für spezifische Krankheitsbilder, über die Notwendigkeit der Hospitalisierung und die Dauer der Krankenhausaufenthalte usw. weit auseinandergehen. Größere Abweichungen vom Status Quo werden damit praktisch verunmöglicht.

- Da das Fehlen der zur Begutachtung notwendigen Standards und Richtlinien bei neuen Diagnose- und Behandlungsmethoden besonders ausgeprägt ist, wird deren Expansion noch weniger beschnitten werden als die Zunahme der Bettenzahl. Darüber hinaus sind die Regulierungsorgane bei der Beurteilung von Neuerungen im Bereich der Medizintechnologie von den Informationen der Produzenten dieser Geräte abhängig.

- Die Antragsteller haben starke Anreize, ihre Eingaben systematisch aufzublähen. Die Regulierungsorgane können dann mit durchgesetzten Kürzungen ihre "Erfolge" belegen und dank diesem "Beweis" ihrer Existenzberechtigung entsprechend mehr Mitarbeiter und höhere Budgets verlangen.

- Zur Vermeidung von für die Regulierungsorgane risikoreichen und langwierigen Konflikten wird die Wahrscheinlichkeit einer Ablehnung eines Ausbaugesuchs um so kleiner sein, je größer die wirtschaftliche und politische Macht des gesuchstellenden Krankenhauses ist. Eine höhere Ablehnungsrate ist dagegen für Anträge zu erwarten, welche die Stellung der etablierten Krankenhäuser gefährden könnten. Potentiellen neuen Konkurrenten wird der Zugang zum Markt ganz verwehrt.

- Die Kontrolle der Investitionen wird die Krankenhäuser dazu verleiten, einfach die Ausgaben in anderen, noch nicht regulierten Bereichen (z.B. Personalausgaben) zu erhöhen und ihre Expansionspläne auf den ambulanten Sektor (z.B. Installation von teuren Geräten in vom CON-Gesetz nicht erfaßten Arztpraxen, klinischen Zentren und mobilen Einheiten) zu konzentrieren.

- Die CON-Organe können immer nur auf die eingereichten Gesuche reagieren. Sie haben keinerlei Befugnisse, nach ihren Kriterien als überflüssig identifizierte Kapazitäten abzubauen oder Alternativen zu fördern.

- Die Regulierungsinstanzen müssen ihre Entscheidungen nicht im Rahmen eines vorgegebenen Budgets fällen. Der CON-Begutachtungsprozeß basiert letztlich immer auf Standards des *absoluten* Bedarfs und ist deshalb kein taugliches Mittel für die Allokation limitierter

Ressourcen. Wenn die Antragsteller "medizinischen Bedarf" nachweisen können, werden die eingereichten Projekte ohne Rücksicht auf die Höhe der Opportunitätskosten oder die Zahlungsfähigkeit der Gesellschaft auch genehmigt.

Obwohl die zuständigen CON-Organe in Einzelfällen gewisse Projekte zumindest redimensionieren konnten, ist in der Literatur unbestritten, daß der verlangte Bedarfsnachweis das gerade in den amerikanischen Krankenhäusern in den letzten Jahrzehnten zu beobachtende medizinische Wettrüsten in keinster Weise zu stoppen vermochte.[4] Ebensowenig vermochten diese Kapazitätskontrollen die eklatanten regionalen Unterschiede in den Krankenhauseinweisungsraten und der Aufenthaltsdauer sowie die aus zahlreichen wissenschaftlichen Studien gewonnene Evidenz über die erschreckend hohe Zahl von unnötigerweise erbrachten Krankenhausleistungen zu beeinflussen.[5]

In der zweiten Hälfte der achtziger Jahre schafften die meisten Staaten der USA denn auch ihre Gesetze zur Kontrolle der Investitionen von Krankenhäusern wieder ab. In ihrer umfassenden empirischen Analyse der Wirkungen dieser Aufhebung der Verpflichtung zum Bedarfsnachweis kamen Conover und Sloan zu folgenden wichtigsten Ergebnissen: "First, we found *no surge in expenditures after CON was lifted;* second, despite a statistically significant reduction by mature programs on acute spending per capita, there was *no corresponding reduction in total per capita*

---

[4] Abbott und Crew, 1995.
[5] Zahlreiche, in den USA in den siebziger Jahren durchgeführte Studien wiesen bis zu 30 % der chirurgischen Eingriffe als überflüssig aus. Vgl. Sommer, 1983 und die dort angegebene Literatur.

spending (apparently due to offsetting expenditures on non-hospital services)."[6]

3.2 Qualitäts- und Benutzungskontrollen

Die bestehenden großen regionalen Unterschiede in der medizinischen Versorgung veranlaßten den amerikanischen Kongreß bereits 1972, für die staatlichen Programme Medicare (obligatorische Krankenversicherung für die über 65jährigen) und Medicaid (staatlich finanzierte Krankenfürsorge für die wirtschaftlich Schwachen) *Qualitäts- und Benutzungskontrollen* einzuführen. Zu diesem Zweck wurden die sogenannten "Professional Standards Review Organizations" (PSROs) geschaffen. Diese Organisationen, die ausschließlich aus Ärzten der jeweiligen Region zusammengesetzt sind (sog. Peer Review), sollen kontrollieren, ob die von Medicare und Medicaid zu bezahlenden Leistungen medizinisch notwendig sind, mit den von den Medizinern gesetzten Qualitätsstandards übereinstimmen und wirtschaftlich erbracht werden (z.B., wo möglich, auf ambulanter statt auf stationärer Basis).

Zur Erfüllung ihres Mandates können die PSROs als erste Maßnahme die Krankenhausaufnahme und den weiteren Aufenthalt begutachten. Außer in Notfällen kann die medizinische Notwendigkeit eines Klinikaufenthaltes grundsätzlich vor der Aufnahme, während des Aufenthaltes oder nach der Entlassung des Patienten beurteilt werden. Die PSROs wählten den zweiten Ansatz (sog. concurrent review), wobei gewöhnlich innerhalb von 24 Stunden nach der Einlieferung eines Medicare- oder Medicaid-Patienten kontrolliert wird, ob diese nach den von der betreffenden PSRO gesetzten Normen medizinisch notwendig ist. Bestätigten Aufnahmen

---

[6] Conover und Sloan, 1998.

werden dann gemäß den regionalen diagnosespezifischen Kriterien eine bestimmte Anzahl Tage zugeteilt. Nach deren Ablauf wird mit Hilfe der Krankengeschichte überprüft, ob sich eine Verlängerung des Aufenthaltes rechtfertigen läßt. In beiden Phasen geht es in erster Linie um die Frage, ob das Krankenhaus der geeignetste Ort für die erforderliche Behandlung ist. Normalerweise werden diese Kontrollaktivitäten durch speziell ausgebildete Krankenschwestern und anderes medizinisches Hilfspersonal durchgeführt, die lediglich die Problemfälle einem Ärztekollegium vorlegen. Wenn trotz einer negativen Entscheidung Klinikleistungen erbracht werden, verweigern die betroffenen Bundesprogramme deren Entschädigung. Das Gesetz verlangt, daß diese Benutzungskontrollen (utilization reviews) von den PSROs an die einzelnen Krankenhäuser delegiert werden, wenn sie in der Lage sind, dieser Aufgabe nachzukommen.

Während es bei der ersten Maßnahme hauptsächlich darum geht, die Inanspruchnahme von Kliniken und Pflegeheimen zu kontrollieren, konzentrieren sich die Medical Care Evaluation Studies darauf, die Qualität der erbrachten Behandlungen zu überwachen. Die Ärzte eines PSRO-Komitees haben für jede Krankheit oder für verschiedene Symptombündel die diagnostischen und therapeutischen Maßnahmen sowie das Vorgehen bei Komplikationen zu bestimmen und in entsprechende Kriterien zu übersetzen. Nach der Festlegung von Standards, die den Bereich der noch erlaubten Abweichungen von diesen Kriterien angeben, wird dann für eine bestimmte Diagnose anhand einer repräsentativen Auswahl von Krankengeschichten der kontrollierten Institutionen untersucht, ob irgendwelche Mängel bestehen. Entdeckte Mißstände versucht man durch die Orientierung und die Weiterbildung des betroffenen Personals zu beheben. Zur Überprüfung der Wirksamkeit der

Verbesserungsmaßnahmen werden nach einer gewissen Zeitperiode erneute Studien zum gleichen Thema durchgeführt. Falls immer noch Mängel bestehen, beginnt der ganze Prozeß wieder von vorn. Zentrale und regionale Zentren gewähren den einzelnen PSROs technische Hilfe, um methodisch und qualitativ möglichst einheitliche Evaluationen zu gewährleisten.

Die dritte Aufgabe der PSROs ist die Aufarbeitung der von Krankenhäusern über ihre Behandlungen gelieferten Daten zu Behandlungsprofilen, die Vergleiche zwischen Kliniken und Regionen sowie verschiedenen Zeitperioden gestatten. Auf diese Weise können diejenigen Krankenhäuser und Ärzte in den Regionen identifiziert werden, die zum Beispiel bezüglich Aufenthaltsdauer, Behandlungsmuster und Leistungsintensität beträchtlich von den andern abweichen. Profilanalysen können demnach die Problembereiche identifizieren, die dann mit Hilfe der vorher erwähnten Evaluationsstudien näher zu untersuchen sind. Diese wiederum können wertvolle Informationen für die Begutachtung von Klinikeinweisungen und Aufenthaltsdauer liefern.

Da diese Kontrollen selbst Jahre nach Inkraftsetzung des Gesetzes immer noch nicht von allen PSROs auch wirklich ausgeführt wurden, war es allein schon aus diesem Grund nicht erstaunlich, daß die Einführung der PSROs weder zu den erhofften Einsparungen führte, noch die regional extrem unterschiedlichen Krankenhausbelegungsraten anzugleichen vermochte.[7] Die politisch motivierte Entscheidung, der Ärzteschaft die alleinige Überwachung ihrer Mitglieder zu gewähren, hat den Sparanreiz stark vermindert und wurde auch schon damit verglichen, den Fuchs zur Bewachung des Hühnerstalls auszuwählen. Restriktive Kontrollen würden

---

[7] Vgl. Sommer, 1983 und die dort angegebene Literatur.

ihren eigenen finanziellen und professionellen Anreizen zuwiderlaufen. Von Peer Reviews kann höchstens erwartet werden, daß krasse Abweichungen von den als Norm gesetzten Durchschnittswerten einer Region erfaßt werden können. Es bestehen aber keinerlei Anreize oder Druckmittel, die Normen selbst nach wirtschaftlichen Kriterien auszurichten. Die PSROs delegieren zudem die Kontrollaktivitäten im Normalfall an die einzelnen Krankenhäuser. Es darf zumindest bezweifelt werden, daß Klinikangestellte den Bedarf an Leistungen der eigenen Institution mit der notwendigen Unabhängigkeit begutachten.

Die PSROs sollen im Einzelfall "unangemessene" Leistungen verhindern. Dies setzt allgemein akzeptierte Kenntnisse über die Wirksamkeit der vorgesehenen Behandlungen voraus und überträgt den PSROs die monumentale Aufgabe, Kriterien und Standards der medizinisch "angemessenen" Behandlung bestimmter Krankheitsbilder zu definieren, die je nach Alter, Geschlecht und sozialer Umwelt der Patienten, Krankengeschichte, Fallkomplexität usw. variieren können. Wissenschaftlich abgestützte Informationen fehlen jedoch oftmals. Die medizinische Fachwelt ist sich nur bei wenigen Krankheiten darüber einig, was eine "angemessene" oder "notwendige" Behandlung ausmacht. Die PSROs entwickelten deshalb lokale Standards, die sich primär auf die dort üblichen Behandlungsmuster und Belegungsraten stützten. Wenn jedoch beispielsweise eine durchschnittliche Klinikaufenthaltsdauer von 11 Tagen für die Blinddarmentfernung bei Medicare-Patienten von den Ärzten im Westen des Landes als angemessen definiert wird, kann dann eine rund 50 % höhere Aufenthaltsdauer für die gleiche Operation im Nordosten noch als notwendig beurteilt werden?[8]

---

[8] Goran, 1980.

Nicht nur bei den Standards, sondern bereits bei den Methoden der Qualitätsmessung fehlen allgemein akzeptierte Grundsätze. Dies wurde bei einem von Brook und Appel vorgenommen Vergleich von fünf verschiedenen Begutachtungsmethoden besonders deutlich.[9] Den kontrollierenden Ärzten standen je nach Methode entweder Daten über die im Einzelfall erbrachten Leistungen (Prozeß) und/oder Daten über die aufgrund der Behandlung ermittelten Veränderungen im Gesundheitszustand der Patienten (Resultate) zur Verfügung. Die zur Begutachtung benutzten Kriterien waren entweder durch Gruppenkonsens vorausbestimmt (explizit) oder durch die einzelnen Kontrolleure subjektiv gewählt worden (implizit).

Bei den impliziten Verfahren wurden auch kombinierte Prozeß- und Ergebniskriterien herangezogen. Wie aus Tabelle 3.1 hervorgeht, wurden je nach Begutachtungsmethode *zwischen 1,4 und 63,2 % der Behandlungen* der 296 untersuchten Patienten, die im gleichen Krankenhaus und von der gleichen Gruppe von Ärzten betreut wurden, als *"angemessen"* beurteilt.

Die Benutzung expliziter Prozeßkriterien führte zu den tiefsten, diejenige impliziter Kriterien für die tatsächlich erreichten klinischen Resultate zu den höchsten Anteilen der als akzeptabel eingestuften Fälle. Die *Ergebnisse derartiger Kontrollen* sind demnach zu einem beträchtlichen Ausmaß *von den angewandten Methoden abhängig*. In einer statistischen Analyse einer größeren Anzahl derartiger empirischer Studien wurde gar nachgewiesen, daß die begutachtenden Ärzte meist nur so weit übereinstimmten, wie durch *den Zufall allein* erwartet werden konnte.[10]

---

[9] Brook und Appel, 1973.
[10] Koran, 1975.

Tab. 3.1 Zusammenfassende Beurteilung der Qualität medizinischer Behandlungen von 269 Patienten gemäß 5 verschiedenen Methoden

Methode	Akzeptable Behandlungsqualität	
	Anzahl Patienten	in %
1. Implizit, prozeßorientiert	69	23,3
2. Implizit, ergebnisorientiert	187	63,2
3. Implizit, prozeß- und ergebnisorientiert	80	27,1
4. Explizit, prozeßorientiert *a) Kriterien der Ärzte des Baltimore City Hospitals* *b) Kriterien der Ärzte des Johns Hopkins Hospitals*	4 6	1,4 2,0
5. Explizit, ergebnisorientiert *a) Für Patienten mit Harntraktinfektionen* *b) Für Patienten mit Bluthochdruck*	42 50	39,6 44,2

Quelle: Brook und Appel, 1973.

In der Zwischenzeit hat sich in den USA als Begutachtungsverfahren für die Angemessenheit der erbrachten medizinischen Leistungen die 1984 von der RAND Corporation und der Universität von Kalifornien in Los Angeles (UCLA) entwickelte Delphi-Panel-Methode durchgesetzt. Shekelle et al. (1998) zeigen jedoch, daß auch mit dieser Methode der Anteil der als "unangemessen" eingestuften medizinischen Interventionen je nach Panel um mehr als das Zweifache schwanken kann. Beispielsweise beurteilten drei verschiedene Expertenpanels zwischen 24 und 52 % von

636 in 7 Managed-Care-Organisationen durchgeführten Hysterektomien als unangemessen.[11]

Naylor kam nach einer Durchsicht der neuesten Studien über die Einschätzung der Angemessenheit zu folgendem Schluß:

"In the final analysis, *what is appropriate care?* The answer will often be *it depends.* It depends on which clinicians are asked, where they live and work, what weight is given to different types of evidence and end points, whether one considers the preferences of patients and families, the level of resources in a given health system, and the prevailing values of both the system and the society in which it operates. Utilization analysts and third party payers will undoubtedly dislike the *ambiguity.* Clinicians, however, may welcome it as affirmation that *the art of medicine is unlikely to be managed away for many years to come.*"[12]

Wegen der großen Schwierigkeiten, die durch eine bestimmte Behandlung erzielten Veränderungen des Gesundheitszustandes eines Patienten zu ermitteln,[13] konzentrierten sich die PSROs darauf, explizite Prozeßkriterien zu setzen. Da jedoch zwischen der Beurteilung des Behandlungsprozesses und dem Endresultat nur eine bescheidene Korrelation besteht, garantiert die Einhaltung aller Prozeßkriterien noch lange kein optimales Resultat. Es läßt sich nicht ausschließen, daß umgekehrt die genaue Befolgung detaillierter, für möglichst viele Krankheiten definierter Prozeßkriterien die Behandlungskosten dramatisch erhöhen könnte, ohne

---

[11] Die drei jeweils aus neun Gynäkologen und Grundversorgern bestehenden Panels wurden von Shekelle et al. (1998) nach dem Zufallsprinzip anhand der Expertenlisten der jeweiligen Fachgesellschaften zusammengesetzt.

[12] Naylor, 1998.

[13] Alle übrigen Faktoren, die diese Veränderung auch bewirkt haben könnten, müssen erfaßt und ihr Beitrag quantifiziert werden.

daß bedeutende Verbesserungen im Gesundheitszustand der Patienten festzustellen wären. Explizite Prozeßkriterien betonen vor allem die wissenschaftlich-technische Seite der Medizin und vernachlässigen die für die Behandlung und Genesung ebenso wichtige menschliche Seite der Arzt-Patienten-Beziehung.

Schließlich wurde nie deutlich gemacht, daß zwischen dem Kosten- und dem Qualitätsziel des PSRO-Programmes ausdrücklich gewählt werden muß. Es ist konzeptionell nicht möglich, die Qualität der medizinischen Behandlungen zu maximieren und gleichzeitig die Kosten zu minimieren: Die Kosten können durch die effiziente Produktion von Gesundheitsleistungen minimiert werden, aber nur für ein *bestimmtes* Qualitätsniveau. Umgekehrt kann die effiziente Produktion von medizinischen Leistungen die Qualität für ein *im voraus spezifiziertes* Kostenniveau maximieren. Die Ärzte wurden jedoch nicht gezwungen (z.B. durch die Vorgabe eines verbindlichen Budgets pro PSRO-Region), bei der Bestimmung des zu erreichenden Qualitätsniveaus auch die Kostenfolgen zu berücksichtigen. Es darf deshalb nicht erstaunen, daß sie versuchten, entsprechend ihren professionellen und finanziellen Anreizen das Qualitätsziel zu maximieren. Dabei wurden alle Leistungen toleriert, die medizinisch einen Fortschritt bringen (und sei letzterer noch so gering), ohne den möglichen Einsatz der dafür aufzuwendenden Ressourcen für alternative, möglicherweise nutzbringendere Zwecke innerhalb und außerhalb des Gesundheitssektors zu berücksichtigen. Derartige (heikle, aber in einer Welt knapper Mittel unumgängliche) Fragen wurden im PRSO-Programm gerade nicht gestellt.

1984 wurden die PSROs durch die Peer Review Organizations (PROs) ersetzt. Statt der rund 200 durch die lokale Ärzteschaft kontrollierten PSROs wurde nur noch ein Kontrollorgan pro US-Staat zugelassen, welches die Benutzungskontrollen nicht mehr einfach an die betroffenen Krankenhäuser delegieren darf. Die Notwendigkeit der Hospitalisation eines Medicare-Patienten wird nun nicht mehr während, sondern vor dessen Einweisung geprüft.[14]

3.3 Entschädigungskontrollen

Kapazitäts- und Benutzungskontrollen waren in den USA mit dem großen Problem behaftet, daß staatliche Regulierungsorgane Restriktionen in einem System durchsetzen mußten, das durch seine Finanzierungsmechanismen *auf Expansion ausgerichtet* war. So wurden bis 1983 von Medicare und Medicaid alle Kosten der erbrachten Klinikleistungen *retrospektiv* gemäß genau spezifizierten Regeln vergütet. Um die Kooperation der Krankenhäuser zu sichern, stimmte der Kongreß bei der Einführung von Medicare und Medicaid sowohl einer großzügigen Definition der erlaubten Kostenarten als auch einem hohen Staatsanteil an den Ausgaben zu. Den Medicare- und Medicaid-Empfängern sollte auf jeden Fall der Zugang zu einer der übrigen Bevölkerung qualitativ gleichwertigen medizinischen Versorgung ermöglicht werden. Es zeigte sich jedoch rasch, daß diese Entschädigungsmethode die Krankenhäuser nicht etwa für kostenbewußtes Verhalten belohnte, sondern im Gegenteil Anreize enthielt, eingesetzte Ressourcen ineffizient zu nutzen, excessive Kapazitäten und niedrige Belegungsraten zu tolerieren sowie Leistungen mit einem ungünstigen Kosten-Nutzen-Verhältnis zu erbringen.[15]

Ende der siebziger Jahre begannen deshalb eine Reihe von US-Staaten, mit *prospektiven* Entschädigungssystemen zu experimentieren. Diese Verfah-

---

[14] Abbott und Crew, 1995.
[15] Feldstein, 1981.

ren unterscheiden sich von der retrospektiven Vergütung der anfallenden Kosten grundsätzlich in drei Punkten:

1) Eine externe Autorität setzt die Höhe der Entschädigung der Krankenhäuser im voraus für das kommende Jahr fest,

2) den Krankenhäusern werden diese Ansätze von den Dritt- und Selbstfinanzierern unabhängig von den tatsächlich anfallenden Kosten bezahlt, und

3) die Krankenhäuser müssen das Risiko für etwaige Verluste selbst tragen.

Die mit einer solchen Systemveränderung verbundenen Vorteile erscheinen eindeutig und unmittelbar einleuchtend: Wenn ein Krankenhaus seine Entschädigung vor der Leistungserbringung kennt und keine nachträgliche Defizitgarantie besteht, ist es motiviert, möglichst effizient zu produzieren, da einerseits sein Überleben davon abhängt, daß die Ausgaben die Einnahmen nicht übersteigen, und es andererseits eine eventuell erzielte positive Differenz zwischen Einnahmen und Ausgaben als Gewinn behalten kann. Diese Grundvermutung basiert allerdings auf einigen weitreichenden *impliziten Annahmen:*

- Überdurchschnittliche Kostensteigerungen im Krankenhausbereich sind hauptsächlich auf mangelnde Effizienz zurückzuführen.

- Die Klinikverantwortlichen können die Unwirtschaftlichkeiten identifizieren und sind in der Lage, Korrekturen gegenüber dem medizinischen Personal durchzusetzen.[16]

---

[16] Dies ist vor allem für gemeinnützige Belegarztkrankenhäuser nicht notwendigerweise gegeben.

- Regulierungsorgane können die Entschädigung so berechnen, daß die einzelnen Krankenhäuser für ihre spezifischen Produkte weder über- noch unterbezahlt werden.

Alle prospektiven Entschädigungssysteme haben sich mit *drei grundsätzlichen konzeptionellen Fragen* auseinanderzusetzen:

1. Welches ist die geeignete zu entschädigende Einheit (z.B. Pflegetag, Behandlungsfall, Einzelleistungen, Kopfpauschale)?
2. Wie kann die angemessene Höhe der Entschädigung bestimmt werden?
3. Was geschieht mit den bei den Kliniken eventuell anfallenden Überschüssen oder Verlusten?

Zu (1) Wahl der Entschädigungseinheit

Prospektive Entschädigungssysteme sollen den Krankenhäusern Anreize geben, ihre Leistungen möglichst effizient zu produzieren. Um den erreichten Wirtschaftlichkeitsgrad, also das Verhältnis zwischen Aufwand und Ertrag, messen zu können, müßte man idealerweise in der Lage sein, die Krankenhausprodukte, d.h. die erreichte Verbesserung im Gesundheitszustand der Patienten, zu identifizieren und zu quantifizieren und die Veränderungen bestimmten medizinischen Leistungsbündeln zuzuordnen. Da dies nicht möglich ist, wird die Krankenhausproduktion traditionell an der Zahl der Pflegetage oder der Patientenaufnahmen pro Jahr gemessen. Beides sind Maßstäbe, die den Unterschieden in der diagnostischen Zusammensetzung und der Komplexität der behandelten Fälle (case mix) sowie in der Behandlungsintensität und -qualität zwischen den Krankenhäusern nicht gerecht werden.

Diejenigen Instanzen, die die Höhe der Entschädigung festlegen, werden dadurch mit zwei grundsätzlichen Problemen konfrontiert: Ohne akzeptierte Maßstäbe und operationale Definitionen des Krankenhausinputs und der erbrachten Behandlungen läßt sich erstens der im jeweiligen Fall "angmessene" Preis nur schwer überzeugend begründen. Kostenunterschiede können ebenso auf höhere Wirtschaftlichkeit wie auf unterschiedliche Leistungsanforderungen und Qualitätsniveaus zurückgehen. Bei fehlenden Marktpreisen stellt sich somit das Problem der "fairen" Behandlung der einzelnen Krankenhäuser in voller Schärfe.

Die Wahl der notgedrungen ungenauen Bemessungseinheit kann zweitens das Verhalten der Spitäler in eine ungewünschte Richtung beeinflussen. Kosten-Ertragsüberlegungen werden, allgemein formuliert, dazu führen, daß möglichst viele der entschädigten Einheiten mit möglichst geringen Inhalten und damit Kosten produziert werden. Eine fixe Entschädigung pro Pflegetag motiviert beispielsweise die Krankenhäuser, möglichst viele kostengünstige Tage abzurechnen, was einen starken Druck auf verlängerte Aufenthaltsdauern ausübt. Fallpauschalen bieten Anreize, möglichst viele, aber unkomplizierte Fälle aufzunehmen. Einzelleistungsansätze erhöhen den Anreiz, auch komplizierte Fälle zu behandeln, werden aber in der Regel zu einer allgemeinen Intensivierung der Behandlung führen. Mit der Vorgabe eines verbindlichen Budgets erhalten die Krankenhäuser Anreize, Patienten selektiver aufzunehmen, komplexe und damit teure Fälle zu vermeiden bzw. rasch in andere Kliniken zu überweisen oder frühzeitiger zu entlassen.

Denkbar sind auch Einsparungen durch die Reduktion der Breite des Leistungsangebotes, der Leistungsintensität, der Qualität der erbrachten Behandlungen sowie der Modernisierungsinvestitionen und der internen

Weiterbildungsprogramme. Solange sich die Regulierung auf die für stationäre Aufenthalte anfallenden Kosten beschränkt, bestehen schließlich für die Kliniken starke Anreize, ihre Leistungen im halbstationären und im ambulanten Bereich auszuweiten.

Zu (2) Höhe des Entschädigungsbetrages

Ist einmal die Entschädigungseinheit bestimmt, muß deren Höhe so festgelegt werden, daß jede Institution für effizientes Verhalten belohnt wird. Mangels besserer Maßstäbe wurde dabei entweder von den historischen Kosten jedes einzelnen Krankenhauses oder von denjenigen einer Gruppe von Krankenhäusern ausgegangen. Falls jede Institution individuell behandelt wird, besteht die Gefahr, daß die bestehenden Unwirtschaftlichkeiten nicht nur nicht entdeckt, sondern sogar noch verewigt werden. Setzt man die Entschädigungsbeträge anhand eines Durchschnittes einer Gruppe von Krankenhäusern fest, kann dieses Problem teilweise umgangen werden. Man handelt sich jedoch dafür die Schwierigkeit ein, genügend ähnliche Kliniken zu finden, damit der Vergleich sowohl fair als auch nützlich ist. Wie soll diese Ähnlichkeit definiert und gemessen werden? Wenn die Institutionen beispielsweise nach Größe, Standort, Ausbildungs- und Forschungsfunktionen, Breite des Leistungsangebotes, Spezialisierungsgrad des medizinischen Personals etc. gruppiert werden, darf dann angenommen werden, daß sich diese auch in der Zusammensetzung und Komplexität des Patientengutes genügend ähnlich sind und somit einen vergleichbaren Output produzieren? Falls nicht, wie können die kostenmäßigen Wirkungen von Unterschieden in der Fallkomplexität adäquat erfaßt werden?

Statistische Methoden, die im Gruppenvergleich überdurchschnittlich teure Hospitäler zu erfassen versuchen, sind zudem nicht in der Lage, Unwirtschaftlichkeiten in Krankenhäusern zu entdecken, die innerhalb der erlaubten Kostenparameter liegen. Niedrige Kosten werden damit implizit mit Effizienz gleichgesetzt. Schließlich werden bei Gruppenvergleichen nur *relative* Wirtschaftlichkeiten identifiziert, d.h. Kosten, die in allen Krankenhäuser "zu hoch" sind, können auf diese Weise nicht ermittelt werden.

Zu (3) Überschüsse und Verluste

Es wird vermutet, daß die bei der Anwendung prospektiver Entschädigungssysteme erwarteten Effizienzsteigerungen der Kliniken um so eher eintreten, je höher die potentiellen finanziellen Belohnungen und Strafen sind. Deren Schärfe hängt vom Anteil der prospektiv entschädigten Aufwendungen, von den Anpassungsmechanismen sowie von den institutionellen Restriktionen der Gewinnverwendung beziehungsweise Verlustdeckung ab.

Hinsichtlich des *Anteils prospektiver Entschädigungen* sind vor allem vier Fragen kontrovers. Erstens muß entschieden werden, welche Kostenarten anrechenbar sind. Diskussionen entstanden in den USA insbesondere hinsichtlich der angemessenen Deckung der Klinikauslagen für Lehre und Forschung, für Modernisierungs- und Expansionsinvestitionen sowie für die kostenlos an Minderbemittelte erbrachten Leistungen. Die Strenge der finanziellen Restriktion hängt zweitens davon ab, wie leicht es den Hospitälern gelingt, die Fallklassifikation der Kostenintensität anzupassen. So können die Krankenhäuser bei einer Entschädigung mittels diagnosebezogener Fallpauschalen versuchen, ihre Einnahmen durch Manipulationen bei der Falleinteilung zu erhöhen. Der Anteil prospektiver Entschädigungen wird drittens ganz entscheidend durch den Anteil der Patienten bestimmt, die einem solchen Verfahren unterliegen. Je eher die Kliniken in der Lage sind, potentielle Verluste durch die Erhöhung ihrer Preise für die nicht am prospektiven Entschädigungssystem teilnehmenden Dritt- und Selbstfinanzierer zu vermeiden, desto geringer ist die unmittelbare Einschränkung. Viertens hängt die Strenge der Restriktion davon ab, ob die prospektiven Enschädigungsbeträge des Versicherungsträgers als Vollzahlung akzeptiert werden müssen oder ob die Krankenhäuser den Patienten zusätzlich Rechnungen stellen dürfen.

Bezüglich der *Anpassungsmechanismen* ist vor allem von Bedeutung, inwieweit aktuelle Defizite oder Überschüsse die zukünftige Höhe der Entschädigung beeinflussen. Je stärker dies der Fall ist, desto geringer wird der Unterschied zu retrospektiven Zahlungssystemen werden. Dieses Problem stellt sich vor allem bei betriebsindividuell festgesetzten Entschädigungsbeträgen; es kann aber auch bei der Verwendung von relativ eng abgegrenzten Referenzgruppen auftreten.[17] Die Logik prospektiver Entschädigungssysteme würde verlangen, solche Rückkoppelungen möglichst zu vermeiden; dies setzt jedoch voraus, daß größere Fehlerquellen in der Berechnung der Entschädigungshöhe ausgeschlossen werden können. Krankenhäuser sollten nur in finanzielle Schwierigkeiten kommen, wenn sie unwirtschaftlich arbeiten, nicht aber, weil die angewandte Methode ungenau ist und Besonderheiten der Institution nicht angemessen erfaßt werden können.

---

[17] Wenn der finanzielle Anreiz zur Gewinnerzielung institutionell abgeschwächt wird, kann die Ausrichtung auf Gruppendurchschnitte die kostengünstigeren Krankenhäuser zu Kostenerhöhungen veranlassen, was automatisch den Gruppendurchschnitt anhebt.

Schließlich baut das prospektive Entschädigungssystem darauf auf, daß die Entwicklung des Krankenhauses *tatsächlich vom finanziellen Ergebnis abhängt*. Die Hospital-Verantwortlichen müssen einerseits eine gewisse Freiheit in der Gewinnverwendung haben. Wenn der gemeinnützige Status des Krankenhauses die Verteilung eines eventuell erzielten Überschusses an die Besitzer verunmöglicht und die Regulierungsorgane Investitionen in neue Anlagen und Apparaturen verhindern, welche Anreize hat das Krankenhaus dann noch, überhaupt Gewinne zu erzielen? Andererseits verlieren prospektive Entschädigungssysteme ihre Wirkung, wenn Verluste leicht abgewälzt werden können. Vor allem dann, wenn die öffentliche Hand – wie z.B. die Kantone in der Schweiz bis Mitte der neunziger Jahre – eine offene Defizitdeckung übernimmt, fällt der Kostendruck prospektiv gesetzter Entschädigungsbeträge weitgehend weg.

In den siebziger Jahren wurden in den USA in einer Reihe von Staaten prospektive Entschädigungssysteme in Kraft gesetzt, die sich jedoch hinsichtlich Trägerschaft, Zielen, Geltungsbereichen, organisatorischer Strukturen und Anreizmechanismen beträchtlich unterschieden. Wie eine Evaluation dieser Entschädigungskontrollen ergab, konnten sie im Vergleich zur vorher angewandten (großzügigen) retrospektiven Vergütung der anfallenden Kosten das Wachstum der Ausgaben zumindest verlangsamen (vgl. Tab. 3.2, S. 64).[18]

Dabei waren jene prospektiven Entschädigungssysteme am erfolgreichsten, die die meisten der folgenden Elemente erfüllten:

- Die Teilnahme an prospektiven Entschädigungssystemen muß für alle Krankenhäuser *obligatorisch* sein.

---

[18] Coelen und Sullivan, 1981.

- Die im voraus festgesetzten Entschädigungsbeträge müssen für *alle* Dritt- und Selbstfinanzierer Geltung haben.

- Prospektive Entschädigungssysteme müssen sich auf die *gesamten* Klinikausgaben konzentrieren.

- Alle Krankenhäuser müssen dem Regulierungsorgan durch *einheitliche* Rechnungs- und Informationssysteme gewonnene Daten einreichen.

- *Statistische Formeln* müssen zur Identifikation der im Gruppenvergleich übermäßig hohen Klinikkosten entwickelt und angewandt werden.

- Kapazitäts-, Qualitäts- und Benutzungskontrollen müssen *eng* mit den prospektiven Entschädigungssystemen *koordiniert* werden.

- Ein *Beschwerdeverfahren* muß institutionalisiert werden, das den Krankenhäusern die Möglichkeit gibt, aus ihrer Sicht falsche Entscheidungen anzufechten.

Aufgrund der auf regionaler und staatlicher Ebene mit prospektiven Entschädigungssystemen gemachten Erfahrungen wurde von Medicare Mitte der achtziger Jahre schrittweise ein an der Yale University entwickeltes System prospektiv gesetzter diagnosebezogener Fallpauschalen eingeführt. Bei diesen *Diagnosis-Related Groups (DRGs)* werden die Patienten aufgrund der Hauptdiagnose, des Vorliegens von Nebenerkrankungen und Komplikationen, des Alters sowie der Behandlungsart (operativ oder konservativ) in 467 Gruppen eingeteilt.[19]

---

[19] Fetter, 1980; Fetter et al., 1991.

Tab. 3.2 Geschätzte Wirkungen prospektiver Entschädigungssysteme auf die Krankenhauskosten pro Pflegetag, pro stationäre Aufnahme und pro Kopf der Bevölkerung in elf Staaten der USA, 1969-1978

US-Staat (Programm)	Jährliche Veränderung der Krankenhauskosten in %		
	pro Pflegetag	pro Aufnahme	pro Kopf
Arizona *Freiwillig, 1974-78* [1]			
Connecticut *Obligatorisch, 1975-78*	-2,8	-2,6	
Indiana *Freiwillig, 1969-78*			
Kentucky *Freiwillig, 1975-78*			
Maryland *Obligatorisch, 1976-78*	-6,1	-4,2	
Massachusetts *Obligatorisch, 1976-78*	-3,0	-1,9	-3,1
Minnesota *Freiwillig, 1975-78* *Obligatorisch, 1978*		-2,2	
New Jersey *Obligatorisch, 1977-78*	-3,2	-2,7	
New York *Obligatorisch, 1971-78* *Obligatorisch, 1976-78*	-1,2 -3,4 [2]	-4,6	-4,1
Rhode Island *Obligatorisch, 1975-78*		-4,2	-3,9
Washington *Obligatorisch, 1976-78*			-3,1

[1] Die für jedes Programm gezeigten Jahre sind jene, in denen eine statistisch signifikante Abnahme der Kosten gefunden wurde. Vier Programme zeigten keine statistisch signifikanten Wirkungen.

[2] Zusätzlicher Effekt, über demjenigen des früheren Programms.

Quelle: Coelen und Sullivan, 1981.

Die Reaktion der Krankenhäuser auf diese diagnosebezogenen Fallpauschalen könnte, wie vom Kongreß erhofft, in einer Effizienzsteigerung bei der Behandlung ihrer Medicare-Patienten bestehen. Denkbar wäre aber auch, daß die so regulierten Krankenhäuser nach anderen (einfacheren) Wegen suchen, wie sie ihre Einnahmen aus dem Medicare-Programm steigern oder zumindest halten können, ohne ihre internen Verhaltensweisen ändern zu müssen.

Der einfachste Weg wäre, bei der Zuordnung der Patienten in die Diagnosegruppen darauf zu achten, daß diese, wann immer möglich, in eine vergleichsweise besser vergütete Gruppe (z.B. mit statt ohne Komplikationen) eingeteilt werden (sog. *DRG-Creep*). Weiter kann eine Krankenhausbehandlung in mehrere (separat entschädigte) Aufenthalte aufgeteilt werden,[20] die Patienten können zu schnell in weniger kostenintensive Institutionen (z.B. Pflegeheim) überwiesen werden, und/oder die Klinik-Verantwortlichen können versuchen, eventuell bei ihren Medicare-Patienten entgangene Einnahmen durch entsprechend heraufgesetzte Preise bei ihren übrigen Patienten und/oder durch Mengenausweitungen im (nicht pauschalisierten) halbstationären und ambulanten Bereich zu kompensieren. Für all diese Ausweichstrategien lassen sich auch empirische Belege finden.[21]

Obwohl die Einführung der Entschädigung mittels diagnosebezogener Fallpauschalen das Wachstum der Kosten pro hospitalisierten Medicare-Patienten reduziert und die Aufenthaltsdauern verkürzt hat, stiegen die

---

[20] Die betroffenen Krankenhäuser haben nur Anreize, die bei ihnen anfallenden Kosten während der Hospitalisation zu minimieren. So werden sie also beispielsweise beim Einsetzen eines neuen Hüftgelenks in erster Linie auf dessen Preis und weniger auf dessen Qualität (Überlebensdauer) achten.
[21] Donaldson und Magnussen, 1992 und die dort angegebene Literatur.

gesamten Medicare-Ausgaben unvermindert stark weiter. Nach wie vor unklar sind die Auswirkungen des DRG-Systems auf die Qualität und die Effizienz der so regulierten Krankenhäuser.

Zu Beginn der achtziger Jahre hatten noch über 30 US-Staaten mit der Einführung prospektiver Entschädigungssysteme versucht, das Kostenwachstum ihrer Krankenhäuser unter Kontrolle zu bringen und deren Effizienz zu steigern. In den neunziger Jahren gaben die meisten diese Regulierungsversuche jedoch wieder auf. Eine Untersuchung zu den Gründen für diese Deregulierungsbewegung kam zu folgenden Erkenntnissen:

"Public and private officials in all deregulated states agree that the statutes and regulations needed to sustain their rate-setting systems were *complex* and often *incomprehensible*. (...) The confusion fed suspicions that rate setting was subject to *excessive gaming by powerful players*, most often by the teaching and urban hospitals that benefitted disproportionately from the redistributive aspects of the systems. Criticims from less influential hospitals and other interests often led legislators and regulators to refine their systems to accommodate dissenting parties' concerns. The adjustments most often resulted in *greater incomprehensibility* and the generation of still further demands."[22]

Vor dem Hintergrund der in den USA mit Regulierungsstrategien gemachten ernüchternden Erfahrungen ist es nicht überraschend, daß die politisch Verantwortlichen in den neunziger Jahren vermehrt auf die Karte wettbewerblich orientierter Reformen setzten.

---

[22] McDonough, 1997.

3.4 Fazit: Wirkungslose Regulierungsversuche

Trotz der in den vorherigen Abschnitten beschriebenen Regulierungsversuche stiegen die Gesundheitsausgaben in den USA zwischen 1970 und 1990 von 7,1 auf 12,1 % des Bruttozialproduktes.[23] Die staatliche Regulierung des Gesundheitswesens ist mit noch größeren Schwierigkeiten verbunden als diejenige anderer Industrien. Im medizinischen Bereich handelt es sich um eine große Zahl von Produzenten, die ein äußerst heterogenes Produkt herstellen, dessen Leistungsmerkmale sich angesichts der unterliegenden unsicheren Produktionsbeziehungen nur schwer kategorisieren lassen. Die Arztvisite oder der Krankenhauspflegetag sind eben keine homogenen Standardeinheiten wie Flugkilometer oder Kilowattstunden. Der Nutzen vieler medizinischer Leistungen ist oft unbekannt und weit schwieriger zu quantifizieren als für andere Güter und Dienstleistungen.

Die staatliche Regulierung wird deshalb entweder *direkt* oder – über extensive Ausnahmeregelungen beim Setzen von allgemeingültigen Kriterien – *indirekt* zu einer *zeitlich und administrativ äußerst aufwendigen Kontrolle des Einzelfalles,* sofern sie tatsächlich das Verhalten der medizinischen Leistungserbringer im gewünschten Sinne beeinflussen will. Den Regulierungsorganen fehlen einfache, eindeutige und unbestrittene Kriterien, mit deren Hilfe sie die Preise für medizinische Leistungen bestimmen, die Angemessenheit einer Behandlung ermitteln oder die Größe der Klinikkapazität für jeden Leistungstyp an bestimmten Standorten festsetzen könnten.

---

[23] Levit et al., 1996.

Die Vereinigten Staaten verfügten im stationären Bereich mit den Investitions-, Benutzungs- und Entschädigungskontrollen zwar über ein Regulierungssystem, das kombiniert eine wirksame Begrenzung des Kostenanstiegs ermöglichen sollte. In der Praxis stellten sich jedoch zahlreiche Koordinationsprobleme, die nie befriedigend gelöst werden konnten. Ein Leitbild, in dessen Rahmen die Aktivitäten der Regulierungsprogramme aufeinander abgestimmt worden wären, kam niemals zustande. Im Gegenteil ermöglichten die bruchstückhaften, unkoordinierten Interventionsversuche den medizinischen Versorgern meist ohne Mühe, die Vorschriften zu umgehen oder ihre Wirkung durch kompensierende Maßnahmen zu untergraben.

Derartige, auch in anderen Ländern zu beobachtende Regulierungsversuche *gegen* die bestehenden, auf Expansion ausgerichteten Anreizstrukturen gleichen dem Versuch, den Inhalt eines Ballons zu verkleinern, indem man an einer Stelle drückt – und erstaunt ist, wenn er sich an anderer Stelle entsprechend aufbläht. Die ökonomisch relevante Frage nach dem wirtschaftlich noch Tragbaren wurde gar nicht gestellt. Voraussetzung dafür wäre sicher die im folgenden Kapitel 4 vorgenommene Diskussion der Frage, welche gesundheitspolitischen Ziele eigentlich erreicht werden sollen und welche sozialen Grundwerte bei der Ausgestaltung des Gesundheitssystems maßgebend sein sollen.

4. Ziele und Kriterien zur Ausgestaltung von Gesundheitssystemen

Im vorherigen Kapitel 3 wurde am Beispiel der USA gezeigt, wie (erfolglos) versucht wurde, das rapide Wachstum der Gesundheitsausgaben mittels verschiedener Regulierungsstrategien einzudämmen. Auffallend ist, daß die politisch Verantwortlichen mit diesen Kontrollversuchen rein *pragmatisch* auf den wachsenden Kostendruck *reagierten* und sich dabei vorwiegend an *Inputgrößen* der Leistungserstellung orientierten. Die Ausgabenbetrachtung läßt für sich allein jedoch noch keine Schlüsse über die damit erzielten Resultate zu. Sollen Aussagen über die gesellschaftlichen Wohlfahrtseffekte von Gesundheitsausgaben gemacht werden, wären in einem ersten Schritt *konkrete Gesundheitsziele* zu formulieren (s. Abschnitt 4.1). In einem zweiten Schritt müßte untersucht werden, ob und inwieweit diese Ziele mit den getroffenen Maßnahmen erreicht worden sind. Dabei sollten die Gesundheitssysteme so ausgestaltet sein, daß sie eine *effiziente* Verwendung der verfügbaren Mittel (s. Abschnitt 4.2) und den von der Gesellschaft gewünschten *sozialen Ausgleich* sowohl bezüglich des Zugangs als auch der Finanzierung der medizinischen Versorgung sicherstellen (s. Abschnitt 4.3).

4.1 Gesundheit

Obwohl in allen Industriestaaten mittlerweile ein beträchtlicher Anteil des Bruttoinlandsprodukts für die medizinische Versorgung der Bevölkerung aufgewendet wird und die öffentliche Hand überall als Finanzierer und/oder als Leistungserbringer stark involviert ist, zeigt eine Studie der

OECD (1992), wie *vage* die sieben untersuchten OECD-Staaten[1] ihre gesundheitspolitischen Ziele formuliert haben. Als *oberstes Ziel* der Gesundheitspolitik gilt allgemein die *Erhaltung beziehungsweise Verbesserung des Gesundheitszustandes der Bevölkerung,* um deren Lebenserwartung und/oder deren Wohlbefinden zu erhöhen.

Eine erste Orientierungshilfe zur Konkretisierung der gesundheitspolitischen Ziele leisten *die medizinischen Behandlungsziele,* die vorrangig darauf abstellen,

- den vermeidbaren Tod zu verhindern bzw. das Leben möglichst zu verlängern,

- Krankheit und die mit ihr verbundenen Funktionsverluste und Befindlichkeitsstörungen frühzeitig zu erkennen, zu verhüten, zu heilen und zu lindern sowie

- die menschliche Würde und Freiheit auch in Krankheit und Tod zu wahren.

Diese Charakterisierung der Zieldimension von Gesundheitsausgaben deutet bereits an, daß sich das "Gut Gesundheit" einer direkten Beobachtung und eindimensionalen Messung entzieht und sich bestenfalls mit Hilfe partieller Indikatoren oder konstruierter Gesundheitsindizes abbilden und umschreiben läßt (vgl. Tab. 4.1 und Abb. 4.1).[2] Damit bereitet

---

[1] Niederlande, Belgien, Frankreich, Deutschland, Irland, Spanien und Großbritannien.
[2] In den letzten Jahren sind vor allem im angelsächsischen Raum eine Vielzahl von Gesundheitsindizes und -profilen entwickelt worden. Vgl. Walker und Rosser, 1993; Wenger et al., 1984; Zweifel und Zysset-Pedroni, 1992.

4. Ziele und Kriterien zur Ausgestaltung von Gesundheitssystemen

Tab. 4.1 Wichtige Komponenten der Gesundheit

I Physische Gesundheit	II Psychische Gesundheit	III Soziale Gesundheit	IV Generelle Gesundheitseinschätzung
- Selbstpflege (Essen, Körperpflege) - Mobilität (Bewegungsbereich) - Physische Aktivitäten (Gehen, Laufen) - Haushaltsaktivitäten - Freizeitaktivitäten	(Nur allgemein akzeptierte, häufige, beeinflußbare Störungen) - Depression - Angstzustände - Emotionale Kontrolle - Selbstwertgefühl	- Beziehungspersonen - Kontakte in Gemeinschaften (Besuche, Besuchtwerden, Telefonate, Briefe) - Mitwirken in Gemeinschaften (Kirche, Klub, Team)	- Resistenz und Empfindlichkeit - Besorgnis - Krankheitsbewußtsein - Allgemeine Einschätzung der eigenen Gesundheit

Quelle: Zweifel und Zysset-Pedroni, 1992.

Abb. 4.1 Ein allgemeines Modell der Gesundheitsmessung

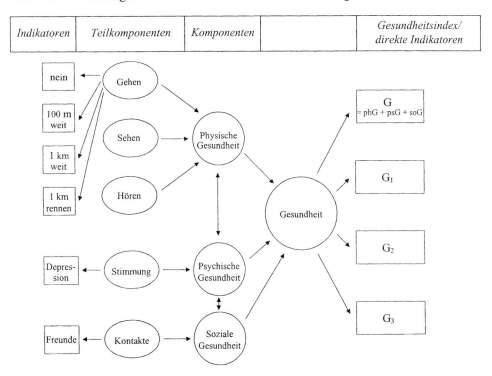

Quelle: Ware et al., 1980.

es schon große Probleme, den Gesundheitszustand einer bestimmten Bevölkerungsgruppe und dessen Veränderungen im Zeitablauf zu messen.

Zur Beurteilung der Wirksamkeit von Gesundheitsausgaben bzw. der Wirkungen von unterschiedlich ausgestalteten Gesundheitssystemen ist jedoch das Setzen expliziter Ziele eine unerläßliche Voraussetzung. Unter der Annahme, daß die Todesursachen zuverlässig eruiert und berichtet werden, könnten beispielsweise die frühzeitig (vor dem 70. Altersjahr) verlorenen Lebensjahre als Gesundheitsindikator herangezogen werden. Wie Abbildung 4.2 am Beispiel der Schweiz belegt, sind in den modernen Industriestaaten Unfälle und Selbstmorde sowie chronisch-degenerative

Abb. 4.2 Die zehn wichtigsten Ursachen für den Verlust von Lebensjahren in der Schweiz, 1995 (in Klammern potentiell verlorene Lebensjahre)

in % aller verlorenen Lebensjahre	*Männer*	*Frauen*	in % aller verlorenen Lebensjahre
14,7 %	Unfälle (25 820)	Brustkrebs (9 995)	11,6 %
12,3 %	Selbsttötung (21 583)	Unfälle (7 687)	8,9 %
9,0 %	Ischäm. Herzkrankh. (15 720)	Selbsttötung (7 083)	8,2 %
7,9 %	AIDS (13 804)	AIDS (5 592)	6,5 %
5,3 %	Lungenkrebs (9 238)	Lungenkrebs (3 568)	4,1 %
2,4 %	Alkoholische Leberzirrhose (4 233)	Ischämische Herzkrankheiten (3 018)	3,5 %
1,8 %	Hirngefäßkrankheiten (3 195)	Hirngefäßkrankheiten (2 000)	2,3 %
1,5 %	Kongenitale Mißbildungen (2 621)	Alkoholische Leberzirrhose (1 750)	2,0 %
1,0 %	Magenkrebs (1 728)	Dickdarmkrebs (1 453)	1,7 %
0,9 %	Diabetes Mellitus (1 495)	Kongenitale Mißbildungen (1 209)	1,4 %

Quelle: Bundesamt für Statistik, 1998b.

Krankheiten für den größten Verlust an Lebensjahren verantwortlich. Dies sind jedoch Bereiche, für die sich *die Schulmedizin kaum verantwortlich fühlt (Verhütung von Unfällen und Selbstmorden) oder die sie höchstens lindern, aber nicht heilen kann (chronisch-degenerative Krankheiten).*

Obwohl sich die Weltgesundheitsorganisation (WHO) seit Jahren für die Formulierung *expliziter* Ziele in der Gesundheitspolitik einsetzt, ist es deshalb nicht erstaunlich, daß sich die meisten Industriestaaten vor dieser Aufgabe drücken. Eine Ausnahme ist Großbritannien, wo das vom Gesundheitsministerium 1992 veröffentlichte Dokument *Health of the Nation* eine Reihe genauer Zielvorgaben machte (Abb. 4.3).

Beim heutigen Stand der Medizin als Wissenschaft ist die Gefahr jedoch groß, daß derartige Ziele zu einem *bloßen Wunschkatalog* verkommen. So ist es sicher eine hehre Zielsetzung, wenn die Briten beispielsweise binnen zehn Jahren die Mortalitätsrate für Brustkrebs um mindestens 25 % senken wollen. Allerdings bleibt offen, wie ein derartiges Ziel ohne unvorhergesehene medizinische Durchbrüche realistischerweise erreicht werden soll. In sein im Februar 1998 erschienenen Grün-Buch *Our Healthier Nation* mußte das Gesundheitsdepartement sogar feststellen: "Some of the crucial factors leading to a higher risk of heart disease and stroke, such as smoking and obesity, are currently worsening or not improving."

Trotzdem wurden auch in diesem Dokument wiederum konkrete Ziele formuliert, wie etwa die Reduktion der Mortalitätsrate aufgrund von koronarer Herzkrankheit und Schlaganfall bei den unter 65jährigen bis zum Jahr 2010 um ein Drittel.

Abb. 4.3 Ausgewählte gesundheitspolitische Ziele in Großbritannien bis zum Jahr 2000 (Ausgangsjahr 1990)

Koronare Herzkrankheit und Schlaganfall
• Reduktion der Mortalitätsraten aufgrund von koronarer Herzkrankheit und Schlaganfall bei Personen unter 65 Jahren um mindestens 40 % bis zum Jahr 2000
• Reduktion der Mortalitätsrate aufgrund der koronaren Herzkrankheit bei Personen im Alter von 65 bis 75 Jahren um mindestens 30 % bis zum Jahr 2000
• Reduktion der Mortalitätsrate aufgrund eines Schlaganfalls bei Personen im Alter von 65 bis 75 Jahren um mindestens 40 % bis zum Jahr 2000
Krebs
• Reduktion der Mortalitätsrate aufgrund von Brustkrebs bei der zum Screening aufgeforderten Bevölkerung um mindestens 25 % bis zum Jahr 2000
• Reduktion der Inzidenz des invasiven Zervixkarzinoms um mindestens 20 % bis zum Jahr 2000
• Reduktion der Mortalitätsrate aufgrund von Lungenkrebs bei Personen unter 75 Jahren um mindestens 30 % bei Männern und um mindestens 15 % bei Frauen bis zum Jahr 2010
• Aufhalten der jährlichen Steigerung der Inzidenz von Hautkrebs bis zum Jahr 2005
Psychische Erkrankungen
• Signifikante Verbesserung der Gesundheit und der sozialen Funktionen von psychisch kranken Personen
• Reduktion der gesamten Suizidrate um mindestens 15 % bis zum Jahr 2000
• Reduktion der Suizidrate von psychisch Kranken um mindestens 33 % bis zum Jahr 2000
HIV/AIDS und sexuelle Gesundheit
• Reduktion der Inzidenz von Gonorrhöe um mindestens 20 % bis zum Jahr 1995 als ein Indikator für Trends bezüglich HIV/AIDS
• Reduktion der Konzeption von unter 16jährigen um mindestens 50 % bis zum Jahr 2000 (ausgehend von 1989)
Unfälle
• Reduktion der Mortalitätsrate aufgrund von Unfällen bei Kindern unter 15 Jahren um mindestens 33 % bis zum Jahr 2005
• Reduktion der Mortalitätsrate aufgrund von Unfällen bei Personen im Alter zwischen 15 und 24 Jahren um mindestens 25 % bis zum Jahr 2005
• Reduktion der Mortalitätsrate aufgrund von Unfällen bei den 65jährigen und Älteren um mindestens 33 % bis zum Jahr 2005

Quelle: Secretary of State for Health, 1992.

Immerhin wurde in diesem Grün-Buch im Gegensatz zum 1992 publizierten Dokument *Health of the Nation* kritisch angemerkt, daß dessen Ausrichtung *zu medizinlastig* war:

"Its vision for health was limited, mainly because of its reluctance to acknowledge *the social, economic and environmental causes* of ill health."

Erfolgversprechender für die Hebung der Volksgesundheit als der stetige Weiterausbau der medizinischen Versorgung sind zweifellos Strategien zur Gesundheitsförderung, die *außerhalb* der Schulmedizin liegen. In diesem Bereich der sogenannten *primären Prävention* wären etwa folgende Aufgaben zu postulieren:[3]

- intensive Öffentlichkeitsarbeit über Möglichkeiten der Gesunderhaltung und Krankheitsverhütung

- Erarbeitung und Propagierung neuer Leitbilder einer gesunden Lebensführung (Ernährung, Sport, Arbeitsgestaltung, Wohnverhältnisse etc.)

- systematische Gesundheitserziehung und -beratung in allen Bildungsstufen

- Förderung der Selbstverantwortung jedes einzelnen für seine Gesundheit

- Überwachung der Gesetzgebung im Hinblick auf eine gesundheitsgerechte Gestaltung der Umwelt (Schutz des Menschen und seiner natürlichen Umwelt vor schädlichen Einwirkungen).

Vor *übertriebenen Erwartungen* sei allerdings *gewarnt*. Erstens sind bezüglich der *Reduktion der vorzeitig verlorenen Lebensjahre* seit der Jahrhundertwende *bereits beträchtliche Erfolge erzielt* worden, wie in

---

[3] Vgl. z.B. Gutzwiller und Jeanneret, 1996.

Abbildung 4.4 am Beispiel der Schweiz belegt wird. Zum zweiten setzt der Wandel des persönlichen Verhaltens wesentliche (schwierig zu erreichende) *Änderungen sozialer Werte und kultureller Verhaltensnormen* voraus.

Abb. 4.4 Überlebenskurven in der Schweiz, 1910/11 und 1988/93, nach Geschlecht

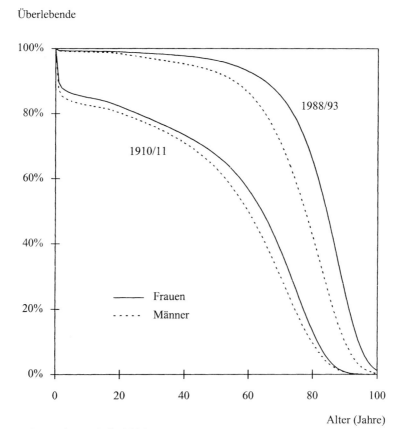

Quelle: Bundesamt für Statistik, 1996.

Den Marketingspezialisten gelingt es zwar beispielsweise, die Bevölkerung zum Kauf nicht nur einer, sondern mehrerer Uhren zu animieren; ein wirksames Marketing für eine gesündere Lebensführung ist jedoch noch nicht erfunden worden. Selbst *aufwendige Erziehungsprogramme* führen oft zu *enttäuschenden Resultaten*. So wurde in den USA im Rahmen eines randomisierten Experimentes versucht, Anzahl, Arbeitsausfälle und Behandlungskosten der bei Postangestellten häufig auftretenden Rückenverletzungen zu reduzieren. Zu diesem Zweck wurden in den USA über 2 500 zufällig ausgewählte Postangestellte und ihre Vorgesetzten von Physiotherapeuten genauestens bezüglich möglicher Strategien zur Vermeidung von Rückenschäden instruiert (z.B. Umgang mit schweren Paketen). Während fünfeinhalb Jahren wurde der Wissensstand dieser Experimentteilnehmer bezüglich der Möglichkeiten zur Vermeidung von Rückenschmerzen regelmäßig überprüft, und sie wurden bei Bedarf neu instruiert. Diese Experimentgruppe wurde mit einer Kontrollgruppe verglichen, die nicht in den Genuß derartiger Informationen kam. Am Ende dieses Zeitraumes waren jedoch bezüglich Häufigkeit, Arbeitsausfällen und Behandlungskosten von Rückenverletzungen *keine statistisch signifikanten Unterschiede* zwischen der Experiment- und der Kontrollgruppe festzustellen. Lediglich der Wissensstand über mögliche Strategien zur Vermeidung von Rückenverletzungen war bei den am Experiment teilnehmenden Postangestellten wesentlich besser als bei ihren Mitarbeitern.[4]

Bezüglich einer gesünderen Lebensweise kann zudem *niemand zu seinem Glück gezwungen* werden. Es ist schwirig, Alkohol-, Nikotin-, Drogen- oder anderweitig Süchtige davon zu überzeugen, zugunsten eines vielleicht

---

[4] Daltroy et al., 1997.

Jahrzehnte später eintretenden Nutzens auf ein gesundheitsgefährdendes (aber oft im Moment angenehmes) Verhalten zu verzichten.[5] Empirische Studien zeigen zudem einen ausgeprägten Zusammenhang zwischen krankmachenden Lebensstilen und sozioökonomischen Faktoren. Renaud folgert daraus:

"One's capacity to modify potentially pathogenic behaviours and to 'stick with it' is directly related to one's wealth, power, and education – in short, to the degree of control one has over one's future. The higher up in the social hierarchy, the more control one feels capable of exerting over life, the easier it is to change unhealthy habits. In other words, *one's 'will to change' is largely predetermined by one's social environment.* To be told, by an education program or otherwise, that one's life-style should change is neither helpful nor effective."[6]

Wie wichtig eine risikoarme Lebensweise an sich wäre, zeigt eine 1998 erschienene Studie von Vita et al., in der das Risikoverhalten[7] und der Gesundheitszustand von 1 741 Personen im Jahr 1962 und jährlich von 1986 bis 1994 erfaßt wurden. Die Resulate zeigen, daß jene mit einer gesünderen Lebensweise nicht nur länger leben, sondern daß sich ihre

---

[5] In der Literatur ist zudem umstritten, ob die Gesellschaft überhaupt das Recht hat, den einzelnen zu einer gesunden Lebensweise anzuhalten. Noch kontroverser wird die Frage diskutiert, mit welchen Konsequenzen eine Person eventuell rechnen muß, die ihre gesundheitsgefährdende Lebensweise trotz aller Aufklärung nicht ändern will. Vgl. dazu ausführlich Blank, 1997.

[6] Renaud kritisiert denn auch die fast ausschließlich auf die Behandlung von Krankheiten fixierten Gesundheitsministerien: "If they were actually responsible for health, *their main concern would be to improve the social and economic conditions that affect the indivdual's ability to make health-enhancing life-style decisions* and to react and respond calmly to life's inevitable problems." (Renaud, 1994).

[7] Erfaßt wurden die Risikofaktoren Rauchen, Übergewicht und Bewegungsarmut. Vgl. Vita et al., 1998.

Hilfs- und Pflegebedürftigkeit in ein höheres Alter verschiebt und von vergleichsweise kürzerer Dauer ist.[8]

Weite Bevölkerungskreise scheinen – anstatt ihre gesundheitsgefährdende Lebensweise zu ändern – lieber auf die (bequemere) sogenannte *sekundäre Prävention, die Krankheitsfrüherkennung,* zu vertrauen. So nannte in einer in der Schweiz durchgeführten Erhebung kaum einer der befragten Patienten seine Lebensgewohnheiten und deren Folgen als vermutete Ursachen des aktuellen Gesundheitsproblems. Vier Fünftel der Befragten erwarteten jedoch, daß der Arzt erste Anzeichen einer schweren Krankheit frühzeitig erkennen und etwas Wirksames dagegen tun werde.[9]

Viele betrachten die *Erhaltung der Gesundheit* offensichtlich als einen *Konsumartikel;* etwas, das man bekommt und nicht etwas, das man tut. Es wird geglaubt, daß Gesundheit im umfassenden Sinne machbar ist und zur Verfügung gestellt werden kann. Daß dieses Problem der mangelnden Wahrnehmung der Selbstverantwortung des einzelnen für seine Gesundheit uralt ist, zeigt ein Zitat des griechischen Philosophen Demokritos aus dem Jahr 460 vor Christus: "Gesundheit erflehen die Menschen von den Göttern – daß es aber in ihrer Hand liegt, diese zu erhalten, daran denken sie nicht."

---

[8] Bei der letzten Befragung waren immer noch 90 % der Probanden mit einem Durchschnittsalter von 75 Jahren am Leben. 75jährige haben noch eine Lebenserwartung von etwa 10 Jahren. Viele Mitglieder der beobachteten Kohorte werden über 85 Jahre alt werden. Die Jahre mit der erfahrungsgemäß größten Wahrscheinlichkeit, hilfs- und pflegebedürftig zu werden, liegen demzufolge noch vor ihnen (Campion, 1998).

[9] Die behandelnden Ärzte waren bezüglich der Möglichkeiten der Krankheitsfrüherkennung allerdings weit weniger optimistisch: Lediglich bei einem Zwölftel der befragten Patienten wurden überhaupt Untersuchungen zur Krankheitsfrüherkennung durchgeführt (Schaufelberger et al., 1985). Vergleichbare Ergebnisse resultieren aus einer Befragung in Deutschland im Jahr 1997 (Soziale Sicherheit, 1998).

Selbst wenn Präventionsprogramme plötzlich äußerst erfolgreich wären, kann von ihnen nicht automatisch ein Rückgang der Nachfrage nach Gesundheitsleistungen mit entsprechenden Einsparungen erwartet werden. Eine günstige Beeinflussung gesundheitsschädigender Verhaltensweisen reduziert zwar über eine Verbesserung der Gesundheit die jährliche Inanspruchnahme medizinischer Leistungen, *erhöht aber gleichzeitig die Lebenserwartung.* Damit wird es möglich, daß die Kosten der medizinischen Versorgung über den gesamten Lebenszyklus sogar steigen. So kamen Barendregt et al. in ihrer Untersuchung der Kosten des Rauchens in den USA zu folgenden Resultaten: "Health care costs for smokers at a given age are as much as 40 per cent higher than those for non-smokers, but in a population in which no one smoked the costs would be 7 per cent higher among men and 4 per cent higher among women than the costs in the current mixed population of smokers and non-smokers. If all smokers quit, health care costs would be lower at first, but after 15 years they would become higher than at present."[10]

Auch Maßnahmen zur Krankheitsfrüherkennung (vor allem Screening-Untersuchungen) kosten oft weit mehr, als sie über günstigere Frühbehandlungen einbringen, weil zur Entdeckung einiger weniger Kranker eine Vielzahl von Menschen untersucht werden muß.[11] Neuere Studien belegen zudem, daß die mit der Abklärung der irrtümlicherweise als positiv identifizierten Personen verbundenen Kosten weit höher sind, als bisher angenommen wurde. Beispielsweise zeigt eine in den USA durchgeführte Studie, daß für jeweils 100 zur Früherkennung von Brust-

---

[10] Barendregt et al., 1997.
[11] Beispielsweise werden in Großbritannien 40 000 Krebsabstriche und 200 Biopsien durchgeführt, um *einen* Fall von Gebärmutterhalskrebs mit tödlichem Ausgang zu vermeiden (Skrabanek und McCormick, 1995; Russell, 1994).

krebs eingesetzten Dollars weitere 33 investiert werden müssen, um die falsch positiven Mammographien näher abzuklären. Hinzu kommen intangible Kosten wie etwa die Ängste der fälschlicherweise als krebskrank identifizierten Patientinnen.[12]

Schließlich wird der Nutzen der frühen Intervention in der Literatur zunehmend kritischer beurteilt.[13] Die Beobachtung, daß Patienten, deren Erkrankung früh diagnostiziert worden ist, eine höhere Lebenserwartung haben als jene, bei denen der Befund erst später entdeckt wurde, sagt an sich wenig aus. *Dies ist auch dann der Fall, wenn die Behandlung wirkungslos ist.* Trotzdem wurden (und werden) Studien durchgeführt, bei denen der unterschiedliche Zeitpunkt der Diagnose bei der Ermittlung des Nutzens der Therapien nicht berücksichtigt worden ist. Dies führt zu *"some of the most powerful biases in medicine"*[14] und zu einer *systematischen Überschätzung des Nutzens frühzeitiger Interventionen.*

Erfolge bei der Gesundheitsvorsorge werden den Kostendruck kaum mildern und entbinden demzufolge auch nicht von der Frage, wie ein Gesundheitssystem organisiert und finanziert werden soll.

4.2 Effizienz

Angesichts der Knappheit der zur Verfügung stehenden Mittel ist weltweit an sich unbestritten, daß auch die medizinische Versorgung auf eine *effiziente* Art und Weise erfolgen sollte. Wie Untersuchungen der OECD belegen, tun sich die politischen Entscheidungsträger jedoch mit der

---

[12] Elmore et al., 1998.
[13] Welch, 1996, und die dort angegebene Literatur.
[14] Welch, 1996.

Konkretisierung dieses Effizienzkriteriums ebenso schwer wie mit jener der Gesundheitsziele.[15]

In der Ökonomie wird zwischen der *Allokations-* und der *Produktionseffizienz* unterschieden. Erstere betrifft die Allokation (Aufteilung) der verfügbaren, knappen Ressourcen. Eine Allokation ist dann effizient, wenn durch ihre Veränderung niemand besser gestellt werden kann, ohne ein anderes Wirtschaftssubjekt schlechter zu stellen (= Pareto-Optimum).[16] Bezogen auf das gesamte Gesundheitswesen lautet die entscheidende Frage: Ist der für Gesundheitsleistungen ausgegebene Anteil der verfügbaren Mittel im Vergleich zu anderen Verwendungszwecken zu hoch, zu niedrig oder gerade richtig? Im weiteren umfaßt die Allokationseffizienz auch die Frage nach der optimalen Aufteilung der im Gesundheitswesen zur Verfügung stehenden Mittel zwischen und innerhalb der einzelnen Gesundheitsbereiche. Die *Produktionseffizienz* ist auf der Mikroebene das Maß für die Wirtschaftlichkeit des Mitteleinsatzes. Dieser ist dann effizient, wenn die betreffende Leistung oder das betreffende Leistungsbündel mit dem kleinstmöglichen Einsatz knapper Produktionsfaktoren erstellt wird.

Wie in Kapitel 5 näher ausgeführt wird, erfolgt die Messung des Nutzens bzw. eine effiziente Allokation in einem funktionierenden Markt *automatisch* über den Preismechanismus. Dagegen muß dort, wo der Markt versagt oder außer Kraft gesetzt wurde, der anfallende Nutzen über eine Marktsimulation bewertet werden. Zu diesem Zweck wird häufig das Instrument der *Kosten-Nutzen-Analyse* eingesetzt.

---

[15] OECD, 1990, 1992, 1994, 1995, 1996.
[16] Dieses Prinzip ist umstritten. Dabei reicht die Kritik von dessen mangelnder praktischer Anwendbarkeit bis zum ethischen Einwand, daß eine bestimmte Allokation von Ressourcen zwar paretooptimal, aber auch ungerecht oder unfair sein könne (Rice, 1997).

Besondere Probleme stellen sich im Gesundheitswesen bei der *Quantifizierung des Nutzens* deshalb, weil

- trotz Fortschritten (noch) *keine allgemein akzeptierten Methoden* zur Verfügung stehen, um das Ziel medizinischer Interventionen, nämlich die Verbesserung des Gesundheitszustandes, zu messen und zu quantifizieren und

- es im Gesundheitswesen sehr schwierig ist, die *Wirkungen* medizinischer Maßnahmen von anderen Einflußgrößen zu *isolieren.*

Nach amerikanischen Schätzungen sind denn auch lediglich etwa 10 bis 20 % aller in der Medizin angewandten Verfahren auf ihre Wirksamkeit nach wissenschaftlichen Kriterien überprüft worden.[17]

Selbst wenn alle methodischen Probleme überwunden wären und zudem der in der Medizin so bedeutsame Placebo-Effekt[18] isoliert und quantifiziert werden könnte, genügt allein der Nachweis der Wirksamkeit neuer oder bereits eingeführter Medizintechnologien und Verfahren in einer Welt knapper Mittel bei der Entscheidungsfindung für deren Anwendung nicht. Vielmehr muß in einem zweiten Schritt abgeklärt werden, mit welchem Aufwand dieser Mehrnutzen erzeugt wird und ob mit einem alternativen Einsatz dieser Ressourcen nicht ein höherer Nutzenzuwachs erzielt werden könnte. In Kapitel 8 werden die sich dabei stellenden Probleme und Schwierigkeiten verdeutlicht und die in einzelnen Ländern unternommenen Lösungsansätze kritisch analysiert.

Fragen der Effizienz werden erst in jüngster Zeit ernsthaft diskutiert. Vorher wurde jahrelang der Frage der Gerechtigkeit bei der Ausgestaltung

---

[17] U.S. Congress, Office of Technology Assessment, 1994.
[18] Turner, 1994.

von Gesundheitssystemen weit höhere Priorität eingeräumt als jener der Effizienz.

4.3 Gerechtigkeit

Ein Gesundheitssystem soll nicht nur auf effiziente Art Nutzen erzeugen, sondern auch dafür sorgen, daß die *Verteilung* dieser (gewonnenen und entgangenen) Nutzen von der betroffenen Bevölkerung als *gerecht* empfunden wird. Bereits Aristoteles unterschied zwischen horizontaler – Gleiche sollen gleich – und vertikaler – Ungleiche sollen im Verhältnis zu den relevanten Ungleichheiten ungleich behandelt werden – Gerechtigkeit.[19] Diese Unterscheidung ist allerdings so lange *inhaltslos,* wie die relevanten Ungleichheiten nicht definiert werden, keine allgemein anerkannten Meßmethoden für die Ermittlung von Ungleichheiten existieren und nicht genau festgelegt wird, in welchem Ausmaß die Ungleichheiten beseitigt werden sollen. Um den Begriff der Gerechtigkeit mit Inhalt zu füllen, werden im Gesundheitswesen *je nach Standpunkt* Elemente aus *verschiedenen Theorien* herangezogen:[20]

- libertäre, die die individuelle Freiheit betonen (inklusive das Recht auf Leben und auf Privateigentum),

- utilitaristische, die die gesamte Wohlfahrt der Gesellschaft maximieren wollen (mit Hilfe einer "gerechten" Aggregationsmethode),

- marxistische, die alle nach ihren Bedürfnissen versorgen wollen,

---

[19] Zit. nach Culyer, 1993; Kramer, 1992.
[20] Williams, 1993.

4. Ziele und Kriterien zur Ausgestaltung von Gesundheitssystemen 85

– egalitäre, die die möglichst gleiche Allokation der zu verteilenden Güter und Dienstleistungen anstreben,

– Rawlsianische, die staatliche Maßnahmen insbesondere dann als ungerecht einstufen, wenn sie nichts zur Verbesserung der Lage der wirtschaftlich Schwächsten beitragen,[21]

– verdienstorientierte Theorieansätze, die jenen, die in der Gesellschaft am meisten Gutes leisten oder sich in einer verdienstvollen Art verhalten, auch die höchsten Belohnungen zukommen lassen wollen.

Es dürfte unmittelbar einleuchten, daß zur gewünschten, als "gerecht" empfundenen Verteilung des aus der medizinischen Versorgung resultierenden Nutzens je nach Kombination dieser Standpunkte auch *entsprechend unterschiedlich ausgestaltete Gesundheitssysteme* resultieren. Dabei werden als Grundlage für die Organisation und Finanzierung von Gesundheitssystemen oft *zwei (polarisierende) Grundpositionen* vertreten, die Williams (1993) vereinfachend als die egalitäre und die libertäre bezeichnet:[22]

- *Egalitäre Position*
  Gemäß dem egalitären Standpunkt soll die medizinische Versorgung entsprechend dem *individuellen Bedarf* erbracht und entsprechend der *Zahlungsfähigkeit der Gesellschaft* finanziert werden. Allen soll – unabhängig von ihrer Zahlungswilligkeit und -fähigkeit – der Zugang zu einer von Experten definierten und von der Gesellschaft akzeptierten medizinischen Versorgung garantiert werden. Mit dieser für alle gesicherten medizinischen Versorgung soll zudem erreicht werden, daß

---

[21] Vgl. ausführlich Rawls, 1971.
[22] Donabedian, 1971; Williams, 1988 und 1993.

– dank des besseren Gesundheitszustandes – die Chancengleichheit für alle Bevölkerungsschichten in anderen Lebensbereichen entsprechend erhöht wird. Entscheidend wird bei einer derartigen Position die Frage, wer nach welchen Kriterien den *medizinischen Bedarf* definieren soll.

- *Libertäre Position*
Im Gegensatz zur egalitären betont die libertäre Position auch bei der medizinischen Versorgung die *Eigenverantwortung*, die Freiheiten sowie die Zahlungswilligkeit und -fähigkeit des einzelnen. Die Individuen wissen am besten, wie sie sich medizinisch versorgen lassen wollen. Wenn sie entsprechend informiert worden sind, können sie – sofern sie es wünschen und dafür zu zahlen bereit sind – durchaus auch (alternativ-)medizinische Leistungen ohne solide wissenschaftliche Grundlagen beanspruchen.

Um dem Vorwurf zu begegnen, daß in einem derartigen System die wirtschaftlich Schwachen benachteiligt würden, wird oft postuliert, daß der Staat dafür sorgen solle, daß auch die wirtschaftlich Schwachen Zugang zu einer *Grundversorgung* erhalten.[23] Ähnlich wie bei der Definition des Bedarfs stellt sich dann die Frage, wer nach welchen Kriterien diese Grundversorgung festlegen soll.

Nach einer Studie von Van Doorslaer et al. (1993) hat sich in *Europa* – wenn auch *implizit* – die egalitäre Position bei der Ausgestaltung von Gesundheitssystemen mehrheitlich durchgesetzt. Allerdings wird in keinem Land spezifiziert, was "Bedarf" genau heißt und wer diesen definieren soll. Da die Medizin keine exakte Wissenschaft ist und auch unter Medizinern selten ein Konsens erzielt werden kann, wird je nach

---

[23] Vgl. z.B. Enthoven, 1980.

Wahl der medizinischen Experten auch der "Bedarf" unterschiedlich definiert werden. Er wird sich zudem im Gefolge des medizinisch-technischen Fortschritts laufend ändern.

Selbst wenn diese Aufgabe für alle Krankheitssymptome einwandfrei gelöst werden könnte, bleibt die Frage, *was bei gleichem Bedarf garantiert werden soll.* Ist es

– der gleiche Aufwand (reale Ressourcen oder Gesundheitsausgaben?) bei gleichem Bedarf,

– die gleiche Inanspruchnahme bei gleichem Bedarf,

– der gleiche Zugang bei gleichem Bedarf, oder soll gar

– die gleiche Gesundheit für alle

erreicht werden?

Vorerst gilt es, die Begriffe "Bedarf", "Nachfrage" und "Inanspruchnahme" klar voneinander abzugrenzen. Wenn medizinische Experten den Bedarf definieren, so bedeutet *Bedarf,* was das Indivduum haben *soll. Nachfrage* hingegen ist, was das Individuum haben *will.* Da ein Individuum nur ausnahmsweise in der Lage sein dürfte, exakt zu definieren, welche Gesundheitsleistungen es benötigt, fragt es in der Regel nicht spezifische Leistungen nach, sondern "Gesundheit". Wie Abbildung 4.5 illustriert, hängt die Nachfrage nach Gesundheit sowohl von prädisponierenden als auch von Zugangsvariablen ab. Die *Inanspruchnahme* schließlich ist das, was das Indivduum *effektiv erhält.* Sie kann sich sowohl vom Bedarf als auch von der Nachfrage unterscheiden.

Abb. 4.5 Nachfrage nach Gesundheit

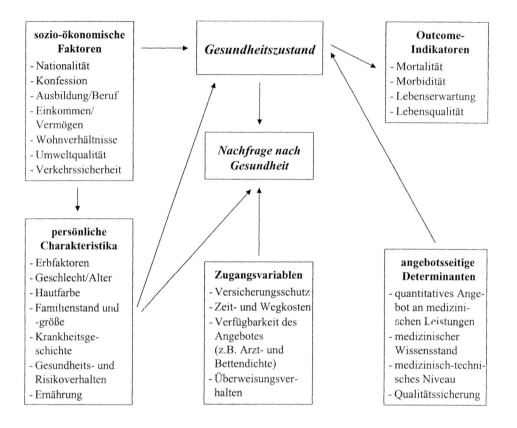

Quelle: In Anlehnung an Wille und Ried, 1994.

Die Forderung nach dem gleichen Aufwand oder der gleichen Inanspruchnahme bei gleichem Bedarf unterstellt, daß die Patienten über gleiche Präferenzen und Risikoaversionen bei der Inanspruchnahme medizinischer Leistungen verfügen. Da dies keineswegs der Fall ist, stellt sich die Frage, inwieweit diese durchschlagen dürfen, respektive inwieweit die Mediziner allein entscheiden sollen, in den Genuß welcher Leistungen welche Patienten kommen sollen. Diese Frage wird um so relevanter, als immer mehr empirische Untersuchungen belegen, daß die Patienten –

wenn sie ausreichend informiert sind – bezüglich des Einsatzes bestimmter Therapien (z.B. Chemotherapien) anders entscheiden als die entsprechend spezialisierten Mediziner.[24]

Soll der gleiche Zugang bei gleichem Bedarf gewährleistet werden, so stellt sich neben dem Problem der Bedarfsdefinition die Frage, was genau unter "gleichem Zugang" zu verstehen ist. Wie unterschiedlich dürfen beispielsweise die Anreisezeiten zu welchen medizinischen Einrichtungen sein, ohne daß das Kriterium des gleichen Zugangs verletzt wird? Schließlich wird zwar auch die Forderung nach gleicher Gesundheit für alle erhoben.[25] Allein schon der aktuelle Stand der Medizin macht jedoch ein derartiges Ziel zum utopischen Unterfangen.

4.4 Fazit: Vorrang des Gerechtigkeitsziels

In Europa hat sich – wenn auch implizit – die *egalitäre* Position bei der Ausgestaltung von Gesundheitssystemen durchgesetzt. So machten Van Doorslaer et al. (1993) in den von ihnen untersuchten europäischen Gesundheitssystemen einen Konsens darüber aus, daß allen Bürgern *der gleiche Zugang bei gleichem Bedarf unabhängig von ihrer Zahlungsfähigkeit* gewährleistet werden sollte. Allerdings wird in keinem Land näher ausgeführt, wer nach welchen Kriterien den "Bedarf" definiert und was genau unter "gleichem Zugang" zu verstehen ist.

Jahrelang wurde der Frage der Gerechtigkeit bei der Organisation und Finanzierung von Gesundheitssystemen weit höhere Priorität eingeräumt als jener der Effektivität und der Effizienz. Erst unter dem Druck rapide

---

[24] Vgl. z.B. Slevin et al., 1990.
[25] Culyer, 1993.

wachsender Gesundheitsausgaben beginnen sich die politischen Entscheidungsträger vermehrt mit der (mit heiklen methodischen Problemen verbundenen) Frage zu beschäftigen, wie wirtschaftlich die medizinische Versorgung im jeweiligen Land ist und welche Auswirkungen die Produktion von zusätzlichen medizinischen Leistungen auf den Gesundheitszustand der Bevölkerung hat.

In einer Welt knapper Mittel können weder die Vertreter der egalitären noch die der libertären Position längerfristig der Frage ausweichen, wie auch im Gesundheitswesen eine echte Abwägung von Leistung und Gegenleistung sichergestellt werden kann. Sie kommen jedoch zu *grundsätzlich verschiedenen Lösungsansätzen*. Die Verfechter der egalitären Position betrachten die Bestimmung der wirtschaftlich noch tragbaren medizinischen Bedürfnisse als *öffentliche Aufgabe* und wollen dazu den *Staat* im Rahmen eines *planwirtschaftlich* organisierten Gesundheitswesens mit den notwendigen Kompetenzen ausstatten. Die Vertreter des libertären Standpunktes wollen hingegen die wirtschaftliche Abwägung innerhalb eines nach *marktwirtschaftlichen* Grundsätzen konzipierten Gesundheitssystems in die Hände *des einzelnen Konsumenten* legen, der die finanziellen Konsequenzen seiner Entscheidungen selbst zu tragen hat.

Im folgenden Kapitel 5 wird untersucht, ob und inwieweit die Besonderheiten von Gesundheitsleistungen tatsächlich marktwirtschaftlich orientierte Reformstrategien erschweren oder gar unmöglich machen.

5. Besonderheiten von Gesundheitsleistungen

In einer Welt knapper Mittel muß auch im Gesundheitswesen eine echte Abwägung von Leistung und Gegenleistung sichergestellt werden. Jene, die die libertäre Position vertreten, möchten bei der entsprechenden Ausgestaltung von Gesundheitssystemen die Erkenntnis der Ökonomen nutzen, daß in der Regel das Spiel der Marktkräfte zu einer optimalen Versorgung der Bevölkerung mit den von ihr gewünschten Gütern und Dienstleistungen führt. In Abschnitt 5.1 werden die Vorteile des Marktmechanismus und die mit ihm verbundenen Annahmen aufgezeigt. Danach wird diskutiert, ob es – wie die Vertreter der egalitären Position behaupten – die Besonderheiten der Gesundheitsleistungen tatsächlich verunmöglichen, auch im Gesundheitswesen die Stärken der Marktwirtschaft nutzen zu können (s. Abschnitt 5.2).

5.1 Vorteile des Marktes

Die Funktionsweise der Marktwirtschaft sei am vereinfachten Beispiel des Marktes für ein Nahrungsmittel, z.B. für Tomaten, illustriert.[1] Nehmen wir an, viele Akteure seien an der Kultivierung und am Verkauf und viele am Kauf von Tomaten interessiert. Auf der einen Seite weiß jeder Produzent, daß er mehr Tomaten verkaufen kann, wenn er einen im Vergleich zu seinen Konkurrenten niedrigeren Preis verlangt. Auf der anderen Seite ist sich jeder Käufer bewußt, daß er mehr Tomaten kaufen kann, wenn er bereit ist, einen höheren Preis dafür zu bezahlen als andere potentielle Käufer. Diese beiden Informationen genügen, um abzuschätzen, wie viele Tomaten am Markt zu welchem Preis gehandelt werden.

---

[1] Vgl. für das folgende z.B. Borner, 1992.

Aus Abbildung 5.1 geht hervor, wie sich die Konsumenten und Produzenten am Markt für Tomaten gegenseitig beeinflussen. Dabei stellt die mit "Angebot" bezeichnete Gerade die Anzahl Tomaten dar, welche alle Produzenten gemeinsam bereit sind, zu verschiedenen Preisen zu produzieren und anzubieten. Wie die Steigung der Geraden verdeutlicht, sind die Anbieter bei höheren Preisen willens, mehr Tomaten zu verkaufen als bei tieferen Preisen. Die andere, mit "Nachfrage" betitelte Gerade repräsentiert die Anzahl Tomaten, welche die Käufer bei verschiedenen Preisen nachzufragen bereit sind, wobei sie bei niedrigeren Preisen mehr Tomaten nachfragen.

Der Punkt A lokalisiert das Marktgleichgewicht, d.h. die simultane Bestimmung des Gleichgewichtspreises P* und der Gleichgewichtsmenge Q*. Dieser Preis räumt den Markt, indem nur bei P* die Kaufbereitschaft der Konsumenten mit der Verkaufsbereitschaft der Produzenten genau übereinstimmt, so daß die angebotene Menge der nachgefragten Menge entspricht. Daraus folgt, daß sich P* nicht mehr ändert, bis Verschiebungen in der Nachfrage- oder Angebotskurve auftreten.

Die Preisbildung im Marktgleichgewicht ist kein zufälliges Ereignis, sondern wird durch wettbewerbliche Marktkräfte herbeigeführt. Befindet sich nämlich der Preis ober- oder unterhalb vom Gleichgewichtspreis, entsteht ein Marktungleichgewicht. Bei einem höheren Preis als dem Gleichgewichtspreis (z.B. P_1) entsteht ein Marktungleichgewicht in Form eines Angebotsüberhangs bzw. einer Nachfragelücke im Ausmaß von BC. Der Wettbewerb als Triebfeder des Marktsystems zwingt in diesem Fall die Anbieter zu Preissenkungen, bis sich Nachfrage und Angebot wieder entsprechen. Bei einem niedrigeren Preis als P* ergibt sich demgegenüber

5. Besonderheiten von Gesundheitsleistungen

Abb. 5.1 Beispiel für Marktwirtschaft: Der Markt für Tomaten

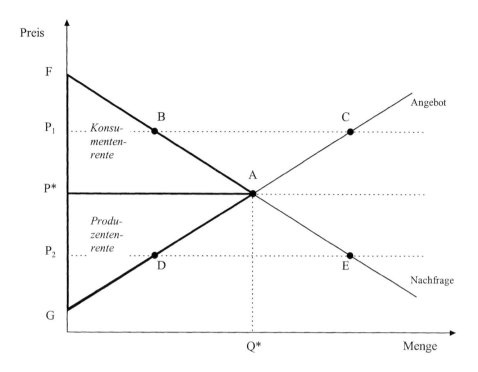

ein Nachfrageüberhang bzw. eine Angebotslücke im Ausmaß von DE. Hier setzt der Wettbewerb bei der Nachfrageseite an und führt dazu, daß die Nachfrager ihr Preisangebot überbieten, bis der Gleichgewichtspreis P* die angebotene und die nachgefragte Menge zur Übereinstimmung bringt.

Der Vorteil der freien Preisbildung auf Märkten läßt sich mit *Konsumenten-* respektive *Produzentenrenten* messen. Hinter diesem Konzept steckt die Einsicht, daß die Konsumenten ihre Einkäufe im Gleichgewichtspreis der vollkommenen Konkurrenz zum Preis P* tätigen können, obwohl einige auch – wie durch die negative Steigung der Nachfragekurve ausgedrückt wird – bereit wären, höhere Preise dafür zu bezahlen. Die Konsumentenrente umfaßt in Abbildung 5.1 die Fläche

(P*AF) oberhalb des Gleichgewichtspreises P* und unterhalb der Nachfragekurve. Das Umgekehrte gilt für die Produzenten: Sie erhalten für ihr Angebot den Preis P*, obwohl einige bereit wären, ihr Angebot zu einem tieferen Preis zu verkaufen. Deshalb entspricht die Produzentenrente hier der Fläche (P*AG) unterhalb des Gleichgewichtspreises und oberhalb der Angebotskurve. Bei einer gemeinsamen Betrachtung der Konsumenten- und Produzentenrente läßt sich nun zeigen, daß die freie Preisbildung auf Märkten zu einer Maximierung der gesamten Fläche und damit der *Wohlfahrt* der Produzenten *und* Konsumenten führt – die Marktlösung ist *effizient*.

Damit der Markt als raffinierter Allokationsmechanismus die Funktion der optimalen Güterversorgung im Sinne des Modells der vollkommen Konkurrenz wahrnehmen kann, müssen die folgenden *Bedingungen* erfüllt sein:

- Auf allen Märkten herrscht Wettbewerb, d.h., es befinden sich *sehr viele Anbieter und Nachfrager* auf jedem Markt, die *homogene* (= gleichartige) Güter handeln. Es finden *keine Absprachen* zwischen den Marktteilnehmern statt, und zu allen Märkten besteht *freier Zutritt*. Kein Akteur kann die Preise zu seinen Gunsten beeinflussen.

- Alle Marktteilnehmer haben *klare und bestimmte Präferenzen*, d.h., der Konsument weiß genau, was ihm ein bestimmtes Produkt – im Vergleich zu allen anderen – nützt. Alle Akteure handeln auf das Ziel hin, den eigenen Vorteil zu maximieren.

- Die *möglichen Produktionsmethoden* (z.B. Technologie, Qualität der Arbeitskräfte) sind *vorgegeben* und den Produzenten bekannt.

- Alle Beteiligten verfügen über *alle notwendigen Marktinformationen*, die für eine optimale Entscheidung und damit für die Gewinn-, respektive Nutzenmaximierung relevant sind.

Es leuchtet unmittelbar ein, daß dies eher *restriktive* Bedingungen sind, die in der Realität kaum je alle erfüllt sein dürften. Durch die Annahme, daß alle Güter homogen sind und sich daher nur durch ihren Preis unterscheiden können, steht notwendigerweise der *Preis*wettbewerb im Zentrum des Modells der vollkommenen Konkurrenz. Der einzige Wettbewerbsvorsprung, den ein Unternehmer beim Verkauf seiner Produkte erlangen kann, ist deshalb die Wahl seines Verkaufspreises. In der realen Welt der *heterogenen* (differenzierten) Güter, die sich durch ihre Ausgestaltung (z.B. bezüglich Form, Farbe, technische Leistungsfähigkeit) unterscheiden, eröffnet sich für die Unternehmer ein zusätzlicher Wettbewerbsspielraum. Deshalb kann als Marketingstrategie neben dem Preis beispielsweise auch die *Qualität* der Produkte variiert werden. Diese Produktedifferenzierung muß sich aber nicht nur auf die effektive Ausgestaltung des Produktes beschränken, sondern kann auch spezielle Serviceleistungen umfassen. Und schließlich können Wettbewerbsvorsprünge auch durch den Einsatz von (originellen) Werbemaßnahmen erreicht werden.

Durch den Einsatz dieser Instrumente kommt es in einer Marktwirtschaft demnach zum eigentlichen Wettbewerb um die Gunst der Nachfrager. Er spornt die Wirtschaftssubjekte durch ökonomische Anreize zu besonders wirtschaftlichen Leistungen und Verhaltensweisen an. Typisch dafür ist beispielsweise das Streben von Konkurrenten, sich gegenseitig durch Kostensenkungen sowie Produkt- und Prozeßinnovationen zu überflügeln und sich damit einerseits gegenseitig Marktanteile streitig zu machen und andererseits die eigene Gewinnsituation zu verbessern. Wettbewerb führt dazu, daß

- zu den geringsten Kosten produziert wird und damit die Ressourcen effizient eingesetzt werden,

- keine übermäßigen Gewinne erzielt werden,

- die Konsumentensouveränität gewährleistet ist, d.h. daß der Kunde König ist und bleibt und

- die Chancen des technischen Fortschritts konsequent wahrgenommen werden.

Diese Resultate des Wettbewerbs sind nur zu erwarten, wenn *Rahmenbedingungen* gewährleistet sind, welche die freie Entfaltung des Wettbewerbsverhaltens ermöglichen. Dazu gehört in erster Linie eine *Rechtsordnung,* die

- die Möglichkeit gewährt, unternehmerisch tätig zu sein *(Gewerbefreiheit),*

- die freie Wahl des Tauschpartners zuläßt *(Vertragsfreiheit),*

- das Eigentum an den gehandelten Gütern sichert *(Eigentumsgarantie),* und

- den Wettbewerb vor Einschränkungen schützt *(Wettbewerbsrecht).*

Im folgenden stellt sich die Frage, ob diese (idealtypisch geschilderten) Vorteile des Marktmechanismus auch im Gesundheitswesen zum Tragen kommen können. Gibt es sachliche Gründe, die dies verunmöglichen? Sind weitreichende staatliche Eingriffe erforderlich, oder muß gar der Staat in

Eigenproduktion eine adäquate medizinische Versorgung der Bevölkerung sicherstellen?

5.2 Marktversagen im Gesundheitswesen

Die Vertreter der egalitären Position betonen, daß die oben geschilderten Bedingungen, damit der Markt seine Funktion als Allokationsmechanismus wahrnehmen kann, im Falle der Gesundheitsgüter nicht zu erfüllen seien. Als *Ursachen* für "Marktversagen" werden etwa aufgeführt:[2]

- Der Patient/Versicherte ist *nicht souverän* in seinen Entscheidungen,

- es kann *keine ausreichende Markttransparenz* hergestellt werden,

- die Inanspruchnahme von Gesundheitsleistungen ist *mit externen Effekten* verbunden und/oder

- Gesundheitsleistungen weisen den *Charakter öffentlicher Güter* auf.

Dabei ist es sinnvoll, zwischen zwei möglichen Arten von *Marktversagen* zu unterscheiden, nämlich

(1) einem Versagen der Märkte für Gesundheitsleistungen selbst und/oder

(2) einem Versagen privater Versicherungsmärkte, in denen sich der einzelne gegen das mit Krankheit verbundene Risiko absichern kann.

Es gilt im folgenden, abzuklären, ob diese Formen von Marktversagen im Gesundheitswesen identifiziert werden können und ob sie auch für die Vertreter der libertären Position eine Begründung für staatliche Eingriffe

---

[2] Williams, 1993.

darstellen oder gar den Anhängern des egalitären Standpunktes die Argumente für eine staatlich erbrachte medizinische Versorgung liefern könnten.

Zu (1): Marktversagen in den Märkten für Gesundheitsleistungen

Beschwerden und Mißbefindlichkeiten aller Art sind (glücklicherweise) oft nicht ernsthafter Natur. Der Zustand der Krankheit kann aber auch mit Ängsten und Unsicherheiten verbunden und – im Extremfall – sogar lebensbedrohend sein. Die Befürworter von planwirtschaftlich organisierten Gesundheitssystemen bezweifeln daher, ob ein Mensch in dieser Lage in das Schema des "souveränen" Konsumenten paßt, der unter den ihm angebotenen Alternativen mittels rationaler Abwägung dasjenige aussucht, das unter Berücksichtigung der damit verbundenen Kosten seinen Nutzen maximiert. Bei der Frage, einer bestimmten medizinischen Behandlung zuzustimmen, stehe der Patient vor der Entscheidung einer ganz anderen Qualität als beispielsweise der Käufer einer Urlaubsreise oder eines Autos, obwohl dort ebenfalls jeweils Kosten und Nutzen abgewogen werden.

Zur Klärung dieses für die Gegner der Einführung von Marktmechanismen im Gesundheitswesen *zentralen Argumentes der mangelnden Konsumentensouveränität* ist die Unterscheidung von Breyer und Zweifel bezüglich der Fähigkeit zum Treffen einer rationalen Entscheidung in die folgenden drei Stufen hilfreich:

1. Vollkommene Unfähigkeit zu einer rationalen Entscheidung bei Bewußtlosigkeit oder Geisteskrankheit:

In dieser Situation nehmen medizinische Leistungen *keine Sonderstellung* ein, da der Betroffene überhaupt keine rationale Entscheidung treffen kann und jemand für ihn so entscheiden muß, wie er es tun würde, wenn er dazu in der Lage wäre. Die Frage ist lediglich, von wem ein solches "perfektes Sachwalterverhalten" am ehesten erwartet werden kann (z.B. ein naher Verwandter).

2. *Eingeschränkte Fähigkeit zu einer rationalen Entscheidung bei lebensbedrohenden Krankheiten:*

Zur Abwendung einer unmittelbaren Lebensgefahr dürften die meisten Menschen (in Todesängsten) bereit sein, ihr ganzes Vermögen für Gesundheitsleistungen auszugeben, bzw. viele könnten bei aufwendigen Behandlungen für deren Kosten nicht aufkommen. Für eine derartige Situation läßt sich jedoch durch den Abschluß eines entsprechend ausgestalteten *Krankenversicherungsvertrages* vorsorgen.

3. *Weitgehende Fähigkeit zu einer rationalen Entscheidung bei nicht lebensbedrohenden Krankheiten:*

Da in diesem (im Gesundheitswesen am häufigsten vorkommenden) Fall *keine Bedrohung der Existenz* vorliegt, ist die Fähigkeit zur rationalen Entscheidung nicht ernsthaft eingeschränkt.[3]

Die Stufen 1 und 3 führen bei den beiden Grundpositionen libertär und egalitär wohl kaum zu unterschiedlichen Auffassungen. *Umstritten* ist lediglich, *ob und inwieweit dem Bürger zugemutet werden kann, einen seinen Präferenzen entsprechenden Krankenversicherungsvertrag abzuschließen*. Falls ihm jedoch diese Fähigkeit abgesprochen wird, müßte er dann nicht auch in allen anderen seine Existenz tendenziell gefährdenden Bereichen (z.B. Konsum von Genußmitteln, Berufswahl, gefährliche

---

[3] Breyer und Zweifel, 1997.

Sportarten etc.) für *unmündig* erklärt werden? Und wer soll dann das Recht haben, für ihn zu entscheiden? Staatliche Bürokraten?

Weiter wird von den Gegnern marktwirtschaftlicher Lösungsansätze im Gesundheitswesen bezweifelt, daß sich die Bedingung der *vollkommenen Markttransparenz* im Gesundheitswesen erfüllen läßt. Diese wird dann nicht erreicht, wenn die potentiellen Nachfrager nicht vollständig über die *Qualität* und die *Preise* der verschiedenen Anbieter informiert sind. Im Gesundheitswesen werden vor allem *Dienstleistungen* erbracht. Bei diesen fallen Erstellung und Konsum zeitlich zusammen. Das hat zur Folge, daß vor der Entscheidung über die Nachfrage die verschiedenen Angebote nicht geprüft und miteinander verglichen werden können. Bei gewissen Dienstleistungen (z.B. Haarschnitt, Essen im Restaurant) kann man die Qualität durch Ausprobieren erfahren und/oder sich mindestens teilweise auch auf das Urteil anderer Personen verlassen, die diese Leistungen bereits in Anspruch genommen haben.

Dagegen werden medizinische Leistungen in der Regel unregelmäßig, die besonders wichtigen nur bei lebensbedrohenden Krankheiten, in Anspruch genommen, so daß oft die eigene Erfahrung für eine Beurteilung fehlt. Die Erfahrungen anderer Patienten lassen sich kaum übertragen, da einerseits die gesundheitlichen Probleme nie vollständig miteinander vergleichbar sind und andererseits der Behandlungsprozeß stark durch die individuelle Arzt-Patienten-Beziehung geprägt ist. Häufig läßt sich zudem die Qualität einer medizinischen Leistung auch nach ihrer Inanspruchnahme nicht schlüssig beurteilen. Gesundheitsleistungen können beispielsweise erst nach einer gewissen Zeit wirken, oder der Kausalzusammenhang zwischen der Behandlung und der Veränderung des Gesundheitszustandes kann durch andere Einflußfaktoren (z.B. Regenerationsfähigkeit des Körpers) überlagert werden.

Wenn der Patient vorerst einmal wissen will, woran er leidet, ist das nachgefragte Gut (hier: diagnostische Leistungen) eine *Information*. In diesem Fall ist es a priori unmöglich, daß der Patient die Qualität der Leistung unmittelbar beurteilen kann. Denn dazu müßte er die gesuchte Information im voraus kennen. Der in der Natur der Sache liegende *Informationsvorsprung* verleiht dem Arzt eine gewisse Macht über den Patienten. Ähnliche mit Informationsvorsprüngen verbundene Machtverhältnisse sind jedoch auch in anderen Bereichen, z.B. bei Rechtsanwälten oder Automechanikern, auszumachen.[4]

Aus all diesen Gründen akzeptieren in der Regel auch die Vertreter der libertären Position spezifische *Eingriffe in Gesundheitsmärkte*, die darauf abzielen, *die Unterschreitung eines Mindestniveaus der Qualität zu verhindern*. Zu denken ist etwa an staatliche Zulassungsverfahren für Ärzte und andere Heilberufe, an die Ausdehnung der Produktehaftung auf ärztliche Leistungen oder an gesetzliche Vorschriften zur Durchführung von Qualitätskontrollen und deren regelmäßige Publikation in geeigneter Form. Es wäre im übrigen naiv, zu glauben, die Frage der Sicherstellung einer adäquaten Qualität würde sich in planwirtschaftlich organisierten Gesundheitssystemen weniger stellen.

Ein weiterer Grund für Marktversagen sind *externe Effekte* oder Externalitäten. Diese liegen dann vor, wenn die Wirtschaftstätigkeit eines Individuums, sei es seine Produktion oder sein Konsum, den Nutzen anderer Personen vorteilhaft (positiver externer Effekt) oder nachteilig

---

[4] Breyer und Zweifel, 1997.

(negativer externer Effekt) beeinflußt. *Positive* externe Effekte entstehen im Gesundheitswesen dann, wenn der Konsum einer Gesundheitsleistung durch eine Person zu einer Verbesserung der Gesundheit ("physischer externer Effekt") oder einfach zu einer höheren Zufriedenheit ("psychischer externer Effekt") anderer Personen führt.[5]

Physische externe Effekte entstehen beispielsweise durch die Behandlung oder Vorbeugung ansteckender Krankheiten. Durch Impfungen verringert sich die Wahrscheinlichkeit, daß andere Personen von der gleichen Krankheit betroffen werden. In der Regel verteilen sich diese externen Vorteile auf viele Nutznießer; der externe Effekt erhält den Charakter eines *Kollektivgutes*. Ein "Kollektivgut" oder auch "öffentliches Gut" ist durch *Nicht-Rivalität im Konsum* gekennzeichnet. Die gleichen Nutzen stehen allen Individuen ohne gegenseitige Beeinträchtigung zur Verfügung. Beispielsweise verringert sich der externe Vorteil einer Impfung für den einzelnen mit der Zahl weiterer Nutznießer nicht. Da bei Kollektivgütern zudem in der Regel das *Ausschlußprinzip nicht anwendbar* ist, d.h. niemand von ihrer Nutzung ausgeschlossen werden kann, auch wenn er zu ihrer Bereitstellung nichts beigetragen hat, ist auf einem reinen Wettbewerbsmarkt mit einer *Unterversorgung* mit diesen Gütern zu rechnen. Da der einzelne Konsument keinen Anreiz hat, sich an der Finanzierung (hier: Impfkosten) zu beteiligen, kann er die Vorteile einer reduzierten Ansteckungsgefahr genauso nutzen, wenn andere die Finanzierung übernehmen.

Diese Argumente sprechen dafür, daß Reihenimpfungen gegen ansteckende und gefährliche Krankheiten, wie etwa die Kinderlähmung oder gewisse Grippeviren, sowie hygienische Maßnahmen gegen die

---

[5] Culyer, 1971.

Ausbreitung von Epidemien wie Typhus oder Cholera vom Staat zur Verfügung gestellt und aus allgemeinen Steuermitteln finanziert werden. Angesichts des stark gesunkenen Anteils, den die Kosten von Infektionskrankheiten an den gesamten Gesundheitsausgaben einnehmen, kann diese Argumentation nach Ansicht der Vertreter der libertären Position jedoch kaum dazu herhalten, eine generelle "kostenlose" Bereitstellung der medizinischen Versorgung durch den Staat zu rechtfertigen.

Für die *psychischen* externen Vorteile ist auch der Begriff des *Altruismus* gebräuchlich. Das Nutzenniveau des altruistischen Individuums A hängt nicht nur von seinem eigenen Güterkonsum, sondern auch von dem des Mitbürgers B ab. Um Altruismus handelt es sich aber streng genommen nur, wenn A grundsätzlich am Wohlergehen des B interessiert und insofern bereit ist, dessen Wohlergehen nach *dessen* Präferenzen zu fördern. Wenn A dagegen nur willens ist, den Konsum spezifischer Güter (z.B. Gesundheitsleistungen), aber nicht anderer (z.B. alkoholische Getränke) zu unterstützen, liegt dagegen nicht Altruismus, sondern wohl eher *Paternalismus* vor. Laut Collard fließen in die Entscheidung zu helfen bei den meisten Menschen paternalistische Überlegungen mit ein: "Any reader who believes himself to be entirely non-paternalistic in his concern is asked to perform the following mental experiment. I notice that my neighbour is badly fed and badly clothed, so I give him some money which he then spends on beer and tobacco. Do I feel entirely happy about this, or do I somehow feel that my intentions have been thwarted?"[6]

---

[6] Collard, 1978. Vor diesem Hintergrund erstaunt die folgende Beobachtung von Rice (1998) nicht: "No countries rely on giving low-income people money and leaving them the choice of purchasing or not purchasing health coverage."

Ein positiver externer Effekt besteht in der Regel nur so lange, wie der Konsum eines Mitbürgers als "unerträglich niedrig" empfunden wird. So möchten die meisten Menschen nicht mit ansehen müssen, daß andere Menschen aus Hunger oder Mangel an medizinischer Versorgung sterben, vor allem wenn sie "unverschuldet" in diese Notlage geraten sind. Auch wenn der Zugang zu einer medizinischen Grundversorgung für alle von der Gesellschaft als erstrebenswertes Ziel angesehen wird, kann daraus – aus libertärer Sicht – jedoch nicht gefolgert werden, daß Gesundheitsleistungen generell aus Steuermitteln finanziert werden sollten oder ihr Angebot gar staatlich organisiert werden sollte. Es ist lediglich dafür zu sorgen, daß die wirtschaftlich Schwachen nicht aus finanziellen Gründen von der medizinischen Grundversorgung ausgeschlossen werden.

Zu (2): Marktversagen in den Märkten für Krankenversicherung

Veränderungen des Gesundheitszustandes und die damit verbundene Nachfrage nach Gesundheitsleistungen sind *mit hohen individuellen Unsicherheiten* verbunden. Ein Individuum, das risikoavers ist und den Erwartungswert seines Nutzens maximiert, kann diese Unsicherheiten durch den Abschluß einer Versicherung reduzieren und damit seinen Nutzen erhöhen. Dabei übernimmt der Versicherer gegen die Bezahlung einer Prämie das Verlustrisiko des Versicherten. Allerdings ist die *Gesundheit als solche nicht versicherbar.* Vielmehr können nur die *monetären Konsequenzen* einer Erkrankung – wie die Kosten der Behandlung sowie das entgangene Arbeitseinkommen – versichert werden. Die im folgenden zu beantwortende Frage ist, ob diese Aufgabe von privaten Versicherungsmärkten befriedigend erfüllt werden kann oder ob es Gründe für Marktversagen und somit für staatliche Eingriffe oder gar für die Abschaffung der Krankenversicherer gibt.

In der Literatur werden gewöhnlich zwei Kategorien von Problemen, die mit einer Versicherung verbunden sind, genannt: adverse Selektion und "Moral Hazard".[7] Beide lassen sich letztlich darauf zurückführen, daß eine Situation *asymmetrischer Informationsverteilung* zwischen Versicherer und Versichertem vorliegt – im ersten Fall bezüglich der *Schadenswahrscheinlichkeit bzw. -höhe* und im zweiten Fall bezüglich des *Verhaltens* des Versicherten.

- *Adverse Selektion*

Ursächlich für die adverse Selektion ist die Annahme, daß der einzelne die Höhe seines individuellen Erkrankungs- und damit Verlustrisikos kennt, der Versicherer diese jedoch nicht beobachten kann. Er muß daher alle Versicherungsnachfrager gleich behandeln und ihnen die gleichen Versicherungsbedingungen anbieten. Wäre die Information über die individuellen Risiken symmetrisch verteilt, könnte der Versicherer die Versicherten in Klassen mit einer dem individuellen Risiko entsprechenden Versicherungsprämie einteilen. Eine solche sogenannte *risikogerechte Klassenbildung* ist dagegen bei asymmetrischer Informationsverteilung zu ungunsten des Versicherers nicht möglich, da die Nachfrager nach Versicherungsleistungen einen Anreiz haben, ihr Risiko systematisch als zu niedrig darzustellen.

Damit gelangen schlechte Risiken zwangsläufig in Prämienklassen, die der Versicherer eigentlich nur besseren Risiken anbieten wollte. Auf diese Weise erhöhen sich die durchschnittliche Schadenswahrscheinlichkeit und damit die Kosten in diesen Klassen, und die Klasseneinteilung wird unhaltbar. Bietet der Versicherer jedoch eine Einheitsklasse mit gleicher

---

[7] Vgl. für das folgende Breyer und Zweifel, 1997; Toepffer, 1997, und die dort angegebene Literatur.

Prämie auf der Basis des durchschnittlichen Risikos an, besteht die Gefahr, daß Personen mit einem weit unterdurchschnittlichen Risiko wegen der großen Diskrepanz zwischen der Prämie und ihrer individuellen Schadenswahrscheinlichkeit auf den Abschluß einer Versicherung ganz verzichten. Die dadurch bedingte Verschlechterung der Risikostruktur führt zu Prämienerhöhungen, die wiederum zu erneuten Abwanderungen führen können. Im Extremfall kann sich diese Abwanderung weiter fortsetzen, bis nur noch die schlechtesten Risiken – mit entsprechend hohen Prämien – im Pool verbleiben. Es kommt zur sog. *Antiselektion.*

Alle übrigen Personen müssen entweder ganz ohne Versicherungsschutz auskommen, oder der Versicherer bietet ihnen einen Alternativvertrag an, der zwar durch eine günstigere Prämie, aber auch durch einen stark reduzierten Umfang des Versicherungsschutzes gekennzeichnet ist. Dies ist notwendig, um die schlechten Risiken vom Abschluß eines derartigen Vertrages abzuhalten. Da die Krankheitsrisiken heterogen und vom Versicherer nur ungenügend beobachtbar sind, können demzufolge gute Risiken in einem Marktgleichgewicht keinen umfassenden Versicherungsschutz zu risikogerechten Konditionen erhalten.

- *Moral Hazard*

Unter *Moral Hazard* versteht man in der Versicherungstheorie die Tatsache, daß die Individuen nachlässig werden und sich weniger bemühen, das Eintreten eines Schadens zu vermindern, sobald eine Versicherung den Schaden deckt. Das Bestehen einer Versicherung ändert somit die Verhaltensanreize für das Individuum und damit auch die Schadenswahrscheinlichkeiten, mit denen die Versicherer rechnen müssen.[8] Entscheidend dabei ist, daß die Versicherung die Verhaltens-

---

[8] Arrow, 1963 und 1970.

änderungen der Versicherten nicht beobachten kann oder deren Kontrolle mit prohibitiv hohen Kosten verbunden wäre.

Moral Hazard kann im Bereich des Gesundheitswesens bzw. der Krankenversicherung in drei unterschiedlichen Formen auftreten: Das krankenversicherte Individuum kann

a) weniger Vorsorge betreiben bzw. einen gesundheitsgefährdenden Lebensstil führen (Beeinflussung der Schadens*wahrscheinlichkeit*);

b) einen Gesundheitsschaden vortäuschen (z.B., um in den Genuß einer von der Krankenversicherung finanzierten Kur zu gelangen; Beeinflussung des Schadens*eintritts*);

c) übermäßig hohe Aufwendungen zur Wiederherstellung der Gesundheit zu erlangen versuchen (Beeinflussung der Schadens*höhe*).

Ermöglicht wird dieser dritte Fall erstens durch die Tatsache, daß in der modernen Medizin vor allem im diagnostischen Bereich immer mehr Optionen zur Verfügung stehen, und zweitens durch die Besonderheit des Risikos "Krankheit". Bei Vertragsabschluß kann die *Leistung* im Schadensfall nicht einfach als bestimmter Geldbetrag (z.B. Zeitwert eines gestohlenen Gegenstandes) ausgedrückt, sondern *nur indirekt umschrieben* werden (z.B. "die Kosten einer qualitativ angemessenen, zweckmäßigen und wirtschaftlichen Behandlung der Krankheit").[9]

Unbestritten ist, daß adverse Selektion und Moral Hazard gewichtige Probleme sind. Die Folgerungen, die von den Vertretern eines markt- bzw. planwirtschaftlichen Ansatzes daraus gezogen werden, unterscheiden sich

---

[9] Vgl. z.B. die Botschaft über die Revision der Krankenversicherung in der Schweiz vom 6. November 1991.

dagegen diametral. Die einen wollen *auf jegliche Krankenversicherung verzichten* und die medizinische Versorgung der Bevölkerung mittels Steuern finanzieren. Die anderen wollen die sich stellenden Selektions- und Moral-Hazard-Probleme *durch entsprechend ausgestaltete staatliche Rahmenbedingungen auf dem Versicherungsmarkt* minimieren.

Ein denkbarer Weg für den zweiten Ansatz ist die Einführung einer *obligatorischen Zwangsversicherung für den Bereich der Grundversorgung*. Will sich jemand darüber hinausgehend versichern, so hat dies im Rahmen privater Zusatzversicherungen zu geschehen.[10] Der Vorteil für die schlechten Risiken besteht bei dieser Lösung darin, daß sich für sie durch die Risikomischung bei gleichem Versicherungsschutz die Prämie verringert. Die guten Risiken wiederum profitieren davon, weil sie durch die Kombination von obligatorischer und freiwilliger Versicherung einen umfassenderen Versicherungsschutz erhalten, aber nur im obligatorischen Teil für die höheren Kosten aufkommen müssen.

Mit einer Pflichtversicherung kann auch das sogenannte *Trittbrettfahrerverhalten vermieden* werden. Oben wurde mit Hilfe der Theorie der Externalitäten begründet, warum in einer wohlhabenden Gesellschaft eine medizinische Grundversorgung für (unverschuldet) in Not geratene Mitbürger kostenlos zur Verfügung gestellt werden sollte. Ist dies tatsächlich der Fall, entsteht jedoch das zusätzliche Problem, daß die Gesellschaft Kriterien definieren und nachprüfen muß, wann eine Notlage als "unverschuldet" gelten soll. Da dies sehr schwierig ist, wird man sich wohl darauf verständigen müssen, bereits die (geringe) Höhe des

---

[10] Breyer und Zweifel (1997) zeigen im Rahmen eines formalen Modells, daß ein derartiger Ansatz unter Umständen zu einer Pareto-Verbesserung für die Gesellschaft führen kann.

Einkommens und die Abwesenheit von Vermögen als Kriterium für den Anspruch auf kostenlose Behandlung gelten zu lassen.

Diese Konsequenz wird sich allein schon aus praktischen Gründen kaum vermeiden lassen: Wird beispielsweise ein durch Unfall Verletzter oder ein Schwerkranker in ein Krankenhaus gebracht, kann das Hospital es sich vor allem in einer reichen Gesellschaft kaum leisten, die medizinische Versorgung des Patienten von dessen Zahlungsfähigkeit abhängig zu machen. Die Verantwortlichen riskieren ansonsten eine Anklage wegen unterlassener Hilfeleistung. Stellt sich hinterher heraus, daß der Patient keine Krankenversicherung hat und sein Vermögen nicht zur Bezahlung der Behandlungskosten ausreicht, werden die Kosten zwangsläufig aus Transfermitteln beglichen werden müssen.

Dies würde jedoch die Gefahr mit sich bringen, daß Individuen, die mit ihrem Einkommen und Vermögen nicht allzu weit von den oben genannten Grenzen der "Bedürftigkeit" entfernt sind, jeglichen Anreiz verlieren, sich durch den Abschluß einer Krankenversicherung selbst gegen das Krankheitsrisiko abzusichern. Mit dem Verzicht auf Versicherung sparen sie die Prämienausgaben und können, solange sie gesund bleiben, ein höheres Konsumniveau genießen. Werden jedoch wegen Krankheit hohe Ausgaben fällig, erfüllen sie sehr rasch die Kriterien für eine kostenlose Behandlung. Im vornherein – im Zustand der Ungewißheit über ihren zukünftigen Bedarf an Gesundheitsleistungen – realisieren sie ohne Versicherung einen höheren Nutzen.

Um die Gefahr der Ausbeutung der Gesellschaft durch solche "Trittbrettfahrer" abzuwenden, plädieren Vertreter der libertären Position dafür, das Prinzip der kostenlosen Behandlung von Bedürftigen durch dasjenige des *Versicherungszwangs* zu ersetzen.[11] Den wirklich Bedürftigen kann *gezielt* durch nach ihrer wirtschaftlichen Leistungsfähigkeit *abgestufte*, aus öffentlichen Mitteln finanzierte Prämienbeiträge geholfen werden.

Die Einführung einer derartigen (obligatorischen) Krankenversicherung befreit den Patienten von der Vornahme von Preis-Leistungsabwägungen im Krankheitsfall. Die Nachfragefunktion wird entsprechend nach rechts gedreht (vgl. Abb. 5.2). Zur Milderung der Moral-Hazard-Problematik befürworten die Vertreter der libertären Position die Einführung einer *Kostenbeteiligung* der Versicherten.[12] Sie erwarten von einer derartigen Maßnahme, daß

- insgesamt weniger Gesundheitsleistungen nachgefragt und insbesondere Leistungen mit keinem oder nur einem geringen Nutzen vermieden werden (die Nachfragekurve dreht sich – wie in Abbildung 5.2 dargestellt – wieder ein Stück weit nach links)

- die Eigenverantwortung, die Eigenvorsorge und die gesundheitsbewußte Lebensweise der Versicherten gefördert werden

- die Ärzte durch die (kostenbewußteren) Versicherten zur verstärkten Suche nach kostengünstigeren Behandlungsformen veranlaßt werden

- die kostenintensive Abwicklung von Bagatellfällen in der Krankenversicherung vermieden wird.

---

[11] Vgl. z.B. Breyer und Zweifel, 1997.
[12] Vgl. ausführlich Sommer und Leu, 1984.

Abb. 5.2 Nachfrage nach Gesundheitsleistungen mit voller und teilweiser Versicherungsdeckung

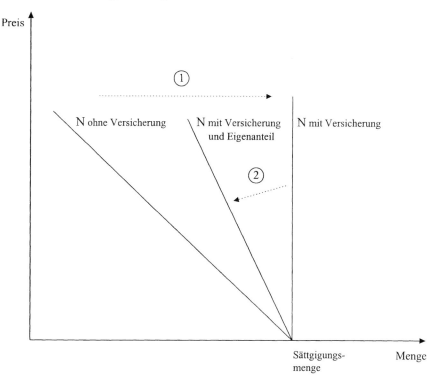

Gegen eine Kostenbeteiligung werden folgende Argumente angebracht:

- Ein spürbarer Rückgang der Nachfrage läßt sich nur mit einer verhältnismäßig hohen Kostenbeteiligung erzielen. Dadurch werden aber ausgerechnet die unteren Einkommensschichten, die als gesellschaftliche Gruppe mit den höchsten Krankheitsrisiken gelten, von der Inanspruchnahme notwendiger medizinischer Leistungen abgehalten. Ferner wären Kranke mit chronischen Leiden am härtesten betroffen. Eine wirksame Kostenbeteiligung ist demzufolge – so argumentieren die Befürworter einer vollen Versicherungsdeckung – unsozial und gefährlich.

- Eine soziale, ungefährliche und damit auch politisch durchsetzbare Kostenbeteiligung ist dagegen – weil zu niedrig – unwirksam. Sie dient als verschleierte Beitragserhöhung bzw. Krankensteuer höchstens den Anbietern von Gesundheitsleistungen als zusätzliche Finanzierungsquelle und den Krankenkassen als bequemer Schutz vor ständigen Prämienerhöhungen.

- Niemand soll aus finanziellen Gründen vom Arztbesuch abgehalten werden, weil nur der Arzt erkennt, ob es sich bei den manifestierten Mißbefindlichkeiten oder Beschwerden um den Beginn einer schwerwiegenden Erkrankung handelt oder nicht. Ob der Arztbesuch nötig war, stellt sich oft erst im nachhinein heraus. Verschleppte Krankheiten aber können in späteren Jahren zu einem Anstieg der Gesundheitsausgaben führen.

- Die Rolle des Patienten wird nach Ansicht der Vertreter der egalitären Position von den Befürwortern von Kostenbeteiligungsregelungen gewaltig überschätzt. Der Versicherte entscheidet nur zu Beginn eines Krankheitsfalles, ob er einen Arzt aufsuchen will oder nicht (primäre Nachfrage). Danach trifft der Arzt die Diagnose- und Behandlungsentscheidungen weitgehend autonom (sekundäre Nachfrage). Etwaige Maßnahmen zur Kostenkontrolle müssen demzufolge in erster Linie bei diesen ansetzen.

- Gehen Personen mit hohen Kostenbeteiligungen tatsächlich weniger oft zum Arzt, kann dieser versuchen, daraus resultierende Einkommensausfälle durch die Erbringung zusätzlicher Leistungen für die übrigen Versicherten zu kompensieren.

- Werden verschiedene Kostenbeteiligungsvarianten eingeführt, ist die Gefahr groß, daß die gesunden Jungen, also die sogenannten guten Risiken, die höchsten Kostenbeteiligungen und die schlechten Risiken die umfassende Deckung wählen würden. Diese Risikoentmischung führt zu einer für die Vertreter der egalitären Position unerwünschten Reduktion des Solidaritätsausgleichs zwischen Gesunden und Kranken.

5.3 Fazit: Wettbewerbsunterstützende staatliche Regeln sind notwendig

Auch die Vertreter der libertären Position bestreiten nicht, daß in einem *vollständig unregulierten* Gesundheitswesen Fälle von *Marktversagen* zu beobachten sind. Sie folgern daraus im Gegensatz zu den Anhängern des egalitären Standpunktes jedoch nicht, daß deshalb *zwingend* ein staatlich finanziertes und organisiertes Angebot an Gesundheitsleistungen geschaffen werden müsse. Sie plädieren lediglich für *gezielte staatliche Maßnahmen* zur Regulierung des Krankenversicherungsmarktes, zur Unterstützung der wirtschaftlich Schwachen, zur Verbesserung der Information der Konsumenten und zur Sicherung der Qualität von Gesundheitsleistungen beziehungsweise der medizinischen Versorgung.

In den beiden folgenden Kapiteln 6 und 7 werden die beiden Grundtypen von Gesundheitssystemen – Markt und Plan – idealtypisch beschrieben und ihre Stärken und Schwächen anhand konkreter, in der Realität zu beobachtender Beispiele analysiert.

6. Marktwirtschaftlich organisierte Gesundheitssysteme

Im folgenden soll zuerst idealtypisch ein marktwirtschaftlich organisiertes Gesundheitswesen beschrieben werden (s. Abschnitt 6.1). Danach wird anhand von zwei konkreten Beispielen, den USA (s. Abschnitt 6.2) und der Schweiz (s. Abschnitt 6.3), überprüft, ob und inwieweit derartige Gesundheitssysteme in der Realität zu beobachten sind.

6.1 Idealtypisch organisiertes System

In funktionierenden Märkten werden Kosten-Nutzen-Überlegungen *automatisch* angestellt, weil die kostenbewußten Nachfrager mit ihrer Suche nach den Anbietern, welche die gewünschten Güter und Dienstleistungen in der erforderlichen Qualität zu den tiefsten Preisen offerieren, einen höheren Gesamtnutzen aus ihren verfügbaren Mitteln erzielen können. Die Leistungserbringer stehen unter einem gewissen Zwang, zu tiefstmöglichen Kosten zu produzieren, weil sie sonst durch bestehende oder neu in den Markt eintretende Konkurrenten unterboten werden könnten. Das Ziel einer Steuerung des Gesundheitswesens über den *Markt* ist es somit, eine *effiziente Verwendung der knappen Ressourcen* (ökonomische Funktion des Wettbewerbs) *bei einer größtmöglichen Handlungs- und Wahlfreiheit des einzelnen* (gesellschaftliche Funktion des Wettbewerbs) zu erreichen.

Die Vertreter der libertären Position gehen zwar davon aus, daß der mündige Bürger auch im Gesundheitswesen am besten beurteilen kann, wie seine (knappen) Mittel eingesetzt werden sollen. Sie erwarten aber nicht, daß er – wie im Markt für andere Güter und Dienstleistungen – vor der Inanspruchnahme jede einzelne medizinische Leistung gegen ihren Preis abwägt. Die meisten Patienten wären zweifellos damit überfordert, im Krankheitsfall Angebote bei verschiedenen Ärzten einzuholen und zu beurteilen, ob jede einzelne medizinische Leistung ihren Preis auch wert ist. Hingegen – und das ist die *entscheidende Annahme* der libertären Vertreter – sollte dem *mündigen* Bürger zugemutet werden können, zwischen konkurrierenden Krankenversicherungsmodellen mit verschiedenen Leistungspaketen und unterschiedlicher Prämienhöhe auszuwählen.

Bei der wettbewerblichen Strategie auf Versicherungsebene macht man sich den Umstand zunutze, daß trotz der dürftigen Datenlage unbestritten ist, daß – wie in Kapitel 2 dokumentiert und in Abbildung 6.1 illustriert – eine *breite Zone* besteht, in der unterschiedliche Behandlungsintensitäten bei qualitativ guten Leistungen *keinen wesentlichen Einfluß auf den Gesundheitszustand der Bevölkerung* haben (Bereich zwischen A und C).

Angesichts der Unsicherheiten bei der Beurteilung von Wirksamkeit, Nutzen und Qualität medizinischer Leistungen sowie der Schwierigkeiten bei der Output-Messung sind sich die Mediziner selbst nicht darüber einig, welche Benutzungsraten in diesem Bereich die "richtigen" sind. Der weite Bereich zwischen eindeutiger Unterversorgung und klarer Überversorgung soll deshalb vorsichtshalber als *"Zone des medizinisch anerkannten Praxisstils"*[1] bezeichnet werden. Bekannt ist jedoch, daß unterschiedliche Behandlungsintensitäten in dieser Zone sehr wohl einen Einfluß auf die Höhe der Gesundheitskosten haben (z.B. ist in Abbildung 6.1 Punkt C

---

[1] Enthoven (1980) spricht von "flat-of-the-curve medicine".

wesentlich teurer als Punkt A, weil in Punkt C wesentlich mehr Gesundheitsleistungen eingesetzt werden).[2]

Wenn diese Diagnose stimmt, dann besteht eine sinnvolle marktwirtschaftliche Reformstrategie darin, den Konsumenten die Möglichkeit zu geben, bei der Versicherungswahl selbst zu entscheiden, in welchem

Abb. 6.1 Eine hypothetische Nutzenkurve für medizinische Leistungen

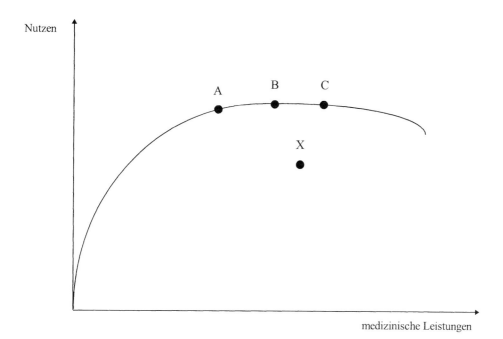

---

[2] Selbstverständlich sind auch Punkte *unterhalb* dieser Nutzenkurve (wie Punkt X in Abb. 6.1) möglich, wenn die Leistungsanbieter qualitativ schlechte Leistungen erbringen oder das Versorgungssystem unzweckmäßig organisiert ist (z.B. einseitige Ausrichtung auf den stationären Sektor). Mit demselben Aufwand könnte also bei besserem Mitteleinsatz ein größerer Nutzen erreicht werden.

Segment in der breiten Zone des medizinisch anerkannten Praxisstils sie sich versorgen lassen wollen. Dies macht Sinn, weil – wie Schlesinger treffend ausführt:

"Patients vary in their preferences for medical care, based on differences in risk aversion, the value they place on health, and their perceptions about the efficacy of medical care. *Physicians differ in their practice styles.* (...) One way to improve the fidelity of agency relations between patients and physicians thus involves *more closely matching* patient preferences with physician predilections."[3]

Diejenigen Konsumenten, die sich für das obere (teurere) Spektrum (z.B. Punkt C in Abbildung 6.1) entscheiden, sollen auch die entsprechenden Mehrkosten selbst tragen. Die *konventionellen* Krankenversicherer bieten eine derartige Wahlmöglichkeit nicht an. Sie schließen – üblicherweise auf Verbandsebene – mit *allen* Leistungserbringern (Ärzten, Krankenhäusern etc.) einer bestimmten Region Behandlungsverträge ab. Der Versicherte kann dann prinzipiell jeden dort praktizierenden Arzt aufsuchen, unabhängig davon, ob dieser nun besonders aufwendig oder besonders günstig behandelt. Ebensowenig kann der Versicherte zwischen verschieden teuren Krankenhäusern wählen.

Notwendige *Voraussetzung* eines *wettbewerblichen Reformansatzes* ist demzufolge, daß die (mündigen) Bürger

1. in die Lage versetzt werden, Ärzte und Krankenhäuser, die eine qualitativ gute Medizin weniger behandlungsintensiv und damit kostengünstiger erbringen als andere Anbieter, überhaupt *identifizieren* zu können, und

---

[3] Schlesinger, 1997.

2. für die Wahl eines entsprechenden Versicherungspaketes *mit niedrigeren Prämien und/oder Eigenanteilen belohnt* werden.

Diese Reformstrategie erfordert, daß jeder *einzelne* Krankenversicherer nicht mehr alle, sondern nur noch eine *ausgewählte Gruppe* von Leistungserbringern einer bestimmten Region unter Vertrag nimmt. Die Auswahl von medizinischen Anbietern erzeugt *Wettbewerbsdruck* und ermöglicht es, die Kostenerfahrungen von Teilgruppen von Leistungserbringern zu isolieren und über die Beitragshöhe (Prämien, Eigentanteil) an die Versicherten weiterzugeben. Wie in Abbildung 6.2 schematisch

Abb. 6.2 Schematische Darstellung der medizinischen Versorgung mit verschiedenen Versicherungsmodellen in der Region X

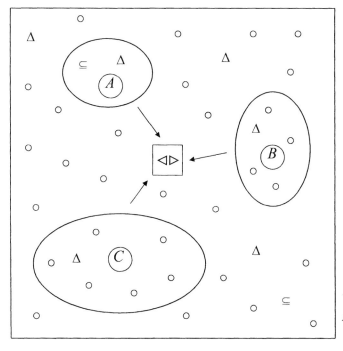

dargestellt, werden dadurch die Auswahlmöglichkeiten der Konsumenten *auf Versicherungsebene* beträchtlich vergrößert. Die Versicherungspläne A, B und C können dabei entweder eine Vertragsvariante eines bestehenden Krankenversicherers oder eigenständige Versicherungen sein.

Beispielsweise könnte gemäß Abbildung 6.3 das Versicherungsmodell A eine sehr kostengünstige Variante mit neuen Formen der Leistungserbringung sein, Versicherungsplan B einen eher konservativen Stil pflegen und die Variante C höchsten Luxus- und Komfortansprüchen genügen.

Abb. 6.3 Versicherungspläne im Bereich des medizinisch anerkannten Praxisstils

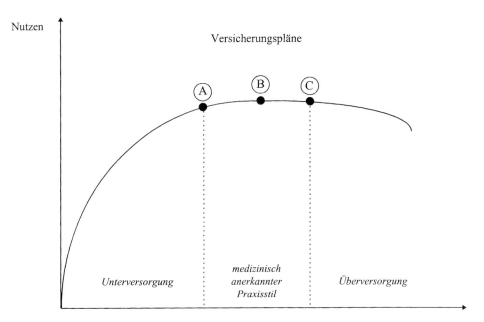

Selbstverständlich sind dies nur sehr vereinfacht dargestellte Beispiele. So können alle diese Pläne – wie in Abbildung 6.2 dargestellt – auch noch mit einem tertiären Zentrum und/oder bei Bedarf mit bestimmten Fachärzten bzw. Spezialkliniken spezielle Behandlungsverträge abschließen. Im Prinzip kann das ganze breite Spektrum des medizinisch anerkannten Praxisstils mit bezüglich der Art der Leistungserbringung, der Organisationsform, der Finanzierungsart etc. sehr unterschiedlich ausgestalteten Versicherungsplänen abgedeckt werden. Es sollen sich jene Formen herausbilden können, die den Präferenzen der Versicherten/Patienten und der medizinischen Leistungserbringer am besten entsprechen. Innovationen und eine große institutionelle Vielfalt sind somit erwünscht. Sie sollten nicht durch gesetzliche Vorschriften unnötig eingeengt werden.

Die Konsumenten schränken mit dem Beitritt zu einem Versicherungsplan, der außer in Notfällen ausschließlich die Behandlung bei den diesem Plan angeschlossenen Ärzten umfaßt, ihre Arztwahlfreiheit im Krankheitsfall ein. Als marktwirtschaftliches Steuerungselement macht dies nur dann Sinn, wenn der Beitritt *freiwillig* erfolgt sowie ein *Austritt oder Wechsel der Versicherten periodisch möglich* ist. Die Garantie der *vollen Freizügigkeit* ist deshalb eine weitere wichtige Voraussetzung einer marktwirtschaftlichen Reform im Gesundheitswesen. Sie verringert auch die Gefahr, daß einzelne Versicherungspläne versuchen könnten, ein günstiges finanzielles Ergebnis durch die medizinische Unterversorgung ihrer Mitglieder zu erreichen. Dieser Unterversorgung steht dann nicht mehr nur die *ärztliche Ethik* entgegen, sondern auch die Möglichkeit der Mitglieder, die Versicherung bei Unzufriedenheit zu wechseln. Sobald ein Versicherungsplan auch nur das Image bekommt, in bestimmten Fällen eher zu wenig zu tun, werden die Mund-zu-Mund-Propaganda sowie

Medieninformationen rasch zu Mitgliederverlusten führen. Will ein Plan seine Existenz nicht gefährden, muß er sofort korrigierende Maßnahmen ergreifen.

Damit die berücksichtigten Ärzte ein Interesse an einer erfolgreichen Existenz ihres Versicherungsplans haben, müssen sie in irgendeiner Form an dessen Ergebnis *finanziell beteiligt* werden. Dabei sind viele Varianten denkbar. Beispielsweise können die angeschlossenen Ärzte die Versicherungsfunktion selbst übernehmen und so als Gruppe das gesamte finanzielle Risiko tragen. Es sind aber auch Formen möglich, die die Ärzte auf mehr oder weniger stark individualisierter Basis am Gewinn bzw. Verlust beteiligen. Entscheidend ist, daß für die Ärzte die finanziellen Anreize geändert werden. Im Gegensatz zu der in der traditionellen Krankenversicherung üblichen Einzelleistungshonorierung verdienen sie nicht mehr, wenn die Versicherten bei einer Erkrankung maximal versorgt werden, sondern wenn sie gesund bleiben bzw. möglichst wenig Ressourcen beanspruchen. Die ersten derartigen Versicherungsmodelle wurden deshalb in den USA *Health Maintenance Organizations (HMOs)*, also "Organisationen zur Gesundheitserhaltung", genannt.

Besteht ein Angebot an solchen HMOs, werden einige Versicherte bereit sein, *gegen einen Prämienvorteil* einen Teil der vollen Arztwahlfreiheit aufzugeben und sich einer solchen anzuschließen. Für HMOs wird demzufolge die Suche nach den kostengünstigsten Lösungen zur Existenzfrage. Sie setzen dadurch einen *Kostenmaßstab* und bringen damit die anderen Versicherer unter Wettbewerbsdruck, der sich (auch) *auf den medizinischen Bereich überträgt*. Wenn sich die Prämien der traditionellen Versicherer zu weit von jenen der HMOs entfernen, müssen sie damit rechnen, daß vermehrt Mitglieder zu diesen abwandern. Dies wird sie zwingen, ebenfalls günstigere Prämien-Leistungspakete anzubieten, indem sie effizientere Kooperationsformen mit den medizinischen Leistungserbringern entwickeln und/oder nur noch mit denjenigen mit einem besseren Kosten-Nutzen-Verhältnis Verträge abschließen.

Entscheidende Voraussetzung für das Gelingen dieses Ansatzes ist die Einführung und das Wachstum von HMOs und HMO-ähnlichen Versicherungsmodellen. Diese können die ihnen zugedachte Rolle jedoch nur erfüllen, wenn die *staatlichen Rahmenbedingungen* einen funktionsfähigen Wettbewerb im Krankenversicherungsbereich ermöglichen und den neuen Versicherungsformen eine *faire Markteintrittsschance* gewähren. Insbesondere sind bei einer wettbewerblichen Reform der Krankenversicherung die folgenden Punkte zu beachten:[4]

- Allen Personen soll periodisch die Möglichkeit geboten werden, zwischen konkurrierenden Versicherungsmodellen sowie verschiedenen Prämien- und Leistungspaketen diejenige *Wahl* zu treffen, die ihren *Präferenzen* entspricht.

- Alle Versicherungsmodelle sind zu verpflichten, *alle beitrittswilligen Personen* unabhängig von ihrem Gesundheitszustand, Alter oder Geschlecht *aufzunehmen*.

- Alle Versicherungsvarianten sollen *gleichen Regeln* (z.B. bezüglich der Methode der Prämienfestsetzung, der Vorgabe von Mindestleistungen, der Pflicht zur Bekanntgabe bestimmter interner Informationen und Daten) unterworfen werden.

---

[4] Enthoven, 1980.

- Mittels geeigneter Maßnahmen (z.B. regelmäßige Informationen über die Angebote, die finanzielle Situation und die Absprachen der Versicherer mit den Leistungserbringern sowie die Qualität der medizinischen Versorgung) ist eine *informierte Wahl der Versicherten sicherzustellen.*

- Auf *wettbewerbsverzerrende Subventionen* an einzelne Leistungsbereiche (z.B. Verbilligung des stationären Sektors über steuerfinanzierte Zuschüsse) ist zu *verzichten.*

- Der *soziale Ausgleich* soll durch *einkommensabhängige Prämienbeiträge* sichergestellt werden.

Mehr Markt im Gesundheitswesen kann bezüglich Effizienz und Gerechtigkeit laut den Vertretern der libertären Position nur dann zu den gewünschten Ergebnissen führen, wenn im politischen Prozeß diese *Rahmenbedingungen konsequent realisiert* werden. Ob und inwieweit dies der Fall ist, soll im folgenden anhand der im internationalen Vergleich als am stärksten nach marktwirtschaftlichen Kriterien ausgerichtet geltenden Gesundheitssysteme der USA und der Schweiz untersucht werden.

6.2 Das amerikanische Gesundheitssystem

Trotz jahrzehntelanger Diskussionen konnte sich in den USA bis heute die Idee einer für die gesamte Bevölkerung obligatorischen Krankenversicherung nicht durchsetzen. Eine solche besteht seit 1965 mit *Medicare* einzig für die über 65jährigen. Im gleichen Jahr wurde mit *Medicaid* ein vom Bund und den Gliedstaaten gemeinsam finanziertes Programm zur Finanzierung der medizinischen Versorgung für wirtschaftlich Schwache eingeführt. Die meisten der unter 65jährigen

Amerikaner gehören einer Gruppenversicherung ihres Arbeitgebers an, der zum größten Teil für deren Kosten aufkommt. Die jahrelang weit stärker als das Sozialprodukt wachsenden Gesundheitsausgaben zwangen alle Zahler im amerikanischen Gesundheitswesen zur Suche nach kostengünstigeren Lösungen. Diese Entwicklung begünstigte die Einführung und Ausbreitung neuartiger Versicherungsmodelle in den USA.

6.2.1 Das Aufkommen der Managed-Care-Organisationen

Seit den achtziger Jahren ist im amerikanischen Gesundheitswesen ein tiefgreifender Strukturwandel zu beobachten, der in den USA selbst oft als "Health Care Revolution" bezeichnet wird.[5] Getragen wird diese "Revolution" durch die Einführung und Ausbreitung neuartiger Krankenversicherungsmodelle, die in den USA *"Managed Care Organizations"* genannt werden. Das entscheidende Merkmal von Managed Care[6] ist die bewußte "Führung" der medizinischen Versorgung durch die *Kostenträger*, d.h. durch die Anbieter des Versicherungsschutzes, die untereinander in Konkurrenz stehen. Sowohl die Patienten als auch die Leistungserbringer sollen Anreize erhalten, die gesetzten Ziele (Wiederherstellung bzw. Erhaltung der Gesundheit) so effizient wie möglich zu erreichen. Zu diesem Zweck werden die *Patienten* zu ausgewählten Leistungserbringern "geführt", oder ihre Inanspruchnahme wird durch bestimmte Vorgaben direkt bzw. indirekt durch finanzielle Anreize gesteuert. Die *Leistungserbringer* werden *direkt* durch Vorgaben des Kostenträgers zum Leistungsspektrum und zur Art und Weise der Leistungserbringung oder *indirekt* durch Vergütungsformen und finanzielle Anreize "geführt".

---

[5] Califano, 1986; Fuchs, 1988.
[6] Ein vergleichbar griffiger Begriff steht im Deutschen nicht zur Verfügung; sinngemäß könnte Managed Care mit "geführter Versorgung" übersetzt werden.

Diese bewußte Gestaltung von Versorgungsstrukturen und -abläufen durch den Kostenträger kann im Rahmen *unterschiedlicher Organisationsformen* erfolgen (vgl. Abbildung 6.4). Managed-Care-Organisationen haben sich in den USA weitgehend frei entwickelt.

Entsprechend den unterschiedlichen Präferenzen der Bevölkerung ist dabei in letzter Zeit die Modellpalette der neuen Versicherungsformen beträchtlich erweitert worden.[7] Ihnen *gemeinsam* ist, daß sie

- gegenüber freiwillig beigetretenen Mitgliedern die Verpflichtung eingehen, für einen vorab vereinbarten Betrag ein genau umschriebenes Paket von medizinischen Leistungen entweder selbst zu übernehmen oder deren Erbringung zu garantieren,

- die Verantwortung für die medizinische Versorgung ihrer Mitglieder an einen spezifizierten Kreis von Ärzten, Krankenhäusern und paramedizinischem Personal delegieren und

- den angeschlossenen Ärzten in der Regel einen Teil des finanziellen Risikos übertragen.

Die typische Managed-Care-Organisation ist die *Health Maintenance Organization (HMO)*. In der Regel schließt eine HMO Versorgungsverträge mit Zusammenschlüssen unabhängiger Ärzte (Independent Practice Association (IPA)), mit einer größeren Ärztegruppe als Praxisgemeinschaft (Pre-paid Group Practice (PGP)) oder mit einem Netzwerk von kleineren Ärztegruppen (Network Model) ab. Träger bei der PGP können die Ärzte in eigener Verantwortung sein, die in ihrer

---

[7] Kongstvedt, 1996.

Abb. 6.4   Organisationsformen von Managed Care

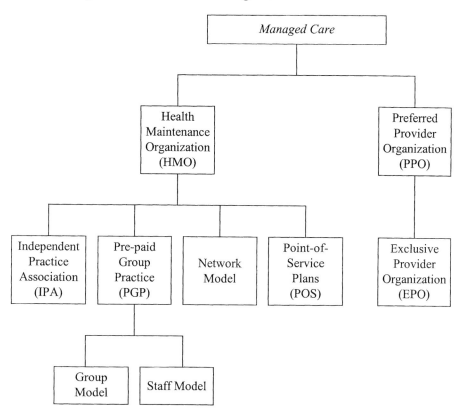

Gruppenpraxis selbständig arbeiten und investieren (Group Model). Als Entlohnung erhalten sie vom Versicherer, dessen Mitglieder sie medizinisch versorgen, in der Regel eine Pro-Kopf-Pauschale. Wie sie diese Summe untereinander aufteilen, bleibt ihnen überlassen. Die Ärzte der Gruppenpraxis können aber auch von einer HMO angestellt werden (Staff Model). Die HMO stellt ihnen die Infrastruktur zur Verfügung. Sie beziehen in der Regel ein Gehalt und werden am Gewinn/Verlust beteiligt.

Steigender Beliebtheit erfreuen sich in den USA die *Point-of-Service Plans*, die meist das Zweitprogramm einer HMO sind. Der Versicherte, der diese Variante wählt, entscheidet bei Eintritt der Krankheit, ob er innerhalb oder außerhalb des Netzes seiner HMO versorgt werden möchte. Ihm wird nur ein Teil der Kosten erstattet, wenn Leistungen außerhalb des HMO-Versorgungssystems beansprucht werden. Die Point-of-Service Plans bieten ihren Versicherten somit bezüglich der Arztwahl erheblich mehr Freiraum als traditionelle HMOs, verlangen dafür in der Regel aber auch eine wesentlich höhere Prämie.

Neben den verschiedenen HMO-Modellen ist die *Preferred Provider Organization (PPO)* die wichtigste Managed-Care-Organisation. Die PPO ist eine Partnerschaft von verschiedenen Ärzten, die in eigenen Praxen und in einem oder mehreren Krankenhäusern arbeiten. Die Versicherungsfunktion übt der Käufer der PPO-Leistungen aus, etwa ein das Versicherungsrisiko selbst tragender Arbeitgeber oder eine Versicherungsgesellschaft. Ein weiterer Unterschied zur HMO besteht darin, daß für einen PPO-Versicherten zwar starke Anreize gesetzt werden, Leistungserbringer der PPO in Anspruch zu nehmen, der Versicherungsträger aber auch einen Teil der Kosten erstattet, wenn der Versicherte Leistungserbringer außerhalb des PPO-Netzes aufsucht.[8] Die Ärzte sind im Gegensatz zu einer HMO *nicht* am finanziellen Risiko der PPO beteiligt. Sie gewähren dieser aber in Erwartung höherer Patientenzahlen Rabatte und unterziehen sich verschiedenen Kosten-, Leistungs- und Qualitätskontrollen. Eine Unterform der PPO ist die *Exclusive Provider Organization (EPO)*. Bei dieser müssen die Versicherten im Bedarfsfall zwingend die an die EPO vertraglich gebundenen Leistungserbringer aufsuchen.

---

[8] In diesem Fall erreicht die Selbstbeteiligung des Versicherten durchschnittlich 25 % des Rechnungsbetrages, während sie bei der Inanspruchnahme von Leistungen innerhalb des PPO-Netzes in der Regel nur etwa 10 % beträgt (Seitz et al., 1997).

Vereinfacht lassen sich diese Typen von Managed-Care-Organisationen gemäß Abbildung 6.5 zwischen den Extremen von praktisch keiner bis hin zu einer möglichst umfassenden Steuerung der Leistungserbringung einordnen.

Abb. 6.5 Steuerungsintensität der verschiedenen Versicherungsmodelle

Hohe Steuerungsintensität

- HMO
  - Staff Model HMO
  - Group Model HMO
  - Network Model
  - Independent Practice Association
  - Point-of-Service Plan
- Exclusive Provider Organization
- Preferred Provider Organization
- Konventionelle Versicherung

Niedrige Steuerungsintensität

In den USA sind zunehmend *Mischformen* und fließende Übergänge zwischen diesen Organisationsformen von Managed Care zu beobachten. Die folgenden *Steuerungselemente* werden je nach Typ der Managed-Care-Organisation und je nach Intensität des Wettbewerbs in der betreffenden Region in unterschiedlicher Schärfe eingesetzt:

- Auswahl der Leistungserbringer (z.B. Beschränkung der Teilnahmemöglichkeit auf Ärzte, die *explizit definierte Aufnahmekriterien* erfüllen),

- Einsatz von Allgemeinpraktikern und Internisten als sogenannte *Gatekeeper,* die für die Versicherten verbindliche erste Anlaufstelle für die Grundversorgung sind und für etwaige Überweisungen an Spezialisten, Krankenhäusern und weitere Leistungserbringer (oft auch finanziell) mitverantwortlich sind,

- Aufbau aussagekräftiger *Informationssysteme* (z.B. systematische Verknüpfung der finanziellen – eigene und veranlaßte Kosten – mit den medizinischen Daten),

- Vorgabe von *Behandlungsrichtlinien* und *Qualitätsstandards* (mit entsprechenden Sanktionsmöglichkeiten bei Nichteinhaltung),

- regelmäßige Durchführung von *Benutzungskontrollen* (mit entsprechenden Sanktionsmöglichkeiten bei Nichteinhaltung),

- Beteiligung der Leistungserbringer am *finanziellen Risiko* (z.B. mittels Bonussystemen; Berücksichtigung der eigenen und der veranlaßten Kosten),

- fortlaufender Vergleich der erzielten Resultate mit jenen der besten Konkurrenten *(Benchmarking);* gegebenenfalls mit entsprechenden Korrekturmaßnahmen.

Im Jahr 1995 waren 57 % aller Amerikaner in Managed-Care-Organisationen versichert.[9] In den neunziger Jahren haben die *konventionellen Versicherungen* bei den angestellten Amerikanern laufend *Marktanteile verloren* (vgl. Abbildung 6.6). Zulegen konnten insbesondere die Point-of-Service Plans. Erst Mitte der achtziger Jahre wurde mittels Gesetzesrevisionen den neuen Versicherungsmodellen die Möglichkeit eröffnet,

---

[9] Levit et al., 1996.

Abb. 6.6 Anteil der gegen Krankheit versicherten Arbeitnehmer in den USA in verschiedenen Formen der Krankenversicherung, 1993-1995

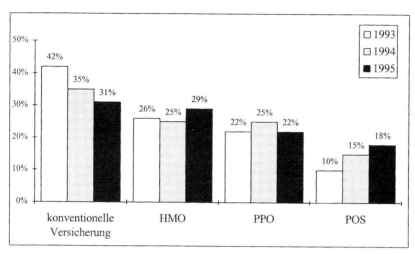

Quelle: Levit et al., 1996.

Abb. 6.7 Anteil der Medicare- und Medicaid-Berechtigten sowie der Bevölkerung der USA in Managed-Care-Organisationen, 1992-1995

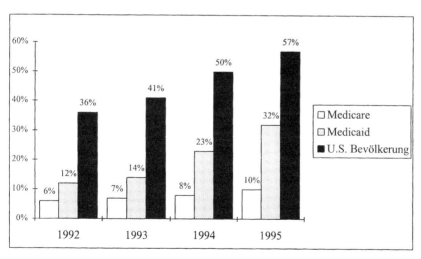

Quelle: Levit et al. 1996.

sich an der medizinischen Versorgung der über 65jährigen und der wirtschaftlich Schwachen zu beteiligen. Wie Abbildung 6.7 (S. 131) illustriert, konnten die Managed-Care-Organisationen ihre Marktanteile in den neunziger Jahren auch bei den Medicare- und Medicaid-Berechtigten kontinuierlich steigern.

6.2.2 Die Wirkungen von Managed-Care-Organisationen

Zahlreiche empirische Untersuchungen belegen, daß die jährlichen Gesamtkosten pro Mitglied in Gruppenpraxen-HMOs (Staff und Group Models) in den siebziger Jahren zwischen 10 und 40 % tiefer waren als für vergleichbare Personen mit konventioneller Versicherung. Diese Kostenvorteile wurden vor allem durch eine im Vergleich zum traditionellen Sektor wesentlich niedrigere Krankenhausbelegung erreicht.[10] Mitte der neunziger Jahre waren diese Unterschiede in der Inanspruchnahme des stationären Sektors zwischen HMOs und den traditionellen Versicherern noch akzentuierter: Im Jahr 1994 wiesen die über 65jährigen HMO-Mitglieder eine um 53,3 % (2 772 versus 1 295 Kliniktage pro 1 000 über 65jährige) und die unter 65jährigen eine im Durchschnitt um 40,8 % (456 versus 270 Kliniktage pro 1 000 unter 65jährige) niedrigere Belegung als die konventionell Versicherten auf.[11]

Ein großangelegtes Experiment der RAND-Corporation zeigt, daß derartige Einsparungen offenbar auch dann möglich sind, wenn Personen einer Gruppenpraxis-HMO nicht freiwillig beitreten, sondern nach *dem Zufallsprinzip zugeteilt* werden. Gemäß den in Tabelle 6.1 zusammengefaßten Resultaten dieses mehrjährigen Modellversuchs unterschieden

---

[10] Luft, 1981.
[11] Zelman, 1996.

sich die zufällig der HMO zugewiesenen Personen bezüglich der Inanspruchnahme medizinischer Leistungen kaum von den freiwillig beigetretenen HMO-Mitgliedern. Die Hospitalisierungsrate und die Anzahl Krankenhaustage pro 100 Mitglieder waren jedoch bei den HMO-Experimentteilnehmern um rund 40 % niedriger als bei den konventionell Versicherten ohne Eigenanteil.

Tab. 6.1   Inanspruchnahme stationärer und ambulanter Leistungen sowie Ausgaben im Rand Health Insurance Experiment, 1983

Versicherung	Nutzer medizinischer Leistungen	Klinik-eintritte	Klinik-tage	Ø Aufenthaltsdauer	Ambulante Arztvisiten	Ausgaben in $	
	(in %)	(pro 100 Versicherte)	(pro 100 Versicherte)	(Tage)	(pro Versicherten)	pro Kopf	Relation[3]
HMO:							
– zufällig zugeordnet	87	8,4	49	5,8	4,3	439	72
– freiwillig beigetreten	91	8,3	38	4,6	4,7	469	77
Konventionelle Versicherung:[1]							
– Ohne Kostenbeteiligung	85	13,8	83	6,0	4,2	609	100
– Kostenbeteiligung 95 %[2]	68	10,5	46	4,4	2,9	459	75

[1] Zufällig zugeordnet.
[2] Bis zu einer Obergrenze von 1 000 $ pro Jahr.
[3] Konventionell Versicherte ohne Kostenbeteiligung = 100.

Quelle: Manning et al., 1984.

Daraus resultierten bei den HMO-Experimentteilnehmern im Vergleich zu den konventionell Versicherten für das Jahr 1983 *um 28 % geringere Pro-Kopf-Ausgaben.* Dieses Resultat wurde von der am Modellversuch teilnehmenden HMO in einer damals noch wenig wettbewerbsintensiven Umgebung erreicht, in der keine weiteren HMOs tätig waren. Es stellt sich somit die Frage, ob nicht noch viel eindrücklichere Einsparungen erzielt worden wären, wenn in der betreffenden Region mehrere HMOs um kostenbewußte Konsumenten hätten konkurrieren müssen.[12]

Wie aus Tabelle 6.1 weiter hervorgeht, können mit hohen Eigenanteilen offensichtlich ähnlich große Einsparungen wie in der untersuchten HMO erzielt werden. Diese Reduktion der Kosten kommt jedoch im Vergleich zur konventionellen Versicherung ohne Eigenanteile vor allem durch bedeutend weniger Arztbesuche pro Person zustande. Da im Vergleich zu den HMO-Experimentteilnehmern signifikant mehr Versicherte mit hoher Selbstbeteiligung überhaupt keinen Arztbesuch pro Jahr aufweisen (32 % versus 13 %), scheinen die hohen Eigenanteile die Versicherten davon abzuhalten, überhaupt einen Arzt zu konsultieren. Die untersuchte HMO weist dagegen ebenso viele Arztkontakte auf wie konventionelle Versicherungen ohne Eigenanteil (vgl. Tab. 6.1). Sie erzielte demnach ihre Einsparungen nicht durch Zugangsbarrieren, sondern durch einen *weniger kostenintensiven Behandlungsstil.* Diese Resultate können jedoch nicht einfach verallgemeinert werden. Sie wurden in einer einzigen, seit langem etablierten und vorbildlich geführten Staff-Model-HMO erreicht.

Bezogen auf die Anzahl Mitglieder sind seitdem vor allem die IPAs stark gewachsen, in denen die Ärzte in der Regel sowohl konventionell Versicherte als auch HMO-Mitglieder betreuen (vgl. Tab. 6.2). IPAs

---

[12] Enthoven und Kronick, 1991.

wurden anfangs von lokalen Ärztegesellschaften prospektiv zur Abwehr von Gruppenpraxen-HMOs gegründet. Diese IPAs der ersten Generation dienten daher eher der Monopolisierung lokaler Märkte und veränderten in der Regel das Praxisverhalten der angeschlossenen Ärzte kaum.[13] Diese Strategie war jedoch mit dem wachsenden Erfolg von Managed-Care-Organisationen nicht längerfristig durchzuhalten. In der Tat nahm die Zahl der den HMOs angeschlossenen Amerikaner seit 1985 kontiniuierlich auf über 58 Millionen im Jahr 1995 zu. Im gleichen Zeitraum hat sich das Prämienwachstum deutlich verlangsamt und war 1995 sogar rückläufig. Auffallend ist der stete Rückgang der Inanspruchnahme des stationären

Tab. 6.2   Entwicklung von HMO-Formen in den USA, 1985-1995

Jahr	Anzahl HMOs			Mitglieder in HMOs (in Mio.)			Prämien pro Monat (in $, nominal)	
	IPAs	Gruppenpraxen	Total	IPAs	Gruppenpraxen	Total	IPAs	Gruppenpraxen
1985	168	213	381	4.35	14.41	18.77	64.73	62.40
1986	316	244	560	7.81	15.80	23.60	65.21	67.99
1987	387	248	635	10.46	17.94	28.40	65.49	68.26
1988	402	226	628	13.37	18.65	32.02	67.92	68.66
1989	365	220	585	14.10	19.65	33.75	80.29	80.45
1990	339	211	550	14.60	20.35	34.95	91.83	93.22
1991	325	208	533	15.25	23.78	39.03	99.66	101.82
1992	313	211	524	16.69	25.48	42.17	111.53	110.78
1993	295	213	508	17.57	28.18	45.75	115.41	114.99
1994	292	218	510	19.16	32.04	51.20	122.78	119.49
1995	326	245	571	23.01	35.10	58.11	120.49	117.96

Quelle: Wholey et al., 1997.

---

[13] Wholey et al., 1997.

Sektors in der Beobachtungsperiode, der sich in den neunziger Jahren sogar noch akzentuiert hat. Die Zahl der ambulanten Arztbesuche nahm demgegenüber im Beobachtungszeitraum kontinuierlich zu (vgl. Tab. 6.3).

Die Wirkungen einer zunehmenden Wettbewerbsintensität wurden von Wholey et al. (1997) mit Hilfe multivariater Verfahren untersucht. Sie kamen zu dem Schluß, daß Gruppenpraxen-HMOs in ausgeprägt kompetitiven Märkten (17 Mitbewerber und ein HMO-Marktanteil von 45 %) um beinahe 11 % niedrigere Prämien aufweisen als die durchschnittliche HMO (vgl. Tab. 6.4). Umgekehrt sind die Prämien von HMOs in weniger kompetitiven Märkten höher als jene der durchschnittlichen HMO (z.B. bei 5 Mitbewerbern und einem Marktanteil von 15 % etwa um 3 % höher).

Tab. 6.3   Krankenhaustage pro 1 000 unter 65jährige HMO-Mitglieder und ambulante Arztbesuche pro unter 65jähriges Mitglied, 1985-1995

Jahr	Krankenhaustage		Ambulante Arztvisiten	
	Gruppenpraxen	IPAs	Gruppenpraxen	IPAs
1985	353.46	400.14	4.45	4.76
1986	343.50	381.86	4.60	4.87
1987	331.32	396.07	4.60	4.78
1988	344.37	379.07	4.68	4.88
1989	333.18	365.82	4.66	4.85
1990	341.60	366.69	4.90	4.80
1991	334.30	343.17	4.74	4.98
1992	316.20	324.17	4.79	5.09
1993	288.68	297.71	5.16	5.36
1994	274.25	271.56	5.08	5.32
1995	254.98	263.67	5.22	5.53

Quelle: Wholey et al., 1997.

Tab. 6.4   Die Wirkungen des Wettbewerbs auf die Prämienhöhe sowie die Nutzung stationärer und ambulanter Leistungen von HMOs

Marktan-teil HMO	Anzahl konkurrierender HMOs									
	Gruppenpraxen					IPAs				
	1	5	9	13	17	1	5	9	13	17
Prämien[a]										
5 %	6.53	4.61	-0.62	-	-	-8.36	2.36	0.63	-	-
15 %	5.47	3.26	-2.01	-6.31	-9.86	-8.99	0.92	-1.04	-3.75	-6.40
25 %	-	2.79	-2.50	-6.81	-10.37	-	0.68	-1.40	-4.18	-6.87
35 %	-	2.53	-2.79	-7.10	-10.66	-	0.66	-1.49	-4.32	-7.04
45 %	-	2.35	-2.97	-7.30	-10.86	-	0.72	-1.49	-4.36	-7.10
Krankenhaustage[b]										
5 %	-12.48	2.22	10.69	-	-	-29.33	-9.17	-24.07	-	-
15 %	12.89	0.98	-0.26	-0.19	0.27	-39.27	2.53	-4.47	-14.91	-25.47
25 %	-	6.12	0.36	-2.40	-4.00	-	9.30	5.97	-2.18	-11.06
35 %	-	11.48	2.74	-1.88	-4.84	-	14.22	13.30	6.68	-1.10
45 %	-	16.51	5.55	-0.46	-4.44	-	18.13	19.02	13.53	6.57
Ambulante Arztbesuche[c]										
5 %	0.41	0.13	-0.56	-	-	-0.39	-0.05	0.03	-	-
15 %	-1.20	0.06	-0.07	-0.30	-0.55	-0.26	-0.03	0.00	0.01	0.02
25 %	-	-0.24	-0.11	-0.18	-0.31	-	0.04	0.06	0.05	0.04
35 %	-	-0.53	-0.22	-0.19	-0.24	-	0.11	0.11	0.10	0.09
45 %	-	-0.80	-0.36	-0.24	-0.23	-	0.17	0.16	0.15	0.13

[a] Prozentuale Differenz der Prämien zu einer durchschnittlichen HMO aufgrund des Wettbewerbs.
[b] Veränderung der Zahl der Krankenhaustage aufgrund des Wettbewerbs.
[c] Veränderung der Zahl der ambulanten Arztbesuche aufgrund des Wettbewerbs.

Quelle: Wholey et al., 1997.

Diese Wettbewerbswirkungen lassen sich eher auf die steigende Zahl konkurrierender HMOs als auf den wachsenden Marktanteil von HMOs zurückführen. Ähnliche Wirkungen bezüglich der Prämienhöhe – wenn auch nicht so ausgeprägt – sind auch bei den IPAs zu beobachten.

Hingegen sind zwischen den beiden HMO-Typen Unterschiede bezüglich der Inanspruchnahme des stationären Sektors auszumachen. Bei den Gruppenpraxen-HMOs ist eine höhere Wettbewerbsintensität mit weniger Krankenhaustagen pro 1 000 Mitglieder verbunden (z.B. Gruppenpraxen-HMOs mit 17 Konkurrenten und einem Marktanteil von 35 % weisen 4,84 Krankenhaustage weniger pro 1 000 Mitglieder auf als die durchschnittliche HMO). IPAs weisen dagegen bei niedriger Wettbewerbsintensität (wenige Konkurrenten und geringer Marktanteil der HMOs) vergleichsweise höhere Krankenhausbelegungsraten auf. Dies bestätigt die These, daß die IPAs der ersten Generation eher der Abwehr der Pre-paid Group Practices (PGPs) dienten und daher auch großzügige Aufnahmeregelungen für beitrittswillige Ärzte enthielten. Erst auf den wachsenden Erfolg einer zunehmenden Zahl von Konkurrenten mußten die IPAs mit strengeren Kostenkontrollen und ausgeprägteren finanziellen Anreizmechanismen reagieren, die zu einer zurückhaltenderen Inanspruchnahme des stationären Sektors[14] und zu niedrigeren Prämien führten.

Falls jedoch die HMOs systematisch die gesünderen und jüngeren Personen, also die guten Risiken, anziehen bzw. aufnehmen, dann handelt es sich bei den ausgewiesenen Kostenreduktionen um keine echten Einsparungen. Eine positive Risikoauslese ist schwierig nachzuweisen, weil nicht bekannt ist, wie die Inanspruchnahme medizinischer Leistungen einer bestimmten Person gewesen wäre, wenn sie bei einer konventionellen Krankenversicherung geblieben wäre.

---

[14] Gaskin und Hadley (1997) zeigen in ihrer empirischen Untersuchung, daß die Wachstumsraten der Krankenhausausgaben in Regionen mit hohen HMO-Marktanteilen zwischen 1985 und 1993 signifikant niedriger waren als in solchen mit niedrigen Marktanteilen der HMOs.

Bis heute sind nur im Rahmen des oben erwähnten RAND-Experimentes Personen nach dem Zufallsprinzip einer HMO zugewiesen worden. Dabei unterschieden sich die Experimentteilnehmer bezüglich der Inanspruchnahme medizinischer Leistungen kaum von den übrigen HMO-Mitgliedern. Diese Resultate können jedoch nicht einfach verallgemeinert werden. Einerseits handelt es sich nur um einen einzigen Versuch in einer Region mit einer seit langem etablierten HMO. Andererseits haben die Versuchsteilnehmer mit ihrer Zustimmung, am Modellversuch mitzumachen, bereits implizit die Entscheidung gefällt, daß sie bei einem eventuellen HMO-Beitritt eine bestehende Arzt-Patienten-Beziehung aufgeben würden. Dies hat vielleicht die schlechten Risiken davon abgehalten, am Experiment überhaupt teilzunehmen.

Die von Luft und Miller (1988) zusammengefaßten Resultate der bis Mitte der achtziger Jahre publizierten Studien zur Frage der Risikoselektion lassen trotz zahlreicher methodischer Probleme vermuten, daß die HMOs eher die guten Risiken anzuziehen scheinen. Auf Selektionseffekte deutet auch die Tatsache hin, daß – wie in Tabelle 6.4 abzulesen – mit steigendem HMO-Marktanteil die HMOs eine höhere Inanspruchnahme des stationären Sektors aufweisen, wobei dieser Effekt für IPAs größer ist als für PGPs. Offenbar können die HMOs mit zunehmendem Marktanteil immer weniger von einer positiven Risikoselektion profitieren. Obwohl HMOs insgesamt eine sinkende Inanspruchnahme des stationären Sektors mit vermehrten ambulanten Leistungen substituieren (vgl. Tab. 6.2), sind in der detaillierten Analyse keine eindeutigen Zusammenhänge zwischen der jeweiligen Marktsituation und der Zahl der ambulanten Arztbesuche auszumachen (vgl. Tab. 6.4).

Trotz aller Einschränkungen haben sich mit dem starken Aufkommen der Managed-Care-Organisationen die *Wachstumsraten der Gesundheitskosten* im privaten im Vergleich zu denen des öffentlichen Sektors (Medicare und Medicaid) seit 1990 *mehr als halbiert*. Bis Ende der achtziger Jahre wiesen der öffentliche und der private Gesundheitssektor in den USA immer etwa die gleichen Kostenzuwachsraten auf. Diese Wachstumsverlangsamung im von Managed-Care-Organisationen immer stärker dominierten privaten Sektor hat zur Folge, daß sich einerseits der Anteil der öffentlichen an den gesamten Gesundheitsausgaben zwischen 1990 und 1995 von 39,5 % auf 44,6 % erhöht hat. Andererseits hat sich in den letzten drei Jahren erstmals seit über dreißig Jahren der Anteil der gesamten amerikanischen Gesundheitsausgaben am Bruttoinlandsprodukt – wenn auch auf hohem Niveau - stabilisiert. Diese Stabilisierung ist – wie Untersuchungen von Levit et al. (1996) belegen – in erster Linie auf eine deutliche Verlangsamung des Wachstums der Gesundheitsausgaben und nicht auf ein höheres Wirtschaftswachstum zurückzuführen.

6.2.3 Ungenügende staatliche Rahmenbedingungen

In den USA hat sich das Wachstum der Gesundheitsausgaben in den neunziger Jahren markant verlangsamt, obwohl die von den Vertretern der libertären Position geforderten staatlichen Rahmenbedingungen bis heute nicht realisiert werden konnten. Zwar hatte der amerikanische Gesundheitsökonom Alain C. Enthoven bereits vor zwanzig Jahren in seinem 1978 publizierten "Consumer-Choice Health Plan" im Detail aufgezeigt, welche *Rahmenbedingungen der Staat setzen* muß, damit *Managed Competition* zu den gewünschten Ergebnissen führen kann. Seine in Abschnitt 6.1 skizzierten Reformvorschläge sind jedoch in den USA bisher nicht verwirklicht worden, wie die folgenden Punkte belegen.

1. Beschränkte Auswahlmöglichkeiten

In den USA ist die Krankenversicherung für die Mehrheit der Bevölkerung an den Arbeitsplatz gebunden. Es gibt nach wie vor Arbeitgeber, die ihren Arbeitnehmern aus Gründen der administrativen Einfachheit nur eine einzige konventionelle Krankenversicherung anbieten.[15] Die großen Arbeitgeber bevorzugen zudem Krankenversicherungsträger, die alle Optionen (z.B. konventionelle Versicherung, PPO, HMO) in ihrer eigenen Produktepalette haben.[16] Es ist also keinesfalls so, daß alle Arbeitnehmer einer gewissen Region effektiv die Wahl haben, den kostengünstigsten Managed-Care-Organisationen ihrer Gegend auch beitreten zu können.

Darüber hinaus bestehen nach wie vor in manchen Gliedstaaten gesetzliche Vorschriften, die die Entwicklung und Ausbreitung der Managed-Care-Organisationen massiv behindern. Beispielsweise gibt es immer noch US-Staaten, in denen

– es den Versicherungsgesellschaften untersagt ist, die Arzt- und Klinikwahlfreiheit ihrer Mitglieder einzuschränken,

– die Managed-Care-Organisationen gezwungen werden, alle Leistungserbringer aufzunehmen, die bereit sind, die Vertragsbedingungen zu akzeptieren

– das Konzept des Gatekeepers nach wie vor verboten ist.[17]

---

[15] Nach einer Erhebung taten dies im Jahr 1995 ein Drittel aller Arbeitgeber. Weitere 40 % boten ihren Arbeitnehmern lediglich zwei Optionen zur Wahl an (Herzlinger, 1997).
[16] Miller und Luft, 1994.
[17] Marsteller et al., 1997; Cooper und Green, 1991.

Wie oben erwähnt, wurde den HMOs erst Mitte der achtziger Jahre überhaupt die Möglichkeit eröffnet, sich auch an der medizinischen Versorgung der über 65jährigen und der wirtschaftlich Schwachen zu beteiligen, die in den USA über die staatlichen Programme Medicare und Medicaid finanziert wird.

2. Wettbewerbsbehindernde steuerliche Begünstigungen

Nach wie vor übernehmen in den USA viele Arbeitgeber als Lohnnebenleistung die *vollen* Prämienkosten ihrer Angestellten – und zwar unabhängig von deren Versicherungswahl. Diese großzügige Haltung wird den Arbeitgebern dadurch erleichtert, daß ihre Prämienaufwendungen als Betriebsaufwand anerkannt werden.[18] Diese steuerliche Begünstigung ist nach oben unbegrenzt. Der Staat subventioniert somit auch die teuren Versicherungsvarianten im Umfang der entgangenen Steuereinnahmen. Es gelang bis jetzt nicht, diese Steuervergünstigung aufzuheben oder zumindest soweit zu beschränken, daß die Arbeitgeber *keine finanziellen Anreize* mehr haben, die vollen Prämienkosten auch der teuren Versicherungsoptionen zu übernehmen.

Deshalb macht es in der heutigen Situation für die neuen Versicherungsmodelle wenig Sinn, auf der Basis der Prämienhöhe zu konkurrieren. Anstatt ihre Prämien weit unter jenen konventioneller Versicherungen anzusetzen, verzichten HMOs eher auf Eigenbeträge und werben mit dem Argument, daß sie anstelle des zersplitterten Leistungsangebotes des traditionellen Sektors ein besseres Produkt in

---

[18] Die Aufwendungen für die Krankenversicherungsprämien sind auch keine Lohnbestandteile und müssen somit auch von den Arbeitnehmern nicht versteuert werden.

Form einer umfassenderen gesundheitlichen Versorgung (z.B. inkl. Gesundheitsvorsorge, Hauspflege) und einer *ganzheitlichen Betreuung* anbieten.[19]

Eine Änderung der bisherigen steuerlichen Behandlung der Krankenversicherungsprämien ist um so dringender, als empirische Untersuchungen belegen, daß Arbeitnehmer, die für einen Teil der Prämien selbst aufkommen müssen, bei der Versicherungswahl sehr preisempfindlich sind.[20] Beispielsweise vergütet die Universität von Kalifornien ihren Angestellten seit 1994 nur noch die Prämie des an den Universitätsstandorten verfügbaren *günstigsten* Versicherungsangebotes. Wählen die Arbeitnehmer teurere Varianten, müssen sie die Differenz selbst übernehmen. Buchmueller und Feldstein (1997) weisen in ihrer ökonometrischen Analyse der Beitrittsentscheidungen von rund 70 000 Angestellten der Universität von Kalifornien nach, daß die Wahrscheinlichkeit eines Versicherungswechsels für jene, die einen an sich geringfügigen Prämienanteil selbst zu bezahlen hatten (weniger als 10 $ pro Monat), rund fünfmal größer war als für jene, die keine Zuzahlungen leisten mußten, weil sie bereits in der günstigsten Versicherung waren.

3. Anreize zur Risikoauslese

Enthoven hatte bereits 1978 bei der Formulierung seines "Consumer-Choice Health Plan" großes Gewicht auf die Vorgabe einer Methode der Prämienfestsetzung gelegt, die einerseits *die Gefahr der Risikoauslese minimiert* und es andererseits den konkurrierenden Kranken-

---

[19] Gold, 1996.

[20] Vgl. Buchmueller und Feldstein, 1997, und die dort angegebene Literatur.

versicherungsmodellen ermöglicht, für unterschiedliche Risiken auch unterschiedlich hohe Prämien verlangen zu können. Diese Problematik ist jedoch bis heute nicht gelöst worden.[21]

Bereits in den fünfziger Jahren begannen in den USA die kommerziellen Versicherungsgesellschaften, den Unternehmen maßgeschneiderte Kollektivpolicen anzubieten, wobei die Prämienhöhe ausschließlich auf den zu erwartenden medizinischen Kosten der jeweiligen Belegschaft basierte. Im Rahmen dieses "experience rating" wurden keine Prämienabstufungen nach Alter, Geschlecht oder anderen Risikofaktoren, sondern nur nach der Familiengröße vorgenommen. Die gemeinnützigen Versicherungen (Blue Cross und Blue Shield) und die ersten HMOs hatten sich dagegen ursprünglich an der Praxis des "community rating" ausgerichtet, d.h. ihre Prämien aufgrund der Kostenerfahrungen ganzer Regionen für alle ihre Bewohner, unabhängig vom Beschäftigungsstatus, gleich hoch angesetzt. Um nicht konkurrenzunfähig zu werden, mußten sie ihre ursprüngliche Praxis des "community rating" jedoch verlassen und im Lauf der Zeit ebenfalls zur Methode des "experience rating" übergehen. Ohne grundlegende Reformen dürfte sich der in den USA zu beobachtende Trend in Richtung maßgeschneiderter Kollektivpolicen für die mittleren und großen Unternehmen sowie prohibitiv hohe Prämien für die Arbeitnehmer in kleineren Betrieben und für Einzelpersonen in Zukunft noch verschärfen.

Enthoven (1978) wollte auch die Betagten in nach Risikogesichtspunkten möglichst homogene Kategorien einteilen. Jeder Versicherer sollte dann auf der Basis seiner Kosten und unter Berück-

---

[21] Giacomini et al., 1995.

sichtigung der Konkurrenzverhältnisse für jede dieser Kategorien die Prämien festsetzen. Medicare sollte gemäß seinen Vorschlägen durch ein System fester Prämienzuschüsse pro versicherungsstatistisch äquivalente Kategorie ersetzt werden. Dieser Vorschlag wurde jedoch bislang nicht realisiert. Es dauerte zudem bis Mitte der achtziger Jahre, bis die HMOs überhaupt die Möglichkeit erhielten, auch Medicare-Empfänger aufzunehmen. Für diese sollen den HMOs von Medicare nicht mehr als 95 % der geschätzten Kosten vergütet werden, die die HMO-Mitglieder verursacht hätten, wenn sie im traditionellen Sektor geblieben wären. Empirische Untersuchungen zeigen, daß die zu diesem Zweck von Medicare den HMOs vergüteten Pro-Kopf-Pauschalen[22] Anreize zur Risikoauslese enthalten.[23] Seit Jahren prüft die Medicare-Verwaltung Vorschläge, wie ihre Entschädigungsformel modifiziert werden könnte, ohne daß sie bislang entsprechende Korrekturen vorgenommen hätte.[24]

Der Einbezug von HMOs in die medizinische Versorgung der über 65jährigen könnte sich für Medicare sogar kostensteigernd auswirken. Dies wäre der Fall, wenn die kränkeren Versicherten eher wieder aus den HMOs austreten und dadurch die durchschnittlichen Kosten der im traditionellen Sektor verbliebenen Medicare-Empfänger erhöht würden. Von deren Ausmaß hängt bekanntlich die Höhe der den HMOs von Medicare vergüteten Pro-Kopf-Pauschalen ab. In der Tat zeigt eine in den Jahren 1990 bis 1993 in Florida durchgeführte Untersuchung,

---

[22] Die Kopfpauschalen werden nach Alter, Geschlecht, Region und danach, ob die Medicare-Empfänger auch Fürsorgeleistungen erhalten und/oder in einem Pflegeheim untergebracht sind, abgestuft (Palsbo, 1991).
[23] Morgan et al., 1997; Dowd et al., 1996; Hellinger, 1995.
[24] Blumberg und Evans, 1998; Newhouse et al., 1997; Gruenberg et al., 1996; Weiner et al., 1996; Ellis et al., 1996; Giacomini et al., 1995.

daß die einer HMO beigetretenen Medicare-Empfänger deutlich niedrigere und die aus den HMOs wieder ausgetretenen wesentlich höhere Hospitalisierungsraten aufweisen als die im traditionellen Sektor verbliebenen über 65jährigen (vgl. Abb. 6.8). Wie Abbildung 6.9 eindrücklich illustriert, trat darüber hinaus ein großer Teil jener, die ausgetreten waren, nach einer Phase der intensiven Nutzung des traditionellen Sektors wieder in die HMO ein.

Die Resultate derartiger Studien können jedoch nicht als Beweis für das angebliche Versagen einer wettbewerblichen Reformstrategie angeführt werden. Sie sind vielmehr ein eindrücklicher Beleg dafür, wie sehr sich alle Beteiligten entsprechend den gesetzten finanziellen Anreizen verhalten. In Florida dominiert das Versicherungsmodell der IPA den HMO-Markt. Da die solchen IPAs angeschlossenen Ärzte zusätzlich im traditionellen Sektor praktizieren, können die Medicare-Empfänger aus der IPA austreten, ohne auf ihren Hausarzt verzichten

Abb. 6.8 Hospitalisierungsraten von Medicare-Empfängern (in % der standardisierten Rate der traditionell Versicherten), 1990-1993

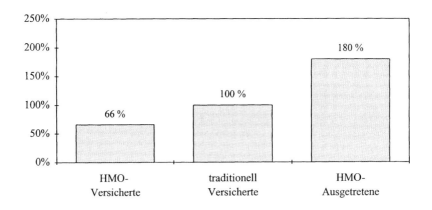

Quelle: Morgan et al., 1997.

Abb. 6.9 Hospitalierungsraten von Medicare-Empfängern, die temporär aus einer HMO austraten (in % der standardisierten Rate der traditionell Versicherten), 1990-1993

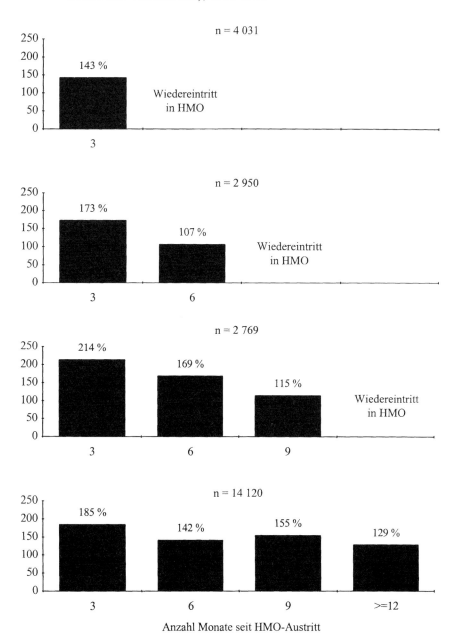

Quelle: Morgan et al., 1997.

zu müssen. Ein *vorübergehender* Wechsel wird den Medicare-Empfängern dadurch erleichtert, daß ihnen Medicare einen Wechsel auf einer *monatlichen* Basis ermöglicht. Die Ärzte wiederum haben ein Interesse an einem solchen Wechsel, weil sie im traditionellen Sektor besser verdienen und obendrein den stringenten Kosten- und Leistungskontrollen der IPAs nicht ausgesetzt sind. Angesichts solcher Anreize wäre es *erstaunlich,* wenn diese zu beobachtenden ständigen Wechsel *nicht* stattfinden würden. Allein schon die Verlängerung der Kündigungsfristen auf beispielsweise sechs Monate würde ein derartiges Verhalten zumindest stark erschweren.

Daß die verschiedenen Versicherungsmodelle unterschiedliche Risiken anziehen, ist nicht an sich schlecht. Die Leute haben unterschiedliche Präferenzen und werden dementsprechend verschiedenartige Versicherungsformen wählen, die ihren Wünschen und Vorstellungen entsprechen. Das Ziel kann nicht die rein zufällige oder "gerechte" Allokation der Risiken sein, sondern die Ausgestaltung der Prämienzahlungen in der Weise, daß die verschiedenen Versicherungsmodelle *für unterschiedliche Risiken auch entsprechend unterschiedlich entschädigt* werden. Erst wenn geeignete Mechanismen zur Identifikation und Kompensation unterschiedlicher Risiken entwickelt und angewandt werden, werden die verschiedenen Versicherungsmodelle wirklich gezwungen, auf der Basis von Effizienz und Qualität zu konkurrieren.

4. Sicherung einer informierten Wahl

Um eine sinnvolle Wahl treffen zu können, benötigen die Zahler und die Nachfrager medizinischer Leistungen nicht nur Angaben über Leistungsumfang und Kosten der verschiedenen Versicherungsmodelle und -angebote, sondern auch aussagekräftige Informationen über die *Qualität* der erbrachten medizinischen Betreuung. Ohne derartige Informationen ist die Gefahr groß, daß in den USA viele Arbeitgeber unter wachsendem Kostendruck ihren Angestellten nur solche Versicherungsvarianten anbieten werden, die zwar billig sind, aber keine Garantie für eine adäquate Qualität und Effizienz beinhalten. Umgekehrt werden manche Arbeitnehmer fälschlicherweise eine aufwendige Versorgung mit hoher und eine billigere mit schlechter Qualität gleichsetzen.

In einem funktionierenden Markt werden die Anbieter von Versicherungsleistungen sicher ein Interesse daran haben, sich mit Angaben über die Qualität ihres Produktes von den Konkurrenten abzuheben. Die meisten amerikanischen HMOs haben denn auch interne Qualitätssicherungssysteme aufgebaut, die sie bewußt als Marketinginstrumente einsetzen. Weiter unterzieht sich die große Mehrheit der Managed-Care-Organisationen freiwillig einer externen Qualitätskontrolle, die vom National Committee for Quality Assessment organisiert wird. Die Managed-Care-Organisationen liefern regelmäßig Daten, mit denen rund sechzig Indikatoren zur Qualität der medizinischen Versorgung, zur Patientenzufriedenheit, zum Zugang und zur Inanspruchnahme von Leistungen, zur Mitgliederentwicklung sowie zur finanziellen Lage einer Managed-Care-Organisation gebildet werden können. Dieses *Health Care Employer Information Data Set (HEDIS)* soll es den Arbeitgebern erlauben, beim Abschluß eines Versicherungsvertrages für ihre Beschäftigten neben den Preisen und dem Leistungskatalog auch die Qualität der konkurrierenden Managed-

Care-Organisationen vergleichen zu können. HEDIS soll bezüglich Aussagekraft laufend überprüft und verfeinert werden.[25]

Wettbewerbspromotoren wie Enthoven und Kronick (1989) haben sich in ihren Publikationen stets dafür eingesetzt, daß *neutrale Instanzen* den Konsumenten Angaben über Effizienz und Qualität der medizinischen Versorgung der verschiedenen konkurrierenden Versicherungsmodelle liefern sollten. Auch dieser Vorschlag fand in den USA im politischen Prozeß bislang keine Mehrheit. Immerhin haben sich in jüngster Zeit in einigen US-Staaten meist auf privater Basis diverse Gruppierungen von Zahlern zu Koalitionen zusammengeschlossen, die nur jene Krankenversicherer ihren Arbeitnehmern als Wahlmöglichkeit anbieten, die ihre explizit definierten Kriterien bezüglich Leistungspaket, Qualitäts- und Kostenkontrollen etc. erfüllen.[26] Den Arbeitnehmern werden zur Sicherung einer informierten Wahl immer ausgeklügeltere sogenannte *Health Plan Report Cards* zur Verfügung gestellt.[27]

5. Neuausrichtung der Medizineraus- und -weiterbildung

Managed Care setzt ein *radikales Umdenken aller Beteiligten* im Gesundheitswesen voraus. Gefordert sind insbesondere die *Ärzte*. Wurden sie im Rahmen der Einzelleistungshonorierung jahrelang für mehr Leistungen mit mehr Einnahmen belohnt, sollen sie jetzt plötzlich innerhalb vorgegebener Budgets und unter Übernahme eines Teils des finanziellen Risikos ihre Patienten möglichst kostengünstig, aber trotzdem qualitativ hochstehend behandeln.

---

[25] Gosfield, 1997; Bindman, 1997.
[26] Bergthold und Solomon, 1997.
[27] Hibbard et al., 1997; Chernew und Scanlon, 1998.

Voraussetzung für eine derartige Verhaltensänderung ist eine vertiefte Aus- und Weiterbildung der Ärzte in Fragen der Effektivität und Effizienz der medizinischen Versorgung und entsprechender Methoden der Entscheidungsfindung. Sollen Allgemeinpraktiker wirksam als Gatekeeper eingesetzt werden, müssen sie zudem die Gelegenheit haben, diese Rolle in Zusammenarbeit mit den Spezialärzten und den übrigen Leistungserbringern in ihrer Aus- und Weiterbildung systematisch zu üben. Trotz des starken Wachstums der Managed-Care-Organisationen akzeptieren viele Ärzte diese neuen Aufgaben nur beschränkt und beklagen insbesondere die Schwierigkeiten ihrer Position zwischen den Ansprüchen der Patienten und den immer restriktiver werdenden Vorschriften der HMOs.[28]

Die amerikanischen medizinischen Fakultäten vernachlässigen den Themenbereich Ökonomie und Medizin nach wie vor weitgehend.[29] Es ist deshalb nicht überraschend, daß in einer 1991 durchgeführten Umfrage nur 30 % aller Ärzte der Ansicht waren, daß sie in ihrer Ausbildung ausreichend darauf vorbereitet worden wären, bei ihren Diagnose- und Behandlungsentscheidungen nicht mehr ausschließlich die Nutzenseite zu beachten, sondern Kosten-Nutzen-Abwägungen vorzunehmen. Die große Mehrheit der befragten Ärzte beklagte, daß sie während ihres Studiums ungenügend auf die neuen Herausforderungen von Managed Care (z.B. Fähigkeit zur Arbeit in Teams, Qualitätssicherung, Kosten- und Leistungskontrollen, Einhaltung von Budgets und Behandlungsrichtlinien etc.) vorbereitet worden seien.[30]

---

[28] Waitzkin und Fishman, 1997; Schlesinger, 1997.

[29] Am ehesten können sich die amerikanischen Mediziner bezüglich dieser Fragestellungen an einer School of Public Health in einem Nachdiplomstudium weiterbilden (Etheredge und Jones, 1991).

[30] Shugars et al., 1991.

Dies ist um so problematischer, als empirische Studien die wichtige Rolle belegen, die die beteiligten Ärzte sowohl bei der Gründung als auch beim Wachstum von HMOs spielen.[31]

6. Gewährleistung des sozialen Ausgleichs

Auf der einen Seite gibt es in den USA zahlreiche Beispiele von Überversorgung. Auf der anderen Seite haben Millionen von Amerikanern und Amerikanerinnen überhaupt keine Krankenversicherung oder nur einen sehr beschränken Schutz vor den aus Krankheit resultierenden finanziellen Belastungen. Enthoven und Kronick (1991) charakterisieren deshalb den Zustand des amerikanischen Gesundheitswesens als *"paradox of excess and deprivation"* *("Paradox von Überfluß und Mangel")*.

Die Erhöhung der Wettbewerbsintensität der letzten Jahre hat zweifellos die *Zugangsprobleme* der nicht oder ungenügend Versicherten *verschärft*. Beispielsweise haben Krankenhäuser, die diese Gruppe früher medizinisch versorgten, zunehmend Mühe, deren Kosten einfach mittels entsprechend erhöhter Rechnungen auf ihre übrigen Patienten abzuwälzen. Die empirischen Belege dafür, daß die Nichtversicherten eher medizinisch unterversorgt werden, häufen sich. So schätzen Long und Rodgers, daß unter 65jährige Erwachsene, die bereits ein Jahr ohne Krankenversicherung waren, eine im Vergleich zu den Versicherten um 25 % beziehungsweise 54 % reduzierte Wahrscheinlichkeit aufweisen, ärztliche bzw. stationäre Leistungen zu beanspruchen.[32] Hadley et al. zeigen in ihrer Analyse von über einer halben Million Klinikentlassungsberichten, daß nicht versicherte

---

[31] Berenson, 1991.
[32] Long und Rodgers, 1990.

Patienten bei ihrem Krankenhauseintritt vergleichsweise kränker sind und eine um 29 % bis 75 % geringere Chance haben, daß an ihnen fünf medizinische Verfahren durchgeführt werden, die teuer sind und zu einem beträchtlichen Teil im Ermessensbereich des behandelnden Arztes liegen. Selbst unter Berücksichtigung der Tatsache, daß sie vergleichsweise kränker hospitalisiert werden, ist die Wahrscheinlichkeit nicht versicherter Patienten, während ihres Krankenhausaufenthaltes zu sterben, je nach Vergleichsgruppe bis zu 3,2mal höher.[33]

Soll die stetige Erhöhung der Wettbewerbsintensität im amerikanischen Gesundheitswesen nicht in explosiven sozialen Spannungen und Ungerechtigkeiten enden, so ist dringend ein *politischer Grundsatzentscheid* darüber erforderlich, ob und inwieweit es die amerikanische Gesellschaft ihren minderbemittelten Mitgliedern ermöglichen will, sich angemessen zu versichern. Zu diesem Zweck könnten beispielsweise den wirtschaftlich Schwachen steuerfinanzierte Prämiengutscheine zur Verfügung gestellt werden, mit denen sie sich in einen qualifizierten Versicherungsplan ihrer Wahl einkaufen können.

6.3 Das schweizerische Gesundheitssystem

In Europa eignet sich aus folgenden Gründen insbesondere das schweizerische Gesundheitswesen für die in Abschnitt 6.1 beschriebene *marktorientierte* Reform:

- Die Schweiz weist nach den USA die höchsten Gesundheitsausgaben auf (vgl. Tab. 2.1, S. 14). Die Bevölkerung kommt für einen beträcht-

---

[33] Hadley et al., 1991.

lichen Teil dieser Kosten über *Kopfprämien* auf. Sie sollte deshalb ein erhebliches Interesse daran haben, auch kostengünstige Versicherungsvarianten wählen zu können.

- In der Schweiz existieren seit Jahren eine *Vielzahl von Krankenkassen*. Das Vorhandensein mehrerer Kassen macht nur Sinn, wenn sie auf der Basis der Prämienhöhe untereinander konkurrieren und für ihre Mitglieder bei (ausgewählten) Leistungserbringern günstige Verträge aushandeln.

- Die Schweiz ist kleinräumig und verfügt über im internationalen Vergleich sehr *hohe Kapazitäten* (vgl. Tab. 2.3, S. 22). Dies sind ideale Voraussetzungen für wettbewerblich ausgerichtete Reformen auf Versicherungsebene.

6.3.1 Erste Versuche mit Managed Care

Zu Beginn der achtziger Jahre begannen vornehmlich Ökonomen, über die Möglichkeiten der Einführung neuer Versicherungsformen in der Schweiz zu diskutieren und auch zu publizieren.[34] Eine Verbreitung dieser Ideen über akademische Kreise hinaus erfolgte jedoch erst, als 1984 eine aus fünf Ökonomen und Sozialwissenschaftlern bestehende "Arbeitsgruppe HMO" gegründet wurde. Dieser gelang es mittels intensiver Öffentlichkeitsarbeit und Pressekonferenzen, das Potential von HMOs binnen weniger Monate einem breiteren Publikum näherzubringen. Dadurch gerieten die Krankenkassen in Zugzwang.

Sowohl die Krankenkassen als auch die Ärzte hatten sich bis dahin erfolgreich gegen alle tiefergreifenden strukturellen Reformvorschläge

---

[34] Vgl. z.B. Zweifel und Pedroni, 1981; Hauser und Bartelt, 1981; Sommer, 1983.

gewehrt und beharrlich den Status Quo verteidigt. Alle Versuche, das aus dem Jahr 1911 stammende Krankenversicherungsgesetz zu revidieren, waren gescheitert.[35] Die Kassen verstanden sich als reine Zahlstellen. Sie versuchten mittels kartellähnlicher Absprachen auf Verbandsebene, jeglichen Prämienwettbewerb untereinander zu verhindern. Gleichzeitig handelten sie pro Kanton auf Verbandsebene mit den jeweiligen Ärztegesellschaften Tarifverträge aus, die für alle niedergelassenen Ärzte verbindlich waren und keine abweichenden Regelungen zuließen.

Einige Kassen begannen in den achtziger Jahren vermehrte Reformbereitschaft zu zeigen, weil einerseits eine durch ständige Prämienerhöhungen verärgerte Bevölkerung die Kassen in die Rolle des Sündenbocks drängte. Andererseits begannen einzelne Kassen aus dem Kartell auszuscheren und offen Jagd auf die Jungen, die guten Risiken, zu machen. Die im Gesetz von 1911 vorgeschriebene Methode der Prämienfestsetzung aufgrund des Eintrittsalters führte dazu, daß für ältere Mitglieder, die schon seit langer Zeit in ihrer Kasse waren, ein Kassenwechsel mit beträchtlich höheren Prämien verbunden war. Für jüngere Mitglieder lohnte sich ein Wechsel der Kasse dann, wenn sie in eine solche mit tieferem Durchschnittsalter wechselten. Dieses Problem der Risikoentmischung gefährdete das bisherige System des kasseninternen Sozialausgleichs und führte zu einem eigentlichen Kassensterben (vgl. Abb. 6.10).

---

[35] Bei diesem handelte es sich um ein *reines Subventionsgesetz:* Versicherungsträger, die staatliche Beiträge in Anspruch nehmen wollten, hatten sich bei der zuständigen Behörde (Bundesamt für Sozialversicherung) einem Anerkennungsverfahren zu unterziehen und verpflichteten sich, die materiellen Bestimmungen des Gesetzes einzuhalten. Dazu gehörten insbesondere die Übernahme des vorgegebenen Leistungskatalogs, die Anwendung der vorgesehenen Kostenbeteiligung, die Prämienabstufung nach Eintritts- und nicht nach Lebensalter sowie die Unterlassung von Gewinnausschüttungen.

Abb. 6.10 Entwicklung der Zahl der Krankenkassen in der Schweiz, 1970 - 1995

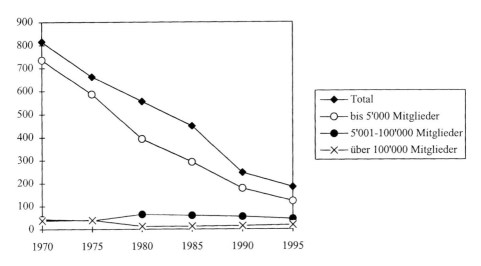

Quelle: Bundesamt für Sozialversicherung, 1997a.

Vor diesem Hintergrund gründeten einige Krankenkassen im Herbst 1985 die "Interessengemeinschaft für alternative Krankenversicherungsmodelle" (IGAK). Nach langen Diskussionen führte diese anfangs der neunziger Jahre eine HMO in Zürich und eine in Basel ein. In der Zwischenzeit sind von anderen Kassenorganisationen in mehreren Städten weitere HMOs realisiert worden.

Die ersten HMOs wurden in der Schweiz in Form von Gruppenpraxen (sog. Staff-Model-HMOs) eingerichtet, die sich in zentraler Lage in größeren städtischen Agglomerationen befinden. Neben den Arztpraxen verfügen sie in der Regel auch über Räumlichkeiten für paramedizinisches Personal und bieten gesundheitsfördernde und -erhaltende Kurse an. Außer in Notfällen müssen die Versicherten diese Zentren als erste Anlaufstelle aufsuchen. Sie profitieren durch diese Einschränkung der freien Arztwahl von einer rund 15 bis 20 % geringeren Prämie und je nach Modell auch vom Wegfall der Kostenbeteiligung,[36] so daß sich für das HMO-Mitglied eine Ersparnis von rund 30 bis 35 % im Vergleich zur konventionellen Krankenversicherung ergeben kann.

Eine für die Jahre 1991 bis 1994 durchgeführte Evaluation ergab, daß die ersten beiden schweizerischen Gruppenpraxen-HMOs im Vergleich zur traditionellen Krankenversicherung alters- und geschlechtsbereinigt Kostenvorteile in der Größenordnung von 20 bis 25 % aufwiesen (vgl. Tab. 6.5). Auch unter Einbeziehung weiterer Risikomerkmale (wie subjektiver Gesundheitszustand, chronische Krankheiten etc.) bestätigte sich diese Größenordnung. Die *Kostenvorteile* vergrößerten sich unter Berücksichtigung der Tatsache, daß in den erfaßten HMO-Kosten Bestandteile enthalten sind, die bei den Vergleichsgruppen fehlen, auf insgesamt *30 bis 35 %*.

Diese Einsparungen wurden durch eine vergleichsweise gesprächsintensivere, weniger technisch ausgerichtete medizinische Versorgung erzielt. Die HMO-Mitglieder wurden deutlich weniger hospitalisiert, und ihnen wurden markant weniger und – wo möglich – kostengünstigere Medikamente verschrieben. Die Kostenvorteile wurden nicht durch eine Erschwerung des Zugangs zu medizinischen Leistungen oder durch eine im Vergleich zum traditionellen Sektor nachweisbare schlechtere Qualität der medizinischen Versorgung erzielt.[37] Damit kommt die schweizerische

---

[36] Diese setzt sich in der Grundversicherung für Erwachsene aus einer Franchise von 230 Franken und einem Eigenanteil von 10 % der die Franchise übersteigenden Kosten bis 6 000 Franken zusammen. Der gesamte Höchstbetrag liegt bei 830 Franken pro Jahr. In der Zwischenzeit haben verschiedene HMOs neu eine Kostenbeteiligung eingeführt.

[37] Baur et al., 1997.

Tab. 6.5   Kostenvergleich zwischen HMO- und traditionell Versicherten, 1993 und 1994

	Kosten pro Versicherten	
	1993	1994
Regionale Vergleichsgruppe traditionell Versicherter:		
- ungewichtet	2 078 Fr.	2 129 Fr.
- gewichtet auf Alters- und Geschlechtsstruktur	1 700 Fr.	1 709 Fr.
Buchhalterische Kosten HMO:	*1 288 Fr.*	*1 342 Fr.*
- in % der ungewichteten regionalen Vergleichsgruppe	62 %	63 %
- in % der gewichteten regionalen Vergleichsgruppe	76 %	78 %

Quelle: Baur et al. 1997.

Evaluation zu ähnlichen Ergebnissen wie jene der amerikanischen HMOs der ersten Generation.[38]

Im Rahmen dieser Studie wurden auch die *Wirkungen unterschiedlicher Selbstbeteiligungen* evaluiert. Neben der damals geltenden Franchise von 150 Franken konnten die Versicherten zwischen drei höheren Stufen (Fr. 350.-, Fr. 600.- und Fr. 1 200.-) wählen, wobei sie bei deren Wahl mit maximal 10, 20 respektive 35 % Prämienrabatt rechnen konnten. Bis zu und mit einer Franchise von 600 Franken konnte die Evaluation weder bei den *risikobereinigten* Kosten pro Versicherten noch bei denen pro Erkrankten einen statistisch gesicherten Kostenvorteil gegenüber den traditionell Versicherten nachweisen. Hingegen bestand *in der höchsten Franchisestufe* (Fr. 1 200.-) auch unter Berücksichtigung risikorelevanter Merkmale und der selbst getragenen Kosten ein (erheblicher) *Kosten-*

---

[38] Vgl. dazu Abschnitt 6.2.1.

etwa *40 %*. Auch dieses Ergebnis entspricht der Tendenz nach den Resultaten des in Abschnitt 6.2.1 beschriebenen Experiments der RAND-Corporation.[39]

Die Krankenversicherer begannen in den neunziger Jahren, nach Möglichkeiten der Einführung neuer Versicherungsformen zu suchen, die *ohne zusätzliche Investitionen* verwirklicht und auch in *ländlichen Gebieten* erfolgversprechend angeboten werden können. Die häufigste Variante besteht darin, daß die Versicherten sich verpflichten, bei medizinischen Problemen aus einer vom Versicherer eingeschränkten Zahl von Allgemeinpraktikern ihren Hausarzt als erste Anlaufstelle zu wählen. Damit soll der Hausarzt *als Grundversorger aufgewertet* werden. Er soll als *Gatekeeper* agieren und dadurch unnötige Abklärungen und Doppelbehandlungen durch eine gezielte Überweisung an Spezialisten und Krankenhäuser vermeiden. Wenn der Versicherte außer bei Notfällen[40] andere medizinische Leistungserbringer direkt konsultiert, erstattet ihm der Versicherer nur einen Teil seiner verursachten Kosten. Für diese Einschränkung der freien Arztwahl erhalten die Versicherten im Vergleich zum Standardangebot der Krankenkasse einen Prämienrabatt von 10 bis 15 %. Die Ärzte, die solchen Versicherungsmodellen beitreten wollen, können ohne weiteres in ihrer Praxis auch Patienten betreuen, die anderweitig versichert sind.

Nachdem das erste derartige Modell in Winterthur im Frühjahr 1994 erfolgreich gestartet wurde, sind in der Zwischenzeit weitere solche Hausarztmodelle in der Schweiz eingeführt worden, bzw. sind in Planung.

---

[39] Newhouse et al., 1993.
[40] Eine freie Wahl der Leistungserbringer besteht meist auch bei der Konsultation von Gynäkologen und Pädiatern.

Ende 1997 waren circa 400 000 Personen einem derartigen neuen Versicherungsmodell beigetreten. Dies entspricht einem Marktanteil von rund 5 %.[41]

6.3.2 Von Managed Care zu Managed Competition

Für die Einführung der neuen Versicherungsmodelle mußte in der Schweiz eine entsprechende Rechtsgrundlage geschaffen werden. Dies erfolgte am 20. Dezember 1989 mittels einer Änderung der Verordnung V über die Krankenversicherung durch den Bundesrat. Die Verordnungsbestimmungen wurden bis Ende 1995 befristet, und es wurde eine wissenschaftliche Begleituntersuchung angeordnet.[42] Aufgrund deren (im vorherigen Abschnitt 6.3.1 beschriebenen) Ergebnissen sollte über die Zukunft der neuen Modelle entschieden werden.

Parallel zu dieser Evaluation wurde im politischen Prozeß ein erneuter Versuch unternommen, das aus dem Jahr 1911 stammende Kranken- und Unfallversicherungsgesetz zu revidieren. Ohne die Resultate der Evaluation abzuwarten, wurde mit dem neuen Krankenversicherungsgesetz (KVG), welches in der Referendumsabstimmung vom 4. Dezember 1994 durch das Volk knapp angenommen wurde, die gesetzliche Grundlage für die neuen Versicherungsformen geschaffen, womit deren Fortbestand garantiert ist.

Das neue Gesetz wollte allerdings nicht nur die Einführung neuer Versicherungsformen ermöglichen, sondern die *Konkurrenz zwischen den*

---

[41] Egli und Weber, 1997.
[42] Verordnung 14 des Eidgenössischen Departementes des Innern vom 14. Juni 1991 über die Krankenversicherung betreffend die begleitende wissenschaftliche Untersuchung der besonderen Versicherungsformen.

6. Marktwirtschaftlich organisierte Gesundheitssysteme 161

Versicherern sollte *ausdrücklich gefördert* werden. Dies ist laut der Expertenkommission, welche die Gesetzesvorlage vorbereitete, "ein wesentliches Element für ein gutes Funktionieren der Krankenversicherung und damit für ein optimales Verhältnis von Kosten und Nutzen (...)". Darin liege "(...) die eigentliche Rechtfertigung dafür, daß die Krankenversicherung durch eine vom Gesetz nicht begrenzte Vielzahl autonomer Versicherer durchgeführt wird."[43]

Das neue KVG, das am 1.1.1996 in Kraft trat, umfaßt die folgenden *wesentlichsten Neuerungen:*

- Einführung des Obligatoriums der Krankenpflegeversicherung (Art. 3 KVG)

- freier Kassenwechsel der Versicherten in jedem Alter ohne Vorbehalte und finanzielle Einbußen (volle Freizügigkeit) (Art. 4 KVG)[44]

- Festlegung eines abschließenden und verbindlichen Leistungskatalogs in der Grundversicherung (Art. 24-34 KVG)

---

[43] Bericht der Expertenkommission für die Revision der Krankenversicherung, 1990.

[44] Dies bedeutet, daß im Bereich der Grundversicherung eine Kasse jede Person ohne medizinische Vorbehalte zum Preis der kasseninternen Einheitsprämie aufnehmen muß. Bei der Freizügigkeit existiert jedoch eine institutionelle Einschränkung: Die Versicherer (Kassen über 50 000 Mitglieder) müssen über eine minimale Reserve im Umfang von 20 % (ab 1998 15 %) des jährlichen Prämienvolumens verfügen (Art. 78 KVV). Bei einem Kassenwechsel können die Reserven nicht in die neue Kasse transferiert werden, sondern verbleiben in der alten Kasse. Unter der Annahme, daß ein Krankenversicherer mit niedrigen Einheitsprämien deshalb einen großen Zulauf erhält, müssen aufgrund des dadurch wachsenden Prämienvolumens die Reserven im Umfang von 20 % (ab 1998 15 %) des zusätzlichen Prämienvolumens erhöht werden. Dies ist nur mittels einer entsprechenden Prämienerhöhung möglich.

- Möglichkeit des Angebotes von (dem Privatversicherungsrecht unterstehenden) Zusatzversicherungen zur Deckung des Wahlbedarfs durch die Krankenkassen (Art. 12 KVG)

- gleiche Prämien für die erwachsenen Versicherten innerhalb einer Kasse und einer Region (Art. 61 KVG)

- Einführung eines auf zehn Jahre befristeten Risikoausgleichs unter den Krankenkassen (nach Alter und Geschlecht) (Art. 105 KVG)

- gezielte Entlastung der wirtschaftlich schwächeren Versicherten durch Beiträge von Bund und Kantonen (Art. 65, 66 KVG)

- Erlaubnis der Einführung von Versicherungen mit eingeschränkter Wahl der Leistungserbringer (Art. 41, 62 KVG)

- Zulassung von Versicherungsformen, welche gegen eine Prämienermäßigung eine höhere Kostenbeteiligung der Versicherten vorsehen (Art. 62, 64 KVG)

- Schaffung der Möglichkeit der Abkehr von der Einzelleistungshonorierung (z.B. Pauschalen oder Vergütungen nach Zeitaufwand) (Art. 43 KVG)

- Übernahme von höchstens 50 % der Betriebskosten für die Patienten in der allgemeinen Abteilung von öffentlichen oder öffentlich subventionierten Krankenhäusern durch die Krankenversicherungen (ohne Investitionskosten sowie Kosten für Lehre und Forschung) (Art. 49 KVG)

- Zulassung derjenigen Krankenhäuser zur Tätigkeit zu Lasten der obligatorischen Krankenversicherung, die "der von einem oder mehreren

Kantonen aufgestellten Planung für eine bedarfsgerechte Spitalversorgung entsprechen" und "auf der nach Leistungsaufträgen in Kategorien gegliederten Spitalliste des Kantons aufgeführt sind" (Art. 39 KVG)

- Verbot von Kartellabsprachen (Wegfall der Sondervertragsverbote und des Verbandszwangs für Ärzte, Verbot von Meistbegünstigungs- und Exklusivitätsklauseln) (Art. 46 KVG)

- Durchführung regelmäßiger Kontrollen zur Qualitätssicherung (Art. 58 KVG)

- Einführung von außerordentlichen Maßnahmen zur Kosteneindämmung (je nach Kostenentwicklung Prämien- und Tarifstop respektive Vorgabe von Globalbudgets) (Art. 54, 55 KVG)

6.3.3 Fehlender Abbau aller Wettbewerbshindernisse

Das neue KVG enthält wichtige Elemente (wie z.B. die volle Freizügigkeit) der in Abschnitt 6.1 idealtypisch beschriebenen wettbewerblichen Reformstrategie. Es wurden jedoch *nicht* alle im schweizerischen Gesundheitswesen seit Jahren bestehenden *Wettbewerbshindernisse* konsequent aus dem Wege geräumt und gleichzeitig sogar neue geschaffen:

1. Fehlender Abbau wettbewerbsverzerrender Subventionen

Entscheidend für den Erfolg einer marktwirtschaftlichen Reformstrategie ist die *Sicherstellung einer fairen Markteintrittschance für HMOs* und HMOähnliche Versicherungsmodelle. Dies setzt voraus, daß durch neue Formen der Leistungserbringung eventuell erreichte Einsparungen auch bei den Versicherungsträgern anfallen und daß diese sie an ihre Mitglieder weitergeben können. Da HMOs ihre Einsparungen in erster Linie über vergleichsweise deutlich niedrigere Hospitalisationsraten erzielen, sind vor allem *die Subventionen an die Spitäler abzubauen* bzw. auf definierte gemeinwirtschaftliche Leistungen (z.B. Aufwendungen für Lehre und Forschung) zu beschränken. Damit sollen sowohl die Abwägung zwischen ambulanter und stationärer Behandlung wie auch die Wahl der verfügbaren Krankenhäuser nach den *tatsächlichen Kosten* erfolgen

Ein wichtiger Baustein einer marktwirtschaftlich orientierten Reformstrategie ist die *Aushandlung eigener Behandlungsverträge durch die Krankenversicherer* mit den Spitälern ihrer Wahl. Die gesetzlich festgelegte 50 %-Kosten-Regelung hat deshalb *fatale Folgen*. Einerseits werden die Kantone, wenn sie neben den Investitionskosten auch für die Hälfte der Betriebskosten aufzukommen haben, der Leitung ihrer Krankenhäuser kaum die volle Führungsverantwortung (inkl. der für eventuelle Verluste) übertragen, sondern die zuständigen kantonalen Behörden und Parlamente werden wie seit jeher mit rigiden innovationshemmenden Vorschriften auch die operativen Tätigkeiten ihrer Spitäler kontrollieren wollen. Andererseits fühlen sich die Kassen ausgerechnet für den kostenintensivsten Bereich nicht verantwortlich. Sie werden wie bis bisher als bloße Zahlstellen agieren und die Verantwortung an die Kantone abschieben.

Die neuen Versicherungsformen werden das in der Schweiz zweifellos vorhandene große *Potential ambulanter Substitutionsmöglichkeiten stationärer Behandlungen* erst dann auszuschöpfen beginnen, wenn sie für deren Wahl mit Kosteneinsparungen belohnt werden und diese an ihre Mitglieder in Form von Prämiensenkungen weitergeben können.

Im heutigen System ist die Suche nach derartigen Möglichkeiten für die HMOs (wie auch für die traditionellen Versicherungsformen) nicht interessant, weil sie – obwohl volkswirtschaftlich gesehen kostengünstiger – *aus Sicht des Versicherers teurer* sind. Ambulante Leistungen müssen nämlich im Gegensatz zu den mit Steuergeldern subventionierten Spitalaufenthalten voll aus den Prämieneinnahmen finanziert werden.

2. Marktwidrige kantonale Planungskompetenzen

Es ist in sich widersprüchlich, einerseits den Kantonen vermehrte Kompetenzen bei der Planung nicht nur ihrer eigenen, sondern *aller* Spitäler in ihrem Hoheitsgebiet zu geben und andererseits eine wettbewerbliche Strategie zu postulieren, bei der die Kassen mit *einzelnen* Spitälern kostengünstige Verträge aushandeln sollen. Das neue KVG enthält für die Kantone sogar Anreize, ihre *eigenen* Spitalkapazitäten zur Minimierung außerkantonaler Behandlungen *auszubauen,* obwohl mittlerweile von keiner Seite mehr bestritten wird, daß in der Schweiz Tausende überflüssiger Akutbetten betrieben werden (vgl. Tab. 2.3, S. 22).

Die Vorschrift der Einführung *kantonaler Spitallisten,* verbunden mit der 50 %-Kosten-Regelung, verunmöglicht es den Managed-Care-Organisationen, ihre Auswahl an stationären Leistungen auf möglicherweise kostengünstigere, aber *außerkantonale Spitäler* zu konzentrieren. Sie werden sich auf die innerkantonalen öffentlichen, vielleicht ineffizienteren Krankenhäuser beschränken müssen, weil die privaten Kliniken auf der Spitalliste in der Regel nicht subventioniert werden.[45]

3. Unnötige dirigistische Eingriffe

Der Gesetzgeber glaubt offenbar selbst nicht an den Erfolg marktwirtschaftlicher Reformen, denn das neue KVG enthält zahlreiche Bestimmungen, die *unnötigerweise* marktwirtschaftliche durch bürokratische Entscheidungen ersetzen. Dabei soll der Staat (Bund oder Kantone) neben der "bedarfsgerechten" Planung staatlicher und privater Spitalkapazitäten unter anderem in die Preisgestaltung in einzelnen Bereichen eingreifen, verbindliche Globalbudgets für Spitäler und Pflegeheime festsetzen, Tarifverträge genehmigen, Betriebsvergleiche zwischen Spitälern anordnen und die zulässige Höhe der Verwaltungskosten der Kassen bestimmen dürfen.

Weiter dürfen die Prämien einer HMO während der ersten fünf Betriebsjahre *höchstens 20 %* unter den Prämien der *ordentlichen Krankenversicherung* des betreffenden Versicherers liegen. Diese Vorschrift kann die *Wachstumschancen* von HMOs *erheblich vermindern*. Rasch steigende Marktanteile von Managed-Care-Organisationen sind jedoch *entscheidend* für den Erfolg einer marktwirtschaftlichen Reformstrategie. Gleichzeitig verlieren die HMOs den

---

[45] Es muß beachtet werden, daß die Kassen im Rahmen der Grundversicherung keine Verträge mit Spitälern abschließen können, die *nicht* auf der Spitalliste aufgeführt sind. Gleichzeitig bedeutet der Einbezug in die Spitalliste nicht, daß ein Spital zwangsläufig Leistungen zu Lasten der Grundversicherung erbringen kann. Einerseits können die Kassen die Verträge mit Spitälern kündigen, bei denen ein Betriebsvergleich höhere Kosten als bei vergleichbaren Spitälern ergibt (Art. 49 KVG). Andererseits haben die Kassen die Möglichkeit, im Rahmen besonderer Versicherungsformen nur mit den kostengünstigsten Leistungserbringern Verträge abzuschließen und eine entsprechende Versicherungsvariante anzubieten (Art. 41 KVG).

Anreiz, alle Möglichkeiten der Effizienzsteigerung auch auszuschöpfen, wenn sie diese in Form von niedrigeren Prämien nicht an ihre Mitglieder weitergeben dürfen. Sollten sie trotzdem günstiger arbeiten, so führt die 20 %-Vorschrift zu einer (unerwünschten) Quersubventionierung der konventionell Versicherten durch die HMO-Versicherten.

4. Befristeter Risikoausgleich

Das neue KVG sieht *keine risikogerechten Prämien* vor, sondern kantonal und regional abgestufte Einheitsprämien innerhalb jeder Krankenkasse. Der Anreiz der Kassen, sich auf die Jagd auf die Jungen, die sogenannte guten Risiken, zu konzentrieren, besteht somit nach wie vor.[46] Dieser Anreiz soll durch das Verfahren des *Risikoausgleichs* gemildert werden, das die Kassen mit einem vergleichsweise höheren Anteil an Jungen und Männern zu Ausgleichszahlungen an die übrigen Kassen verpflichtet.[47] Dieser Risikoausgleich ist mit dem Ziel, die alters- und geschlechtsbedingten Kostenunterschiede möglichst vollständig auszugleichen, laufend verfeinert worden.[48] Wie aus Tabelle 6.6 hervorgeht, stiegen die Risikoausgleichszahlungen zwischen 1994 und 1996 trotzdem nur von 3 % auf 4,5 % der Ausgaben der obligatorischen Grundversicherung. Außerdem ist aus der Literatur hinlänglich bekannt, daß der Erklärungsgehalt von Alter und Geschlecht für die individuelle Varianz in den Gesundheitskosten

---

[46] Wie neue empirische Untersuchungen aus den USA (einmal mehr) belegen, verhalten sich alle Beteiligten auch im Gesundheitswesen gemäß den gesetzten finanziellen Anreizen. Wird – wie beim Medicare-Programm – Risikoselektion belohnt, findet auch Risikoselektion statt. Vgl. dazu die Studie von Morgan et al., 1997.
[47] Schneider, 1995.
[48] Bandi, 1998.

Tab. 6.6 Risikoausgleichszahlungen in der Schweiz, 1994-1996

Jahr	Risikoausgleichs-zahlungen (R)	Ausgaben der Krankenpflege-Grundversicherung (K)	R in % von K
	in Mio. Fr.		
1994	315	10 549	3,0
1995	356	10 960	3,2
1996	530	11 761	4,5

Quelle: Bundesamt für Sozialversicherung, 1998b.

gering ist. Aussagekräftigere, in der Schweiz bei der Berechnung des Risikoausgleichs jedoch nicht berücksichtigte Merkmale wären der subjektive Gesundheitszustand, das Vorhandensein chronischer Erkrankungen sowie die frühere Inanspruchnahme medizinischer Leistungen bzw. die früheren Krankenpflegekosten.[49]

Dieser Risikoausgleich wurde vom Parlament auf zehn Jahre befristet. Ohne ihn – so die Überlegung – würden Kassen, die heute eine ungünstige Risikostruktur aufweisen, mit der Einführung der vollen Freizügigkeit rasch vom Markt verdrängt. Der befristete Risikoausgleich soll es ihnen ermöglichen, ihren (schlechten) Risikobestand zu korrigieren. Er soll jedoch nicht eine Überlebensgarantie für ineffiziente Kassen sein, weshalb er zeitlich befristet wurde.

Im Grunde wird dadurch lediglich das Problem *um zehn Jahre verschoben*, weil nach der Aufhebung des Risikoausgleichs bei Einheitsprämien die Anreize für die Kassen zu (unerwünschter) Risikoselektion insbesondere bei der zu erwartenden steigenden

---

[49] Giacomini et al., 1995.

Wettbewerbsintensität wieder verstärkt werden.[50] Die Jagd auf die Jungen, die guten Risiken, wird erneut einsetzen. Die Versicherer haben bei Einheitsprämien zudem weniger Anreize, für die Betagten kostengünstigere Versorgungsformen zu entwickeln. Diese Maßnahmen würden jedoch das größte Potential für Effizienzsteigerungen enthalten, weil die Gesundheitsausgaben im Alter stark ansteigen.

5. Wettbewersbehindernder Sozialausgleich

Nach dem neuen KVG sollen auch die Minderbemittelten Zugang zur Grundversicherung haben. Die im Gesetz zu diesem Zweck vorgesehene *gezielte Unterstützung der wirtschaftlich Schwachen* mittels Prämienzuschüssen ist grundsätzlich eine *sinnvolle* sozialpolitische Maßnahme. Nach dem neuen KVG sind die dazu vorgesehenen Gelder jedoch so großzügig ausgefallen, daß in der reichen Schweiz je nach Kanton bis zu zwei Drittel der Bevölkerung eine Prämienverbilligung erhalten können. Wie aus Tabelle 6.7 hervorgeht, verzichtete 1996 daher die Mehrheit der Kantone auf die volle Ausschöpfung der ihnen zustehenden Beiträge des Bundes. Anstatt wie vorgesehen 2,47 Mrd. Fr. wurden 1996 insgesamt nur 1,82 Mrd. Fr. für Prämienzuschüsse an wirtschaftlich Schwache eingesetzt.

Die genaue Ausgestaltung des Zuschußsystems fällt in den Zuständigkeitsbereich der Kantone. Es zeichnet sich daher eine große Vielfalt der gewählten Lösungen ab, wobei oft zu wenig darauf geachtet wird, daß auch für die wirtschaftlich Schwächeren *der Anreiz zur Wahl einer kostengünstigen Versicherungsvariante nicht verloren gehen* darf.

---

[50] Vgl. dazu auch Beck und Zweifel, 1996.

Tab. 6.7 Prämienverbilligung in der obligatorischen Krankenpflegeversicherung der Schweiz (gerundete Werte), 1996

Kanton	Reduktionsfaktor in %	Bundesbeiträge		Kantonsbeiträge		Total	
		Kürzungsbetrag	Beitrag nach Reduktion	Kürzungsbetrag	Beitrag nach Reduktion	Kürzungsbetrag	Beitrag nach Reduktion
		in Mio. Fr.					
ZH	50.0	123,4	123,4	84,7	84,7	208,0	208,0
BE	10.0	27,2	244,5	6,4	58,0	33,6	302,5
LU	50.0	48,0	48,0	11,2	11,2	59,1	59,1
UR	0.0	0,0	11,2	0,0	1,1	0,0	12,4
SZ	50.0	16,4	16,4	4,3	4,3	20,7	20,7
OW	50.0	4,9	4,9	0,6	0,6	5,4	5,4
NW	50.0	4,6	4,6	1,5	1,5	6,1	6,1
GL	50.0	5,5	5,5	1,4	1,4	6,9	6,9
ZG	50.0	7,4	7,4	8,2	8,2	15,6	15,6
FR	0.0	0,0	64,8	0,0	12,9	0,0	77,7
SO	50.0	32,1	32,1	9,3	9,3	41,4	41,4
BS	0.0	0,0	41,4	0,0	29,6	0,0	71,0
BL	43.0	27,0	35,7	10,8	14,3	37,7	50,0
SH	49.6	9,8	10,0	3,0	3,0	12,8	13,0
AR	35.0	5,5	10,2	1,2	2,2	6,6	12,3
AI	0.0	0,0	4,6	0,0	0,5	0,0	5,1
SG	50.0	59,1	59,1	18,0	18,0	77,1	77,1
GR	50.0	26,9	26,9	5,8	5,8	32,7	32,7
AG	50.0	67,6	67,6	23,4	23,4	91,1	91,1
TG	0.0	0,0	59,3	0,0	17,0	0,0	76,3
TI	0.0	0,0	84,4	0,0	19,6	0,0	104,0
VD	0.0	0,0	161,7	0,0	52,9	0,0	214,7
VS	0.0	0,0	87,2	0,0	6,2	0,0	93,3
NE	0.0	0,0	49,6	0,0	8,4	0,0	58,0
GE	0.0	0,0	82,4	0,0	55,1	0,0	137,4
JU	0.0	0,0	22,0	0,0	1,7	0,0	23,7
Total	26.5	465,2	1'364,8	186,7	450,8	654,9	1815,6

Quelle: Bundesamt für Sozialversicherung, 1998a.

Ansonsten werden die Wachstumschancen der Managed-Care-Organisationen beträchtlich vermindert. Zudem bestehen innerhalb der Kantone große Prämienunterschiede in der ordentlichen Grundversicherung, obwohl überall das identische Leistungspaket abgedeckt wird (vgl. Abb. 6.11).[51]

Eine detaillierte Evaluation der im Kanton Basel-Landschaft gewählten Subventionslösung hat ergeben, daß gerade für die wirtschaftlich Schwachen die Wahl einer günstigen Kasse mit spürbaren Entlastungen ihrer angespannten finanziellen Lage verbunden sein kann. Die Haushalte mit niedrigen Einkommen verfügen jedoch oft nicht

Abb. 6.11 Tiefste und höchste Prämie der Grundversicherung nach dem KVG in den Kantonen der Schweiz, 1998 (Erwachsene, teuerste Region, mit Unfall), in Franken

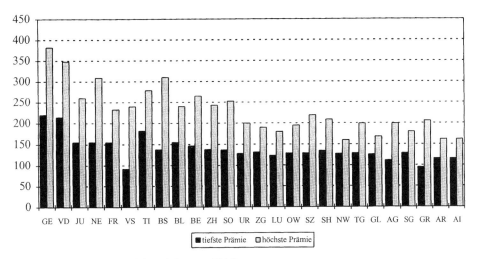

Quelle: Bundesamt für Sozialversicherung, 1998b.

---

[51] Bundesamt für Sozialversicherung, 1996.

über eine genügend große Mobilität, um die neu bestehenden Möglichkeiten eines Kassenwechsels auch wahrzunehmen. Die Kantone sollten deshalb durch gezielte Hilfestellungen ihren Einwohnern den Wechsel in eine günstige Kasse erleichtern (z.B. Informationen über die Prämien der verschiedenen Kassen, Merkblatt über das Vorgehen bei einem Wechsel, Musterbrief für den Eintritt in die neue und den Austritt aus der bestehenden Kasse).[52] Die durch das Bundesamt für Sozialversicherung im Herbst 1997 an alle Haushalte verteilte Broschüre[53] mit einer Übersicht der Möglichkeiten für Prämienersparnisse und verschiedenen Musterbriefen ist deshalb ein Schritt in die richtige Richtung.

6.4 Fazit: Politikversagen

Zusammenfassend kann festgehalten werden, daß es bislang weder in den USA noch in der Schweiz gelungen ist, die im "Consumer-Choice Health Plan" von Enthoven bereits vor zwanzig Jahren geforderten staatlichen Rahmenbedingungen für eine konsequente wettbewerbliche, aber trotzdem sozial verträgliche Ausrichtung des Gesundheitswesens zu realisieren.

Enthoven und Kronick versuchten im Jahr 1989 mit ihrem "Consumer-Choice Health Plan for the 1990s", Wege aufzuzeigen, wie man vom heutigen Zustand in den USA wenigstens schrittweise in die richtige Richtung gehen sollte. Aber auch diese Schritte ließen sich politisch (noch) nicht durchsetzen.

---

[52] Sommer und Bürgi, 1997.
[53] Bundesamt für Sozialversicherung, 1997c.

Es würde den Verhältnissen in den USA also nicht gerecht, einfach die hohen nationalen Ausgaben als Beweis für das Versagen der Wettbewerbsstrategie zu postulieren. Die USA sind ein riesiges, sehr heterogenes Land. Nur wenige Einzelstaaten haben konsequent auf die Karte Wettbewerb gesetzt. Aber nicht einmal dort wurden die von den Wettbewerbspromotoren geforderten staatlichen Rahmenbedingungen im Sinne von *Managed Competition* tatsächlich realisiert. Bevor man vorschnell das Versagen der Wettbewerbsstrategie postuliert, müßte man vielmehr von *Politikversagen* sprechen.

Im Gegensatz zu den USA gelang in der Schweiz Mitte der neunziger Jahre eine Reform des Krankenversicherungsgesetzes, die zumindest einige der wesesentlichen Elemente von Managed Competition enthält. Bei näherem Hinsehen stellt sich aber heraus, daß der Gesetzgeber auch eine Reihe planwirtschaftlicher und dirigistischer Maßnahmen in das neue Gesetz eingebaut hat, die zahlreiche Unklarheiten schaffen und die Einführung und Ausbreitung von Managed-Care-Organisationen stark behindern. Solange die nach wie vor bestehenden Wettbewerbsbarrieren nicht abgebaut werden, so lange wäre es naiv, darauf zu hoffen, daß die im schweizerischen Gesundheitswesen zweifellos vorhandenen Wirtschaftlichkeitsreserven dank Wettbewerbsdruck quasi automatisch ausgeschöpft würden. Wie in den USA ist auch im schweizerischen Gesundheitswesen weniger Marktversagen als vielmehr *Politikversagen* zu beobachten.

7. Planwirtschaftlich organisierte Gesundheitssysteme

Im folgenden soll zuerst idealtypisch ein planwirtschaftlich organisiertes Gesundheitswesen beschrieben werden (s. Abschnitt 7.1). Danach wird anhand von zwei konkreten Beispielen, nämlich von Großbritannien (s. Abschnitt 7.2) und von Schweden (s. Abschnitt 7.3), überprüft, ob und inwieweit derartige planwirtschaftliche Gesundheitssysteme in der Realität zu beobachten sind.

7.1 Idealtypisch organisiertes System

Die Vertreter der egalitären Position wollen für die Bevölkerung den Zugang zu Punkt A in Abbildung 6.3 (S. 120) sicherstellen. Sie lehnen jedoch die Idee ab, daß sich jeder einzelne – sofern er dafür entsprechend mehr zu bezahlen bereit ist – darüber hinaus in der breiten Zone des medizinisch anerkannten Praxisstils versichern darf.[1] Für sie ist die Garantie des Zugangs zu einer *einheitlichen* medizinischen Versorgung ein Grundrecht, das nicht durch die Zahlungsfähigkeit (und selbst die Zahlungs*willigkeit*) des einzelnen tangiert werden darf. Sie betrachten die medizinische Versorgung der Bevölkerung als *öffentliche* Aufgabe, und es muß im *politischen* Prozeß darüber entschieden werden, wieviel die Gesellschaft insgesamt für das Gesundheitswesen ausgeben will.

Auf der *Makroebene* muß demzufolge in einem ersten Schritt festgelegt werden, welcher Teil der verfügbaren öffentlichen Mittel im Vergleich zu anderen – als staatliche Aufgaben definierten – Verwendungszwecken wie Bildung, soziale Wohlfahrt, Landesverteidigung, Kultur etc. für das

---

[1] Williams, 1988.

Gesundheitswesen aufgewendet werden soll. Das Parlament entscheidet auf Antrag der Regierung über die Höhe der Mittelzuteilung. Dieses *Gesundheitsbudget* wird in einem zweiten Schritt auf die einzelnen Regionen und Bezirke des Landes verteilt, wobei dessen Einhaltung eine *sorgfältige Planung der Angebotskapazitäten* (Ärzte, Krankenhäuser, Medizintechnik etc.) erfordert.

Bei dieser Planung wird meist zwischen drei Stufen der Versorgung unterschieden (vgl. Abb. 7.1). Dabei umfaßt die *primäre* Versorgung die Behandlung häufig auftretender gesundheitlicher Beschwerden, wie beispielsweise Erkältungen, Verdauungsprobleme, Bluthochdruck oder Verstauchungen sowie gewisse präventive Maßnahmen (z.B. Impfungen), die 80 bis 90 % aller Arztbesuche ausmachen.[2] Erste Anlaufstelle dazu sind die meist in kleineren Gruppenpraxen arbeitenden *Allgemeinpraktiker*, die je nach Größe der Gruppenpraxis ca. 5 000 bis 50 000 Personen betreuen. Sie arbeiten in der Grundversorgung eng mit paramedizinischem Personal wie Gesundheitsschwestern, Gemeindeschwestern oder Hebammen zusammen. Als sogenannte *Gatekeeper* sind sie für eventuell notwendige Überweisungen an ihre spezialisierten Kollegen verantwortlich. Die Patienten müssen – außer in Notfällen – zuerst ihren Hausarzt aufsuchen. Der direkte Zugang zu einem Spezialisten ist der Bevölkerung somit verwehrt.

Die in der *sekundären* Versorgung tätigen Ärzte sind auf Innere Medizin, Pädiatrie, Neurologie, Psychiatrie, Gynäkologie oder allgemeine Chirurgie spezialisiert. Sie sind Angestellte der Bezirkskrankenhäuser und betreuen neben den stationären Patienten auch die von den Allgemeinpraktikern an

---

[2] Bodenheimer und Grumbach, 1995.

Abb. 7.1 Idealtypische planwirtschaftliche Organisation des Gesundheitswesens

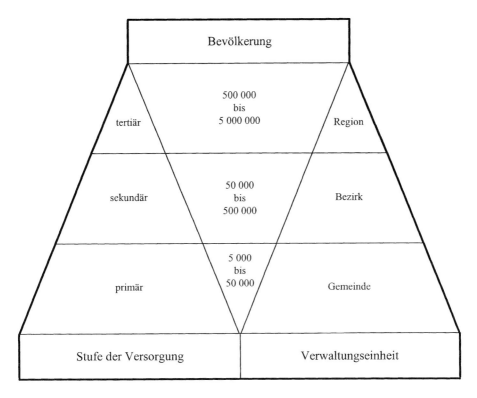

Quelle: Bodenheimer und Grumbach, 1995.

sie überwiesenen Patienten auf ambulanter Basis. Diese Bezirkskrankenhäuser werden in der Regel für ein Einzugsgebiet von 50 000 bis 500 000 Personen geplant.

Die anspruchsvollsten Fälle werden schließlich in der *tertiären* Versorgung in entsprechend ausgerüsteten Krankenhäusern behandelt, wo auch Subspezialitäten wie Kardiologie, Herzchirurgie, Allergologie und klinische Immunologie, Neurochirurgie usw. vertreten sind. Diese tertiären Zentren weisen ein Einzugsgebiet von 500 000 bis 5 Millionen Personen auf.

Die Vertreter der egalitären Position wollen planwirtschaftlich organisierte Gesundheitssysteme aus Gerechtigkeitsgründen und sie über (progressive) Steuern finanzieren. Damit das auf der Makroebene vorgegebene Budget eingehalten werden kann, werden den Institutionen (z.B. Krankenhäuser, Pflegeheime) mit einem Leistungsauftrag verbundene Budgets vorgegeben, die Spezialisten mit entsprechendem fixem Gehalt in den jeweiligen Krankenhäusern angestellt und die Allgemeinpraktiker hauptsächlich mittels einer pro eingeschriebenem Mitglied vergüteten Pro-Kopf-Pauschale entschädigt. Die Patienten müssen zwar außer in Notfällen zuerst den Allgemeinpraktiker aufsuchen, auf dessen Liste sie sich eingetragen haben, sie sollen aber möglichst über keinerlei Selbstbeteiligungen am Zugang zur medizinischen Versorgung gehindert werden.

Planwirtschaftlich organisierte Gesundheitssysteme basieren auf einer Reihe *wesentlicher, oft implizit gemachter Annahmen:*

- Das Parlament ist in der Lage, genau die richtige Summe zu definieren, die im Gesundheitswesen im Vergleich zu anderen Verwendungszwecken aus den verfügbaren knappen Mitteln eingesetzt werden soll, um den gesamtgesellschaftlichen Nutzen zu maximieren.

- Der garantierte Zugang zu einer Einheitsversorgung wiegt die stark eingeschränkte Handlungs- und Wahlfreiheit des einzelnen mehr als auf.

- Die Bevölkerung sucht trotz "Gratis"-Behandlungen den Arzt nicht wegen Bagatellen auf und beharrt nicht auf aus medizinischer Sicht unnötigen Überweisungen.

- Die Allgemeinpraktiker überweisen aufwendige Fälle nicht möglichst schnell an Spezialisten oder in Krankenhäuser, obwohl sie einen finanziellen Anreiz (Pro-Kopf-Pauschalen) dazu hätten.

- Es stellt für die Spezialisten eine genügend große Motivation dar, im öffentlichen Dienst ein (bescheidenes) Salär zu beziehen, um ihre Patienten sowohl qualitativ hochstehend als auch so kostengünstig wie möglich zu behandeln.

- Die Krankenhäuser nutzen konsequent im Rahmen ihrer vorgegebenen Budgets alle Möglichkeiten der Effizienzsteigerung und weisen (im Dienste der Allgemeinheit) selbst dann Budgetunterschreitungen aus, wenn sie deshalb in der kommenden Periode mit einem entsprechend niedrigeren Budget rechnen müssen.

In den folgenden beiden Abschnitten werden an den Beispielen Großbritanniens und Schwedens die mit planwirtschaftlich organisierten Gesundheitssystemen gemachten Erfahrungen illustriert.

7.2 Das britische Gesundheitssystem

Das britische Gesundheitssystem weist viele der in Abschnitt 7.1 idealtypisch beschriebenen Merkmale planwirtschaftlich organisierter Gesundheitssysteme auf.

7.2.1 Der National Health Service

Fast die gesamte medizinische Versorgung findet in Großbritannien im Rahmen des 1948 geschaffenen *National Health Service (NHS)* statt. Der nationale Gesundheitsdienst gewährt allen Bürgern unabhängig von

Beitragszahlungen oder Staatsangehörigkeit im Bedarfsfall medizinische Leistungen im Bereich der ambulanten und stationären Versorgung.

Finanziert wird der NHS zum überwiegenden Teil aus *allgemeinen Steuermitteln*, die etwa 82 % der Einnahmen ausmachen.[3] Folglich steht der NHS bei der Mittelzuteilung in Konkurrenz mit den anderen als Staatsaufgaben definierten Verwendungszwecken (z.B. soziale Wohlfahrt, Bildung, Landesverteidigung etc.). In Großbritannien wurde nie der Anschein erweckt, man könne auf der Makroebene exakt die "richtige" Summe definieren, die im Gesundheitswesen im Vergleich zu anderen Verwendungszwecken aus den verfügbaren knappen Mitteln eingesetzt werden sollte, um den gesamtgesellschaftlichen Nutzen zu maximieren. Statt dessen stützte man sich aufgrund der prekären Datenlage bei der Festlegung des Budgets zwangsläufig in erster Linie darauf, wieviel in den vorangegangenen Jahren ausgegeben wurde. Weiter spielen die aktuelle Lage der Staatsfinanzen, das politische und das wirtschaftliche Umfeld sowie das Ausmaß der Zufriedenheit bzw. Unzufriedenheit aller Beteiligten mit ihrem nationalen Gesundheitsdienst eine Rolle. In der Praxis bedeutet dies, daß das Budget des Vorjahres in der Regel um die erwartete Inflationsrate und einen realen, die demographische Alterung und das Wachstum der medizin-technischen Möglichkeiten berücksichtigenden Aufstockungsbetrag erhöht wird.[4]

---

[3] Knapp 2 % der Mittel steuern die für einige Dienstleistungen und Rezepte bestehenden Kostenbeteiligungen der Patienten bei. Ein Großteil der Patienten wird allerdings aus sozialen Gründen selbst von bescheidenen Kostenbeteiligungen befreit. Die restlichen Einnahmen stammen aus Beiträgen der obligatorischen Sozialversicherungen (Appleby, 1997).

[4] Appleby, 1997.

Diese vom Parlament bewilligten Budgets wurden häufig überzogen und durch nachträglich bewilligte Aufstockungen ausgeglichen. Dies änderte sich 1976, als der International Monetary Fund eine Kreditzusage an das krisengeschüttelte Großbritannien mit harten Konsolidierungsauflagen verband. Seitdem unterliegt das Budget des NHS einer Deckelung, die allerdings nur für den Bereich der Krankenhäuser und Gemeindedienste strikt gilt, die etwa 70 % der Ausgaben beanspruchen.[5]

Das von der Regierung beantragte und vom Parlament bewilligte Budget des NHS (1997/98: 44 Mrd. Pfund) wird in einer zweiten Phase auf die einzelnen Regionen (14 Regional Health Authorities) verteilt. Erst als immer deutlicher wurde, daß große Versorgungsunterschiede zwischen den einzelnen Regionen bestanden, wurde in den siebziger Jahren die *regionale Verteilung* der Ressourcen einer bewußten Steuerung unterworfen. Ziel war, die Mittel dorthin zu lenken, wo der Bedarf am größten ist, und die (historisch gewachsenen) regionalen Ungleichheiten der Versorgung im Laufe der Zeit abzubauen. Zur Erarbeitung einer am Bedarf orientierten Allokationsformel wurde eine *Resource Allocation Working Party (RAWP)* eingesetzt. Sie legte 1976 einen Verteilschlüssel vor, der sich an der Bevölkerungszahl und -struktur sowie an Morbiditäts- und Mortalitätsraten als Indikatoren des Bedarfs orientierte. Auf die Möglichkeit, bei der Bedarfsermittlung auf die tatsächliche Inanspruchnahme von Gesundheitsleistungen abzustellen, wurde ausdrücklich verzichtet, weil man befürchtete, den tatsächlichen Bedarf aufgrund angebotsinduzierter Nachfrage zu hoch zu bewerten oder aufgrund von Versorgungsengpässen zu unterschätzen.[6]

---

[5] Alber, 1992.
[6] Department of Health and Social Security (DHSS), 1976.

Den rechnerischen Ausgangspunkt der RAWP-Formel bildet die prognostizierte regionale Durchschnittsbevölkerung (vgl. Abb. 7.2). Da nur rudimentäre Morbiditätsstatistiken vorhanden waren, kam die Arbeitsgruppe pragmatisch zu dem Schluß, daß regionale Unterschiede in der Mortalität auch Unterschiede in der Morbidität abbilden würden. Die Sterblichkeit wurde in Form altersstandardisierter Mortalitätsraten operationalisiert, unterschieden nach ICD-Hauptgruppen[7] und Geschlecht. Die Arbeitsgruppe mußte allerdings zugeben, daß die Stärke des Zusammenhangs zwischen Mortalität und Bedarf an medizinischen Leistungen nur geschätzt werden könne. In Ermangelung entsprechender Untersuchungsergebnisse wurde eine Relation von 1 : 1 angenommen.

Als weiterer Gewichtungsfaktor für die Budgetzuteilung wurde die durchschnittliche Hospitalisationshäufigkeit, differenziert nach Alter und Geschlecht, in die RAWP-Formel aufgenommen. Bezüglich der Frage, inwieweit Aufwendungen für die gleiche medizinische Versorgung durch regional abweichende Lohnniveaus, Mieten, Kosten für externe Leistungen etc. beeinflußt werden, kam die Arbeitsgruppe zu dem Schluß, daß einzig für die Hauptstadtregion die Übernahme eines bereits anderweitig erprobten Korrekturfaktors (sog. London Weighting on Salaries) gerechtfertigt sei.

In ihrem Abschlußbericht räumte die Arbeitsgruppe zwar ein, daß davon auszugehen sei, daß der Faktor "soziale Benachteiligung" (deprivation) einen meßbar steigernden Einfluß auf den Umfang der nachgefragten Gesundheitsleistungen habe. Sie empfahl jedoch nicht, einen gesonderten

---

[7] ICD: International Classification of Diseases.

7. Planwirtschaftlich organisierte Gesundheitssysteme

Abb. 7.2 Berechnung der regionalen Budgets nach der RAWP-Formel

---
Schritt 1:
Prognostizierte regionale Bevölkerung (Jahresmittelwert)

Schritt 2:
Getrennt für sieben Leistungsgruppen, jeweils differenziert nach Alter und Geschlecht:
- Gewichtung nach (landes-)durchschnittlichem Ressourcenverbrauch
- Multiplikation mit standardisierten Mortalitätsraten, differenziert nach ICD-Hauptgruppen
- Bereinigung um grenzüberschreitende Patientenströme

Schritt 3:
Sieben gewichtete Populationen, die entsprechend den Aufwendungen für jede Leistungsgruppe kombiniert werden

Schritt 4:
Bei Bedarf Bereinigung für regionale Kostenunterschiede (London Weighting on Salaries)

Schritt 5:
Anhand der gewichteten Populationen ermittelte regionale Anteile am verfügbaren nationalen Leistungsbudget

Schritt 6:
Tatsächliche Regionalbudgets, schrittweise angenähert an die in Schritt 5 ermittelten Budgets

---

Quelle: DHSS, 1976.

Deprivationsfaktor in die Berechnung aufzunehmen. Vielmehr wurde vorgebracht, einer sozialen Benachteiligung könne besser im Einzelfall Rechnung getragen werden, indem den Regional Health Authorities ein größerer Spielraum bei der Verteilung des Budgets auf die einzelnen Bezirke eingeräumt werde.

Anhand des so gewonnenen Algorithmus wurden seit der Implementation im Haushaltsjahr 1977/78 für jede der 14 Regionen Zielgrößen innerhalb des Gesamtbudgets ermittelt. Es zeigte sich, daß die vier Themseregionen weit oberhalb der ermittelten Zielgrößen lagen. Der demzufolge vorzunehmende Umverteilungsprozeß von London zum Norden wurde jedoch aus Gründen der politischen Opportunität abgeschwächt. Der Anwendungsbereich der RAWP-Formel wurde lediglich auf die Verteilung der jährlichen Zuwächse des Gesamtbudgets begrenzt. Trotzdem wurden die Disparitäten im Laufe der Zeit abgebaut. Lag das Budget der gemäß RAWP-Formel am höchsten überfinanzierten Regionen 1977/78 noch knapp 15 % über und das der benachteiligtsten 11 % unter der bedarfsgerechten Finanzierung, hatte sich dieser Abstand zehn Jahre später auf 7 bzw. 4 % reduziert.[8] Mit dieser Mittelzuteilung waren jedoch keine Auflagen darüber verbunden, wie die regionalen Behörden diese Gelder im einzelnen zu verwenden hatten.

Die Budgetverteilung nach der RAWP-Formel löste insbesondere in den als überversorgt geltenden Regionen massive Kritik aus, wobei im wesentlichen die folgenden drei Argumente vorgebracht wurden:

1) Der von der RAWP-Arbeitsgruppe angenommene enge Zusammenhang zwischen regionaler Morbidität und den verwendeten Morta-

---

[8] Brand und Menke, 1997.

litätsstatistiken wurde bezweifelt. Insbesondere wurde bemängelt, daß die zunehmende Bedeutung chronischer Erkrankungen, die durch eine geringe Sterblichkeit bei relativ hohen Aufwendungen für Gesundheitsleistungen charakterisiert seien, vernachlässigt werde.

2) Die in der RAWP-Formel ausdrücklich nicht berücksichtigte soziale Deprivation würde nach Ansicht der Kritiker ein erhebliches Maß der regionalen Schwankungen des Bedarfs an medizinischen Leistungen erklären.

3) Die 1 : 1 – Gewichtung des Verhältnisses der standardisierten Mortalitätsraten und der regionalen Bedarfsschwankungen wurde als willkürlich und empirisch nicht haltbar bezeichnet.[9]

Trotz dieser Kritiken wurde die RAWP-Formel bis zu Beginn der neunziger Jahre jedoch mehrmals nur geringfügig modifiziert.

Mit den auf diese Weise den Regionen zugeteilten Mitteln wird im wesentlichen die medizinische Versorgung der Briten finanziert. Der umfassende Mitgliederkreis und der Leistungskatalog des National Health Service lassen der *Privatmedizin* nur wenig Raum. 1994 waren ca. 6 Mio. Briten, rund 12 % der Bevölkerung, privat versichert.[10] Der Abschluß einer Privatversicherung entbindet jedoch nicht von der Mitfinanzierung des NHS (Steuerfinanzierung). Die Privatversicherung wird in Großbritannien eher als *Ergänzung* denn als Alternative zum NHS verstanden. In der Regel werden Privatversicherungen in der Hoffnung abgeschlossen, die im Falle bestimmter Operationen oft monatelangen Wartezeiten zu verkürzen und/oder den bescheidenen Komfort vieler britischer Hospitäler

---

[9] Brand und Menke, 1997.
[10] Levit et al., 1996.

etwas verbessern zu können (z.B. Einbettzimmer). Mittlerweile werden rund 20 % aller Wahloperationen im privaten Sektor erbracht.[11]

Die durch den NHS finanzierte medizinische Versorgung ruht im wesentlichen auf zwei Säulen: Einerseits den *Hospital and Community Health Services (HCHS)*, worunter neben Krankenhausleistungen beispielsweise gemeindenahe Säuglings- und Mutterbetreuung, Zahnvorsorge oder Familienberatung eingeordnet werden, sowie andererseits den *Family Practice Services (FPS)*, worunter insbesondere die niedergelassenen Allgemeinärzte – General Practitioners – fallen. Die HCHS beanspruchen etwa 75 % und die FPS etwa 22 % des NHS-Budgets.[12]

Der *General Practitioner (GP)* nimmt in Großbritannien eine *Schlüsselrolle* ein, weil der Patient in der Regel nur über ihn Zutritt zum System der medizinischen Versorgung erhält. Jeder Einwohner über 16 Jahre kann sich bei einem Arzt seiner Wahl in die Patientenliste einschreiben. Ein Arztwechsel war bis zu Beginn der neunziger Jahre dann möglich, wenn jemand umzog oder von seinem Arzt und dem zuständigen Family Practitioner Committee einen Antrag auf Wechsel genehmigt erhielt. Seit 1991 ist der Arztwechsel auch ohne Genehmigung möglich.

Die Zahl der auszubildenden GPs wird von der Regierung auf nationaler Ebene mittels der Zahl der Zulassungen zum Medizinstudium und der Spezialisierungsmöglichkeiten festgelegt. Das Medical Practices Committee versucht, die regionale Verteilung der Ärzte zu steuern, wobei die Skala der Regulierungsmaßnahmen von der finanziellen Förderung bis zum Verbot der Niederlassung reicht.

---

[11] Hassell, 1997.
[12] Die restlichen 3 % werden für die zentralen Dienste und für Verschiedenes verwendet (Appleby, 1997).

Jeder GP erhält pro eingeschriebenes Mitglied eine nach Region und Alter abgestufte Pro-Kopf-Pauschale als Garantiesumme sowie verschiedene Zulagen und Sondervergütungen für spezielle Leistungen. Da außerdem durch diverse Subventionen jahrelang Praxisgemeinschaften gezielt gefördert wurden, praktizieren heute die meisten GPs in Gruppenpraxen. Bezüglich der Art der verordneten Medikamente genossen die GPs bis 1985 eine uneingeschränkte Verordnungsfreiheit. Seither wird jedoch in Großbritannien versucht, die Menge der auf Kosten des NHS verschreibungsfähigen Arzneimittel durch Positiv- und Negativlisten zu begrenzen und soweit wie möglich zur Verordnung von Generika überzugehen.

Überschreitet ein GP im Vergleich zu seinen Kollegen des jeweiligen Bezirks die durchschnittlichen Medikamentenkosten pro Patient erheblich, wird er von Amtsärzten der regionalen Gesundheitsbehörde besucht, die seine Verordnungsweise mit ihm erörtern. Ändert er seine Verschreibungsgewohnheiten nicht, muß er mit Sanktionen rechnen, die bis zu Regreßzahlungen gehen können. Die Praxen der GPs weisen nur eine Grundausstattung auf. Der NHS finanziert dem GP weder die Investitionsmittel für aufwendige Verfahren, noch honoriert er die entsprechenden Leistungen separat. Daher setzt der GP außer Stethoskop und Blutdruckmeßgerät kaum medizintechnische Geräte ein.[13]

Werden differenziertere Diagnoseverfahren und/oder Behandlungsmethoden notwendig, muß der GP seinen Patienten an einen Facharzt *(Consultant)* überweisen. Diese Ärzte sind in einem Krankenhaus angestellt. Sie behandeln sowohl die ihnen ambulant zugewiesenen als auch die hospitalisierten Patienten. Sie beziehen ein nach dem Senioritätsprinzip abgestuftes Einkommen. Die Einkommen der britischen Ärzte sind

---

[13] Alber, 1992.

im internationalen Vergleich niedrig. Immerhin können die im Krankenhaus tätigen *Consultants* ihr Gehalt durch zum Teil beträchtliche Zusatzeinkünfte aus privatärztlicher Tätigkeit aufbessern.[14]

Die durch die Vorgabe verbindlicher Budgets finanzierten britischen Krankenhäuser sind somit nicht nur für die stationäre Versorgung zuständig, sondern sie übernehmen auch die gesamte fachärztliche Behandlung. Deshalb spielt die ambulante Versorgung im britischen Krankenhauswesen eine größere Rolle als in anderen Ländern, wobei zwischen der stationären Versorgung im eigentlichen Sinn (in-patient services), den tagesklinischen Leistungen (day-patient services) und der ambulanten Behandlung (out-patient services) unterschieden wird. Die im internationalen Vergleich sehr niedrige Krankenhausbelegung wird unter anderem dadurch erreicht, daß in Großbritannien der ambulante und der stationäre Sektor *eng verzahnt* sind. Die Krankenhäuser behandeln ihre Patienten in der Regel prä- und poststationär ambulant, und die Kommunen verfügen über ein ausgebautes System mit Gemeindeschwestern, die nach der Krankenhausentlassung bei der häuslichen Pflege assistieren können.

Die technologische Ausstattung vieler britischer Krankenhäuser gilt im internationalen Vergleich als eher bescheiden. Die Vorgabe prospektiv gesetzter Budgets bremst die Verbreitung kostspieliger Medizintechnik offensichtlich weit stärker, als dies Finanzierungssysteme mit retrospektiver Bezahlung durch Dritte zu tun in der Lage sind. Die Budgetfinanzierung verlangsamt vermutlich auch Innovationen, da neue Verfahren nicht einfach zusätzlich finanziert werden können, sondern sich im Kampf um knappe Mittel gegen den Widerstand der Vertreter der

---

[14] Alber, 1992.

bereits etablierten Dienste durchsetzen müssen. Zudem steht in Großbritannien in der medizinischen Ausbildung die klinische Praxis und nicht die medizinische Forschung im Vordergrund. Es entstehen deshalb geringere Triebkräfte für eine technologische Expansion als beispielsweise in den weit stärker forschungsorientierten USA.[15]

7.2.2 Die Schaffung interner Märkte

Der NHS hatte seit jeher mit folgenden Problemen zu kämpfen:

- Obwohl der NHS auf den ersten Blick wie eine riesige HMO mit integrierter Finanzierungs- und Leistungsverantwortung erscheint, ist er alles andere als ein monolithischer Block. Die im Laufe der Jahre mehrfach reformierten Organisationsstrukturen des NHS zeichnen sich vor allem durch komplexe Vielfachsteuerungen und *schwerfällige bürokratische Abläufe ohne klare Verantwortlichkeiten* aus. Obwohl verschiedentlich versucht wurde, die Managementkapazitäten im NHS zu stärken, konnten sich insbesondere die Consultants in den Krankenhäusern ihre klinischen Freiheiten bewahren. So gelang es beispielsweise in den Hospitälern nie, finanzielle und medizinische Daten so zu verknüpfen, daß Aussagen über die Effizienz der Klinikbehandlung überhaupt möglich wurden. Ebensowenig wurden die erbrachten medizinischen Leistungen einer ernsthaften Qualitätskontrolle unterworfen.[16] Typisch ist auch, daß technisch interessante, prestige- und karrierefördernde Fälle von den Consultants bevorzugt behandelt werden.[17]

---

[15] Alber, 1992.
[16] Glennerster, 1997.
[17] Frankel und West, 1993.

- Die im internationalen Vergleich niedrigen Gesundheitsausgaben erreichen die Briten mit verbindlichen Budgetvorgaben und einer darauf abgestimmten (restriktiven) Planung ihrer Kapazitäten. Dies führt jedoch vor allem für elektive, nicht dringende Operationen zu *langen Wartelisten*. Wie aus Abbildung 7.3 hervorgeht, weist zwar die Zahl der stationär zu behandelnden Patienten auf den Wartelisten englischer Krankenhäuser in jüngster Zeit eine sinkende Tendenz auf, dafür vergrößerten sich aber die Listen der Patienten, deren Eingriffe auf ambulanter Basis durchgeführt werden sollen.[18]

Abb. 7.3 Wartelisten in englischen Krankenhäusern, 1980–1996

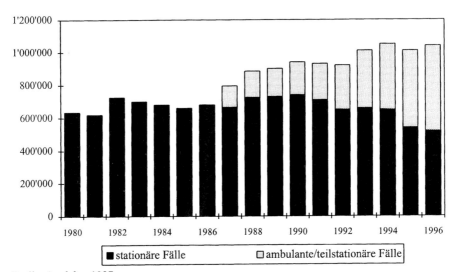

Quelle: Appleby, 1997.

---

[18] 1996 wurden in den englischen Krankenhäusern rund 8,3 Mio. Patienten stationär und ca. 2,3 Mio. ambulant behandelt. Alle als dringend eingestuften Fälle werden sofort behandelt. 57 % der Wahloperationen wurden innerhalb von acht Wochen vorgenommen. Ende 1996 warteten 21 900 Engländer seit mehr als einem Jahr auf ihren Eingriff (Appleby, 1997).

Die Länge der Wartelisten wird in England zwar immer wieder zum Politikum, stellt aber kein sehr aussagekräftiges Maß für Versorgungsmängel dar. Die Statistik beruht auf Meldungen der Consultants, die ein Interesse daran haben, ihre Abteilungen als unterausgestattet darzustellen, um die eigenen Chancen im Kampf um knappe Mittel zu verbessern. Eine lange Warteliste erhöht zudem ihre Reputation und mag vermehrt Patienten dazu zu bewegen, sie auf privater Basis zu konsultieren, was für die Fachärzte mit entsprechenden Mehreinnahmen verbunden ist. Detaillierte Analysen der Wartelisten deuten denn auch darauf hin, daß diese in der Größenordnung von 20 bis 30 % künstlich aufgebläht sind.[19] Unbestritten ist jedoch, daß trotzdem Wartezeiten von mehreren Monaten für bestimmte Eingriffe wie künstliche Hüftgelenke, Katarakt-, Mandel- oder Varizenoperationen, Leistenbrüche und Sterilisationen üblich sind.

- Bei den im internationalen Vergleich niedrigen Gesundheitsausgaben in Großbritannien wäre es um so wichtiger, dafür zu sorgen, daß das NHS-Budget so effizient wie möglich eingesetzt wird. Bis zu Beginn der neunziger Jahre bestanden jedoch in Großbritannien für die Leistungserbringer *keinerlei Anreize zu effizientem Verhalten*. Beispielsweise haben die größtenteils mittels Pro-Kopf-Pauschalen finanzierten britischen Grundversorger einen Anreiz, aufwendige Fälle möglichst schnell an Spezialisten in die Krankenhäuser zu überweisen. Wenn ein Hospital dank einer Steigerung der Effizienz seiner Betriebsabläufe die vorgegebenen budgetierten Mittel nicht ausschöpft, so bleiben sie ihm nicht erhalten. Für derartige (an sich positive) Budgetunterschreitungen werden die Kliniken im Gegenteil geradezu bestraft, weil in der

---

[19] Frankel und West, 1993.

folgenden Budgetierungsperiode von einer entsprechend tieferen Basis ausgegangen wird. Die Krankenhäuser werden demnach zur vollständigen Ausschöpfung ihrer Mittelzuweisungen verleitet, unabhängig davon, ob sie wirklich gebraucht werden oder nicht. Darüber hinaus hängt die Höhe des vorgegebenen fixen Budgets nicht von der Zahl der effektiv behandelten Patienten ab. Ein Krankenhaus, das seine Produktivität steigert und mehr Patienten behandelt, erhält deshalb keine höhere Mittelzuteilung. Schließlich wird eine lokale Behörde geradezu bestraft, wenn sie in ihrem Gebiet ein qualitativ erstklassiges Zentrum für bestimmte spezialisierte Leistungen aufbaut, das auch für Patienten aus anderen Regionen attraktiv ist. Nach der RAWP-Formel wird sie für eventuelle Zuweisungen nämlich nur mit den geschätzten Durchschnittskosten der jeweiligen Spezialität entschädigt, was wesentlich weniger sein kann als die effektiv anfallenden Kosten, weil vor allem die schwereren Fälle in diese Zentren überwiesen werden.[20]

- Ökonomisch gesprochen sollte die Zuteilung des NHS-Budgets an die einzelnen Regionen in der Weise erfolgen, daß mit dem letzten erhaltenen Pfund in jeder Region der gleiche zusätzliche Nutzen erzielt werden kann. Mit Hilfe der RAWP-Formel wollten die Briten die historisch gewachsenen Versorgungsunterschiede zwischen den einzelnen Regionen zumindest schrittweise abbauen. Empirische Untersuchungen zeigen jedoch, daß Ende der achtziger Jahre in den verschiedenen Regionen nach wie vor je nach Indikation teilweise exorbitante Unterschiede bezüglich der Inanspruchnahme medizinischer Leistungen und bezüglich des Gesundheitszustandes der jeweiligen Bevölkerungsgruppen bestanden. Obwohl sich der Gesundheitszustand

---

[20] Enthoven, 1985.

der britischen Bevölkerung in den achtziger Jahren insgesamt verbessert hatte, konnten neben den regionalen insbesondere auch die schicht- und berufsspezifischen Unterschiede kaum verringert werden. Da die Mortalitätsraten in den höheren Berufsklassen im Zeitablauf stärker sanken als jene in den tieferen, und da gleichzeitig in den unteren Schichten die Zahl der chronischen Erkrankungen überproportional zunahm, vergrößerten sich im Gegenteil diese Unterschiede sogar noch.[21]

- Die Freiheiten der NHS-Patienten beschränken sich im Grunde auf die Wahl ihres Hausarztes. Die Gefahr für diese Leistungserbringer, unzufriedene Patienten an ihre Konkurrenten zu verlieren, war im NHS jahrelang praktisch nicht existent. Entsprechend gilt der NHS als *wenig kundenorientiert,* und die Ärzte praktizieren einen *patriarchalischen* Behandlungsstil. Typisch ist auch der bescheidene Hotelkomfort der meisten britischen Spitäler. Der NHS-Patient liegt in "wards", das sind große, meist schlecht belüftete oder unzureichend geheizte Räume mit 20 und mehr Betten. Die Instandhaltung der Bauten und Geräte läßt oft zu wünschen übrig, weil die mit der Einführung der strikten Deckelung der Budgets notwendig werdenden Einsparungen bevorzugt im Bereich der Instandsetzungsarbeiten vorgenommen werden, um den von starken Gewerkschaften verteidigten Personaletat nicht antasten zu müssen.[22] Obwohl die Briten mehrheitlich die Existenz des NHS nicht grundsätzlich in Frage stellen, sprachen sich in einer 1990 durchgeführten repräsentativen Umfrage immerhin 52 % für fundamentale Änderungen

---

[21] Townsend und Davidson, 1992; Whitehead, 1992.
[22] Alber, 1992.

in ihrem Gesundheitssystem aus, um dessen Leistungsfähigkeit zu verbessern.[23]

Vor diesem Hintergrund setzte die Regierung Thatcher Ende der achtziger Jahre zu einer *fundamentalen Reform des NHS* an, mit der sowohl die Stellung des Patienten als auch die Effizienz der Leistungserbringung im NHS erhöht werden sollte. Zu diesem Zweck wurden einerseits in dem im Januar 1989 veröffentlichten Bericht *Working for Patients* die Rechte der Patienten explizit definiert (vgl. Abb. 7.4). Auf der anderen Seite wurden – basierend auf den Überlegungen des amerikanischen Ökonomen Enthoven[24] – mit der 1991 in Kraft gesetzten *NHS and Community Care Bill* die Funktionen der Finanzierung und der Leistungserbringung getrennt. Diese Reformbestrebungen führten Mitte der neunziger Jahre zu der in Abbildung 7.5 dargestellten Struktur des NHS.

Folgende wichtigste Änderungen wurden vorgenommen:

1) *Health Authorities als Leistungseinkäufer*

    Den zuständigen lokalen Gesundheitsbehörden wurde die direkte Verwaltung der Versorgungseinrichtungen entzogen; sie müssen neu für die Bevölkerung in ihrem Zuständigkeitsbereich Leistungen der medizinischen Versorgung per Ausschreibung *einkaufen*. Dadurch sollen die bisherige Dominanz der Anbieter medizinischer Leistungen im NHS durchbrochen, die Präferenzen der Bevölkerung besser berücksichtigt und die Effizienz und Qualität gesteigert werden.

---

[23] 17 % der Befragten sprachen sich für eine vollständige Neuorganisation des britischen Gesundheitswesens aus (Blendon et al., 1990).

[24] Enthoven, 1985.

7. Planwirtschaftlich organisierte Gesundheitssysteme

Abb. 7.4 Charta für NHS-Patienten

NHS- Patienten haben das Recht,

1. medizinische Leistungen auf der Basis ihres klinischen Bedarfs, unabhängig von ihrer Zahlungsfähigkeit, zu erhalten,

2. auf die Liste eines General Practitioners (GP) aufgenommen zu werden,

3. jederzeit bei Bedarf die zuständigen Notfalldienste beanspruchen zu können,

4. an einen Facharzt überwiesen zu werden, der für den Patienten akzeptabel ist, wenn der GP eine solche Überweisung als notwendig erachtet, und eine zweite Meinung einholen zu dürfen, wenn der Patient und der GP dies für wünschenswert halten,

5. eine verständliche Erklärung aller vorgeschlagenen Behandlungen, inklusive möglicher Risiken und Alternativen, zu erhalten,

6. ihre Krankengeschichten einzusehen, deren Inhalt für das NHS-Personal vertraulich ist,

7. zu bestimmen, ob sie an medizinischen Forschungs- und Ausbildungsprojekten teilnehmen wollen,

8. detailliert über die lokalen Gesundheitsdienste, inklusive über Qualitätsstandards und maximale Wartezeiten, informiert zu werden,

9. auf keinen Fall länger als zwei Jahre auf einen Eingriff warten zu müssen,

10. bei eventuell anfallenden Beschwerden eine prompte schriftliche Antwort des zuständigen Chefs zu erhalten.

Quelle: Light, 1997.

Damit die Behörde für diese Aufgabe besser gerüstet ist, wurden die bestehenden Doppelspurigkeiten abgebaut und entsprechende Managementkapazitäten aufgebaut. Insbesondere wurden mit dem *Health Authorities Act* von 1995 die Regional Health Authorities abgeschafft

Abb. 7.5 Die neue Struktur des NHS, 1996

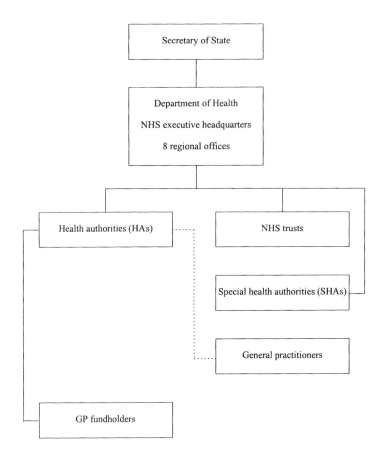

Quelle: Ham, 1997a.

sowie die District Health Authorities und die Family Health Services zusammengeschlossen. Diese neu geschaffene lokale Behörde (Health Authorities) erhält nach wie vor vom nationalen Gesundheitsdepartment ein fixes Budget zugeteilt. Die RAWP-Formel wurde 1990/91 durch ein neues Modell der Budgetverteilung ersetzt, das im wesentlichen auf altersstandardisierten Kopfpauschalen beruhte. 1996/97 wurde dieses Modell jedoch wieder stark verfeinert, wobei insbesondere das seit Jahren geforderte Merkmal der sozialen und ökonomischen Deprivation in die Formel eingebaut wurde.[25]

2) *Schaffung selbstverwalteter NHS-Trusts als Leistungserbringer:*
Bisher staatlich verwaltete Krankenhäuser sind nicht mehr bloße Verwaltungseinheiten des NHS, sondern sie wurden organisatorisch unabhängig (NHS-Trusts). Sie müssen neu um Aufträge der Health Authorities konkurrieren, die grundsätzlich auch außerhalb ihrer Region stationäre Leistungen einkaufen können. Die NHS-Trusts können neben den stationären auch weitere Leistungen (z.B. für bestimmte Patientengruppen wie psychisch Kranke, Hauspflege, Notfalldienste etc.) anbieten. Die Höhe des Budgets und alle übrigen Vorgaben (z.B. bezüglich der Qualität) werden zwischen den Health Authorities und dem NHS-Trust ausgehandelt. Die NHS-Trusts werden zwar bezüglich der Einhaltung der Vorgaben von der zuständigen Verwaltungsstelle (NHS Executive) weiterhin überwacht, sie sind aber in der internen Führung viel freier als früher. Beispielsweise sind sie neu bezüglich des Personalbestandes und der Höhe der Löhne selbst zuständig. 1996 übernahmen in Großbritannien mehr als 400 derartige NHS-Trusts praktisch die gesamte stationäre Versorgung des NHS.[26]

---

[25] Appleby, 1997.
[26] Ham, 1997a.

3) *Einführung des GP-Fundholding*

Seit 1991 können größere, aus GPs bestehende Gruppenpraxen ihre Patienten im Rahmen eines mit der Health Authority auszuhandelnden Budgets medizinisch versorgen. Im Laufe der Zeit wurde den größeren Gruppenpraxen erlaubt, die Kostenverantwortung nicht nur für die Grundversorgung, sondern für praktisch sämtliche veranlaßte Leistungen (z.B. stationäre und teilstationäre Leistungen, Hauspflege etc.) zu übernehmen. Die GP-Fundholders treten in diesem Fall – anstelle der Health Authority – bei den übrigen Leistungserbringern (insbesondere den NHS-Trusts) als Einkäufer auf. Sie erhalten ein Budget, das sich im wesentlichen nach der Anzahl der bei ihnen eingeschriebenen Patienten und dem Umfang extern eingekaufter Leistungen richtet.

Da die Höhe des Budgets maßgeblich von der Anzahl der betreuten Patienten abhängig ist, besteht ein Anreiz für diese Praxen, um Patienten zu konkurrieren und insbesondere die Patientenzufriedenheit beim Setzen der Prioritäten bei der Budgetverwendung und bei der Vertragsschließung über veranlaßte Leistungen zu berücksichtigen. Nicht ausgegebene Budgetmittel verbleiben in den Praxen. Diese dürfen jedoch nicht der Erhöhung der Einkommen der Ärzte dienen, sondern sind für Praxisinvestitionen vorgesehen. Die dadurch verbesserte Ausstattung der Gruppenpraxen erlaubt es beispielsweise, Leistungen, die bisher veranlaßt wurden, durch selbst erbrachte zu substituieren und sich selbst als Anbieter für Aufträge der zuständigen Behörde zu positionieren. Die typische Gruppenpraxis umfaßt etwa 8 bis 10 GPs und versorgt rund 10 000 Patienten. Ende 1996 wurde bereits mehr als die Hälfte der Bevölkerung medizinisch von GP-Fundholders versorgt.[27]

Anfänglich handelten die Health Authorities mit den NHS-Trusts Verträge aus, in denen sie eine bestimmte Summe für die Erbringung im voraus definierter Leistungen meist während eines Jahres vereinbarten. Dieser Betrag wurde in der Regel auf einer monatlichen Basis ausbezahlt und vom effektiv erbrachten Leistungsumfang abhängig gemacht. Letzterer wurde allerdings meist nur sehr rudimentär definiert (z.B. Anzahl behandelter Fälle im stationären, im teilstationären und im ambulanten Bereich). Die GP-Fundholders handelten in der Regel eine Pauschale pro Mitglied aus. Um die GP-Fundholders vor den Kostenfolgen sehr teurer Patienten zu schützen, wurde ihnen die Kostenverantwortung nur bis zu einer Obergrenze von 5 000 Pfund pro Jahr und Patient übertragen.[28]

Im Laufe der Zeit versuchten die Beteiligten, diese Verträge schrittweise zu verfeinern. So wurde beispielsweise die Entschädigung vermehrt von der tatsächlich erbrachten Leistungsmenge abhängig gemacht und entsprechende Bonus- und Malussysteme eingebaut. All diese Bemühungen litten jedoch darunter, daß die Datenlage im NHS nach wie vor dürftig ist. Dies gilt in besonderem Maße beim Versuch des Einbezugs von Qualitätskriterien in diese Verträge. In diesem Bereich konzentrierte man sich bisher weniger auf die klinische Qualität als vielmehr auf Fragen der Zufriedenheit der Patienten mit ihrer Versorgung (z.B. Wartezeiten).[29]

Obwohl der Zeitpunkt für eine definitive Beurteilung der britischen Gesundheitsreformen noch zu früh ist, scheinen sich die *GP-Fundholders*

---

[27] Ham, 1997a.
[28] Ham, 1994.
[29] Shaw, 1997.

im Vergleich zu den vorher zuständigen Behörden als die *geschickteren Einkäufer* zu erweisen und ihre Attraktivität für die Patienten im Vergleich zu den traditionellen Grundversorgern deutlich verbessert zu haben. So begannen die GP-Fundholders, mehr Leistungen in ihren eigenen Zentren zu erbringen und weniger extern einzukaufen[30] sowie die Wartezeiten und die Medikamentenkosten zu senken.[31] Wie aus Abbildung 7.6 hervorgeht, ist jedoch im NHS ein Trend zu immer kürzeren Klinikaufenthalten und zum Bettenabbau bereits vor der Schaffung interner Märkte zu beobachten. Erste Resultate einer nationalen Evaluation zeigen, daß die für die umfassende Versorgung ihrer Mitglieder verantwortlichen GP-Fundholders in zunehmendem Maße die in amerikanischen Managed-Care-Organisationen üblichen Methoden der Überwachung der Leistungserbringung anwenden (z.B. Utilization Reviews, Physician Profiling).[32]

Die Schaffung interner Märkte war und ist in Großbritannnien mit zahlreichen Problemen verbunden. So wurde etwa Kritik laut, mehr Markt führe zu einer Zwei-Klassen-Medizin. Die zunehmend leistungsbezogene Vergütung der GP-Fundholders hatte nämlich zur Folge, daß die Health Authorities aus ihren fixen Mitteln immer weniger zur Finanzierung der nicht als GP-Fundholder zusammengeschlossenen Leistungserbringer zur Verfügung hatten. Trotz der Beschränkung der Kostenverantwortung auf 5 000 Pfund pro Patient und Jahr wird zudem befürchtet, daß die GP-Fundholders unter wachsendem Wettbewerbsdruck beginnen könnten, Strategien zur Risikoselektion zu entwickeln und auch anzuwenden.

---

[30] Robinson und Le Grand, 1994; Ham, 1994.
[31] Dowling, 1997; Söderlund et al., 1997.
[32] Robinson und Steiner, 1997.

Abb. 7.6 Trends in der Inanspruchnahme stationärer Leistungen im NHS in England, alle Spezialitäten, ohne gesunde Neugeborene, 1964 - 1992/93 (1964 = 100)

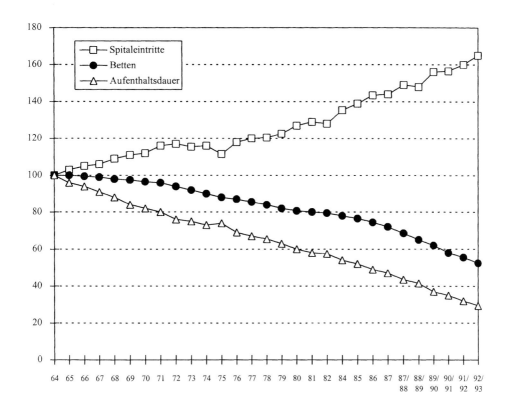

Quelle: Royal College of Physicians, 1995; Daneshmend, 1997.

Solange in Großbritannien keine verläßlichen Angaben zum Case Mix zur Verfügung stehen, wird es schwierig sein, derartige Strategien zu verhindern.

Weiter wird beklagt, daß die verstärkte Wettbewerbsorientierung zu einer starken Zunahme der Verwaltungskosten führe. In der Tat nahm die Zahl der in den NHS-Statistiken offiziell als Manager ausgewiesenen Personen zwischen 1985 und 1995 von 300 auf 23 000 zu. Die Verwaltungskosten der Health Authorities machten jedoch 1996/97 trotzdem nur etwa 2 % der gesamten Gesundheitsausgaben aus. Bei den NHS-Trusts schwankten 1996/97 die für das Verwaltungspersonal bezahlten Löhne zwischen 2 und 11 % der gesamten Lohnsumme.[33]

Schließlich wird befürchtet, daß mehr Wettbewerb das in Großbritannien hochgehaltene Ziel der Garantie des gleichen Zugangs zu medizinischen Leistungen bei gleichem Bedarf gefährden würde. Empirische Untersuchungen aus den siebziger Jahren zeigen allerdings, daß es in Großbritannien trotz aller Bemühungen auch vor der Schaffung interner Märkte nie gelungen war, die nach sozialer Schicht zu beobachtenden Unterschiede bezüglich subjektivem Gesundheitszustand und effektiver Inanspruchnahme auszugleichen.[34] Eine neue Studie kommt zu dem Schluß, daß in Großbritannien zwar immer noch deutlich mehr Angehörige der unteren sozialen Schichten ihren Gesundheitszustand als schlecht einstufen als solche der oberen sozioökonomischen Gruppen, daß sich diese Unterschiede jedoch in den neunziger Jahren nicht verschärft haben (vgl. Tab. 7.1).

Falls die tatsächliche Inanspruchnahme als geeigneter Indikator für das Ziel der Garantie des gleichen Zugangs zur medizinischen Versorgung für alle Schichten akzeptiert wird, so sind nach Tabelle 7.2 auch in den neunziger Jahren in Großbritannien keinerlei Zugangsprobleme erkennbar. In dieser Untersuchung wurden mit Hilfe multivariater logistischer Regressionen die Wahrscheinlichkeiten *(odds ratios)* der Angehörigen jeder sozialen Schicht berechnet, einen Arzt zu konsultieren, wobei

---

[33] Appleby, 1997.
[34] Townsend und Davidson, 1992; Whitehead, 1992.

7. Planwirtschaftlich organisierte Gesundheitssysteme

Tab. 7.1   Anteil der Befragten mit mittelmäßiger oder schlechter Gesundheit in Großbritannien, standardisiert für Alter und Geschlecht, 1984-1994, in Prozent (in Klammern 95 %-Vertrauensintervall)

Sozioökonomische Gruppe	1984-85	1990-91	1993-94
Professional	21,8 (16,0-27,3)	19,3 (15,6-22,7)	27,2 (22,4-31,5)
Intermediate	29,0 (26,9-31,0)	31,0 (28,9-32,8)	31,7 (29,5-33,2)
Lower non-manual	31,6 (30,2-32,9)	32,1 (30,6-33,3)	35,0 (33,4-36,2)
Skilled manual	40,0 (37,9-42,0)	42,8 (40,3-44,6)	41,6 (39,1-43,4)
Unskilled manual	45,2 (43,5-46,7)	47,0 (45,0-48,4)	47,2 (45,1-48,7)

Quelle: Whitehead et al., 1997.

Tab. 7.2   Trends in der Inanspruchnahme von Gesundheitsleistungen in Großbritannien, 1984-1994

Sozioökonomische Gruppe	1984-85		1990-91		1993-94	
	Anteil mit ambulanter Konsultation	Odds Ratio (95 %-VI)*	Anteil mit ambulanter Konsultation	Odds Ratio (95 %-VI)*	Anteil mit ambulanter Konsultation	Odds Ratio (95 %-VI)*
Professional	16,6	1,00	16,1	1,00	18,7	1,00
Intermediate	20,5	1,10 (0,91-1,33)	21,1	1,15 (0,97-1,37)	22,8	1,13 (0,96-1,33)
Lower non-manual	22,9	1,07 (0,89-1,28)	25,4	1,24 (1,05-1,47)	26,6	1,17 (1,00-1,37)
Skilled manual	22,2	1,03 (0,86-1,25)	23,2	1,12 (0,95-1,33)	25,9	1,15 (0,98-1,36)
Unskilled manual	24,8	0,98 (0,81-1,18)	27,1	1,10 (0,93-1,30)	28,1	1,07 (0,91-1,26)

*korrigiert für Alter, Geschlecht, Zivilstand, Region und Gesundheitszustand

Quelle: Whitehead et al., 1997.

Korrekturen für demographische Faktoren sowie Unterschiede im Gesundheitszustand vorgenommen wurden.[35]

Obwohl bisher mit der Einführung interner Märkte keine Zugangsprobleme empirisch nachweisbar sind, wird in Großbritannien die Schaffung interner Märkte vor allem mit dem Hinweis einer möglichen Gefährdung des Gerechtigkeitsziels bekämpft. Unterschiedlich erfolgreiche GP-Fundholders würden insbesondere auch bezüglich des Zugangs zu stationären Leistungen (Wartezeiten, Qualität) zu unterschiedlichen Angeboten führen. Dies – so das Argument – laufe jedoch dem Ziel des NHS, eine einheitliche Versorgung für alle zu garantieren, zuwider.[36]

7.3 Das schwedische Gesundheitssystem

Ähnlich wie die Briten haben auch die Schweden ihr Gesundheitswesen nach planwirtschaftlichen Prinzipien organisiert. Das flächenmäßig sehr weitläufige Land mit nur 8,6 Mio. Einwohnern wurde in 26 Regionen eingeteilt. In jeder dieser Regionen wird von den Stimmbürgern ein *County Council* gewählt, der zur Finanzierung der medizinischen Versorgung eine einkommensproportionale Steuer erheben darf. Im Jahre 1996 wurden 82 % der gesamten Gesundheitsausgaben Schwedens mit dieser Steuer finanziert.[37] Die Regionen sind im Rahmen der allgemeinen Richtlinien des Bundes bei der Organisation ihrer medizinischen Versorgung autonom. Gesundheitspolitische Projekte von landesweitem Interesse werden von der Zentralregierung mitgetragen. Die private Krankenversicherung ist in Schweden mit einem Finanzierungsanteil von

---

[35] Whitehead et al., 1997b.
[36] Ham, 1997b.
[37] Diderichsen et al., 1997.

weniger als 2 % unbedeutend. Ebenso bescheiden sind die Gesundheitsausgaben, für welche die Patienten selbst aufzukommen haben (rund 11 % der Gesamtausgaben).[38]

In Schweden wurde insbesondere der stationäre Sektor jahrelang großzügig ausgebaut. Der Anteil der Gesundheitsausgaben am Bruttoinlandsprodukt wuchs stetig an und erreichte mit 9,4 % im Jahr 1980 seinen höchsten Stand. Von keinem Land der Welt wurde damals dieses Ausmaß erreicht. Wirtschaftliche Schwierigkeiten und sich abzeichnende massive Defizite bei allen Sozialausgaben[39] zwangen die Schweden jedoch, sich ernsthaft mit der Frage der Möglichkeiten der Effizienzsteigerung im Gesundheitswesen auseinanderzusetzen. Dies war um so notwendiger, als sich trotz ständiger Kostensteigerungen die langen Wartezeiten für viele chirurgische Eingriffe nicht verkürzten und die Unterschiede in den regionalen Pro-Kopf-Gesundheitsausgaben nach wie vor sehr hoch waren. Ein möglicher Erklärungsfaktor für dieses Phänomen ist laut Rehnberg *"... that resource allocation has been provider-oriented and reflected provider interests instead of consumer needs."*[40]

Eine Mitte der achtziger Jahre durchgeführte repräsentative Umfrage zeigte zudem, daß die Schweden den Eindruck hatten, daß sie zwar angemessen medizinisch versorgt würden, daß sie aber *weder über Wahlmöglichkeiten verfügten noch ihre Präferenzen durchsetzen* könnten (vgl. Tab. 7.3).

In Schweden wurden die in Großbritannien vorgenommenen Reformversuche sehr genau verfolgt. Wie in Großbritannien im Jahr 1985, so

---

[38] Schneider et al., 1995.
[39] Lindbeck, 1997; Gylfason, 1997.
[40] Rehnberg, 1997.

Tab. 7.3　Beurteilung einer Stichprobe aus der schwedischen Bevölkerung, ob Möglichkeiten der Einflußnahme auf Entscheidungen im Gesundheitswesen bestehen, 1985 (Skala von 0-10)

Item	Durchschnittliche Skala
Angemessene Gesundheitsversorgung	6.2
Beeinflussung der Gesundheitsversorgung gemäß den Präferenzen	3.8
Freie Arztwahl	3.7
Freie Krankenhauswahl	3.6

Quelle: Rehnberg, 1997.

wurde auch in Schweden im Frühling 1988 der amerikanische Ökonom Alain Enthoven eingeladen, das Gesundheitswesen zu analysieren. Er diagnostizierte ähnliche Mängel wie im britischen Gesundheitssystem, nämlich einen ausgeprägten Mangel an führungsrelevanten Daten, keine Anreize für effizientes Verhalten bei allen Beteiligten und fehlenden Wettbewerbsdruck. Wie den Briten empfahl Enthoven auch den Schweden, ihre Datenbasen zu verbessern, die Wahlmöglichkeiten der Patienten zu vergrößern und deren Position zu stärken, die Funktionen der Leistungserbringung und der Finanzierung zu trennen sowie die Leistungserbringer untereinander konkurrieren zu lassen.[41]

Zu Beginn der neunziger Jahre versuchten die meisten Regionen, ihr Gesundheitssystem zu reformieren. Auslöser für diese Reformbemühungen war nicht nur die mißliche finanzielle Lage, sondern auch die wachsenden Wartelisten und die sich häufenden Klagen der Patienten über die wenig

---

[41] Enthoven, 1989.

auf ihre Bedürfnisse eingehende medizinische Versorgung.[42] Am weitesten in Richtung der Schaffung interner Märkte nach britischem Vorbild ging dabei die mit 1,7 Mio. Einwohnern größte Region *Stockholm*.

1989 wurde die Region Stockholm in neun semiautonome Bezirke unterteilt. Jeder dieser Bezirke erhielt vom County Council ein auf der Basis gewichteter Pro-Kopf-Pauschalen[43] berechnetes Budget zugeteilt. Die zuständige Gesundheitsbehörde des jeweiligen Bezirks mußte nun die medizinische Versorgung ihrer Einwohner mittels entsprechender Verträge mit den Leistungserbringern sicherstellen. Mit den vorhandenen neun öffentlichen Krankenhäusern und einer privaten Klinik wurden als Entschädigungsbasis ab 1992 diagnosebezogene Fallpauschalen eingeführt. Der County Council bestimmte die Höchstpreise für die einzelnen Pauschalen, die in den Verhandlungen auf Bezirksebene von den einzelnen Krankenhäusern im Kampf um Patienten unterboten werden durften.

Schon vor der Schaffung dieses internen Marktes in der Region Stockholm hatte die Vereinigung der County Councils aufgrund einer spürbaren Unzufriedenheit in der Bevölkerung im Jahr 1991 beschlossen, daß alle Patienten in Schweden zwischen den vorhandenen Zentren für die Grundversorgung frei wählen und ein Akuthospital bzw. die dort tätigen Spezialisten direkt, also ohne eine Überweisung durch einen Gatekeeper, aufsuchen dürfen. Im Bestreben, die Wahlmöglichkeiten der Patienten zu

---

[42] Håkansson und Nordling, 1997.

[43] Als Variablen wurden jene demographischen und sozioökonomischen Faktoren ausgewählt, die – kontrolliert für andere Variablen – den größten Erklärungsgrad für die unterschiedliche Inanspruchnahme medizinischer Leistungen auswiesen. Implizit wird bei einer derartigen Festsetzung der Budgets angenommen, daß die zu beobachtenden Unterschiede in der Inanspruchnahme ein verläßlicher Indikator für Unterschiede im medizinischen Bedarf sind. Es ist jedoch hinlänglich bekannt, daß die Inanspruchnahme auch von Faktoren wie der Art und Größe des vorhandenen Angebotes beeinflußt wird (Diderichsen et al., 1997).

vergrößern, wurde es Ärzten und Physiotherapeuten erlaubt, eine private Praxis zu eröffnen, die durch den County Council auf der Basis der erbrachten Einzelleistungen entschädigt wurde. Diese privaten Leistungserbringer mußten also keine Verträge mit den Bezirksbehörden aushandeln. Letzteren wurden die vom County Council für diese Ärzte und Physiotherapeuten in freier Praxis aufgebrachten Zahlungen einfach von ihrer Mittelzuteilung abgezogen.[44]

Wie in Großbritannien stellen lange Wartezeiten auch im schwedischen Gesundheitswesen ein großes Problem dar. Um diese für Wahloperationen zu verkürzen, wurden deshalb 1991 auf nationaler Ebene zusätzliche Mittel bereitgestellt. Ab 1992 wurde allen Patienten garantiert, daß die Wartezeit für zwölf häufig durchgeführte Eingriffe (z.B. koronare Bypass-Operation, Hüft- und Kniegelenkersatz, Prostataoperation, Gallenblasenoperation etc.) nicht länger als drei Monate betragen solle. Kann das vom Patienten gewählte Krankenhaus diese Frist nicht einhalten, so hat es dafür zu sorgen, daß der Eingriff innerhalb der vorgegebenen Frist in einem anderen Krankenhaus durchgeführt wird.[45]

Zwischen 1990 und 1995 senkten die Schweden – was weltweit einmalig war – den Anteil ihrer Gesundheitsausgaben am (stagnierenden) Bruttoinlandsprodukt von 8,8 auf 7,2 % (vgl. Abb. 7.7). Ein Teil dieser Senkung war zwar auf eine Umschichtung der Ausgaben für die hilfs- und pflegebedürftigen Betagten von den Gesundheitsbudgets der Regionen in die Sozialbudgets der Gemeinden zurückzuführen.[46] Wie aus Tabelle 7.4

---

[44] Whitehead et al., 1997a.
[45] Håkansson und Nordling, 1997.
[46] Whitehead et al., 1997a.

Abb. 7.7 Gesundheitsausgaben in Schweden, Großbritannien, der Schweiz und den USA, 1975 - 1995

in % des BIP

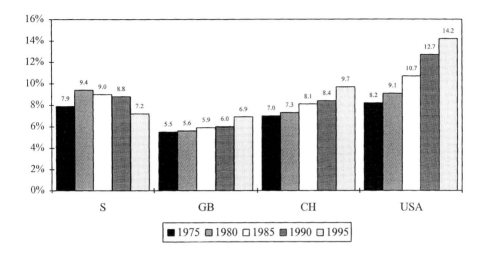

in $ pro Kopf (kaufkraftbereinigt)

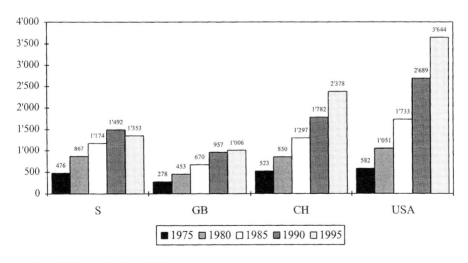

Quelle: OECD Health Data, 1997.

hervorgeht, reduzierten die Schweden innerhalb von fünf Jahren aber auch ihre Akutbettendichte, verkürzten die durchschnittliche stationäre Aufenthaltsdauer und steigerten die Anzahl behandelter Fälle pro Akutbett deutlich.

Der Übergang von Globalbudgets zu Fallpauschalen führte im stationären Sektor zu derartigen Produktivitätssteigerungen, daß bereits 1993 von den zuständigen regionalen Behörden Strafen für jene Leistungserbringer eingeführt wurden, die die vertraglich vereinbarte Anzahl behandelter Fälle überschritten. Abbildung 7.8 gibt einen Eindruck davon, wie in der Region Stockholm bei leicht sinkenden Ausgaben die Leistungserbringung im Gesundheitswesen gesteigert wurde. Dabei wird die Leistungserbringung definiert als die Anzahl Arztbesuche (in freier Praxis und im Krankenhaus) und die Anzahl Klinikeintritte pro Jahr und gewichtet für die relativen Kosten dieser Leistungen. In den Genuß dieser Leistungssteigerung kamen, wie eine separate Untersuchung ergab,[47] vorwiegend die Betagten

Tab. 7.4   Kennzahlen zur stationären Akutversorgung in Schweden, 1975-1995

Jahr	Akutbetten pro 1 000 Einwohner	Ø Aufenthaltsdauer (Tage)	behandelte Fälle pro Akutbett	Akutpflegetage pro Einwohner
1975	5,4	9,5	12,3	1,4
1980	5,1	8,5	13,0	1,3
1985	4,7	7,5	15,0	1,3
1990	4,1	6,5	17,0	1,1
1995	3,0	5,2	39,0	0,8

Quelle: OECD Health Data, 1998.

---

[47] Rehnberg, 1997.

Abb.7.8 Entwicklung der Gesundheitseinnahmen und -ausgaben sowie der Leistungserbringung* in der Region Stockholm, 1983-1995

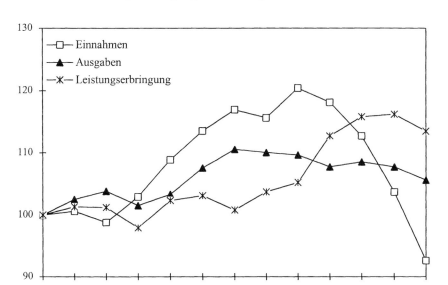

* Anzahl ambulante Konsultationen (Grundversorgung und Spezialisten, inkl. private Leistungserbringer) und stationäre Eintritte, gewichtet für die relativen Kosten dieser Dienstleistungen.

Quelle: Whitehead, 1997a.

und vor allem die Hochbetagten. Dies ist insofern nicht erstaunlich, als sich auf den früheren Wartelisten vor allem ältere Patienten befanden. Gleichzeitig widerlegt diese Studie die Behauptung, die Schaffung interner Märkte würde die Betagten diskriminieren.

Abbildung 7.8 verdeutlicht aber auch den dramatischen Einbruch der Einnahmen. Er war das Resultat der schweren Wirtschaftskrise in Schweden zu Beginn der neunziger Jahre. So stiegen die Arbeitslosenzahlen allein in Stockholm 1992 binnen eines Jahres sprunghaft von 1 % auf 10 %. Entsprechend sanken – zeitlich verzögert – die Erträge aus der zur Finanzierung des Gesundheitswesens erhobenen Einkommensteuer. Verschärft wurde die Situation zusätzlich durch das Verbot der Bundesregierung, die regionalen Einkommenssteuern zu erhöhen.[48] Der mit wachsenden Defiziten konfrontierte County Council begann die mit den Krankenhäusern ausgehandelten Preise mehrmals einseitig zu senken. Dies führte zu einem empfindlichen Vertrauensverlust zwischen den betroffenen Leistungserbringern und den zuständigen Regionalbehörden. Die Lage auf dem Arbeitsmarkt verschärfte sich derart, daß die Politiker der Region Stockholm 1995 allen öffentlichen Angestellten im Gesundheitswesen eine Arbeitsplatzgarantie gaben. Dies machte die Aufgabe des County Council, seine Defizite im (personalintensiven) Gesundheitssektor abzubauen, zum schier unmöglichen Unterfangen.

Im Gegensatz zu Großbritannien scheint sich in Schweden für die unteren sozialen Schichten der Zugang zur medizinischen Versorgung in den neunziger Jahren verschlechtert zu haben (vgl. Tab. 7.5). Die Gesundheitsreformen der neunziger Jahre dienten unter anderem der Abkehr von der vorherigen einseitigen Ausrichtung auf den stationären Sektor und der Vergrößerung der Wahlmöglichkeiten (z.B. Förderung privater Praxen). Von diesen Möglichkeiten scheinen vor allem die mittleren und oberen sozialen Schichten vermehrt Gebrauch gemacht zu haben. Die schwere Wirtschaftskrise der letzten Jahre zwang die Schweden in den neunziger Jahren zu weit stärkeren Einsparungen als die Briten. Insbesondere könnte die starke Erhöhung der pro Arztbesuch und pro Medikamentenbezug als fixe Summe erhobenen Eigenbeträge dazu geführt haben, daß gerade die unteren Einkommensschichten vermehrt von der Inanspruchnahme medizinischer Leistungen abgehalten wurden.[49] Diese staatlich verord-

---

[48] Whitehead et al., 1997a.
[49] Whitehead et al., 1997b.

Tab. 7.5   Trends in der Inanspruchnahme von Gesundheitsleistungen in Schweden, 1984-1994

Sozio-ökonomische Gruppe	1984-85		1990-91		1993-94	
	Anteil mit Arztkonsultation	Odds ratio (95 %-VI)*	Anteil mit Arztkonsultation	Odds ratio (95 %-VI)*	Anteil mit Arztkonsultation	Odds ratio (95 %-VI)*
Professional	27.1	1.00	28.8	1.00	34.9	1.00
Intermediate	31.8	1.19 (0.98-1.43)	30.8	1.02 (0.85-1.23)	34.4	0.87 (0.73-1.03)
Lower non-manual	36.4	1.24 (1.03-1.50)	34.8	1.03 (0.85-1.24)	37.7	0.85 (0.71-1.01)
Skilled manual	34.7	1.11 (0.92-1.34)	34.8	0.92 (0.76-1.12)	36.8	0.82 (0.82-0.98)
Unskilled manual	38.3	1.13 (0.94-1.34)	39.7	0.97 (0.82-1.16)	38.8	0.73 (0.62-0.87)

*korrigiert für Alter, Geschlecht, Zivilstand, Region und Gesundheitszustand

Quelle: Whitehead et al., 1997.

neten Spar- und Kostenumwälzungsmaßnahmen stehen allerdings *in keinem Zusammenhang* mit den Versuchen der Einführung interner Märkte.

7.4 Fazit: Rückkehr zur rigiden Planungsbürokratie?

Die erhofften Vorzüge des internen Marktes bezüglich einer Vergrößerung der Wahlmöglichkeiten der Patienten sowie bezüglich Effizienz- und Qualitätssteigerungen können nur zum Tragen kommen, wenn allen Beteiligten auch *die entsprechenden Handlungsfreiheiten* zugestanden werden. Bis heute haben die zuständigen Behörden sowohl in Großbritannien als auch in Schweden jedoch immer wieder aktiv in das

Marktgeschehen eingegriffen, wenn die aktuelle Entwicklung in Widerspruch zu ihren Plänen zu geraten drohte.

In einem funktionierenden Markt wird es immer Gewinner und Verlierer geben. Wenn jedoch die zuständige Behörde – wie in Großbritannien bisher üblich – mit direkten Anweisungen verhindert, daß ein NHS-Trust, der zu wenig Verträge von GP-Fundholdern erhält, wirklich um seine Existenz kämpfen muß, setzt sie fatale Anreize. Dann wird nämlich allen Beteiligten rasch klar werden, daß die erfolglosen Leistungserbringer mit politischem Schutz und zusätzlicher Finanzierung rechnen können. Light bezeichnet diese Art von Wettbewerb denn auch als *"fail-safe competition"*, die sowohl kostensteigernd als auch qualitätsmindernd wirken kann:

"Winning institutions find themselves swamped with more business than they can handle. Their quality and efficiency tend to decline. Meanwhile, losers become still more inefficient as their unused capacity rises. Health care failures do not shut down quickly, or at all; instead, they drag on through the system for years, adding to everyone's costs. In short, *winning and losing do not per se produce efficiencies if markets clear slowly and the costs of losing institutions have to be carried.*"[50]

Das Resultat könnte mithin den schlimmsten Fall beider Systeme zur Folge haben, nämlich sowohl rigide bürokratische Vorgaben und Kontrollen als auch hohe Transaktionskosten des Marktes, ohne daß der Nutzen eines der beiden Ansätze voll zum Tragen kommt.[51]

---

[50] Light, 1997.
[51] Ham, 1994.

Mit dem Übergang zu sozialdemokratischen Regierungen scheinen beide Länder von wettbewerblichen Ansätzen wieder abrücken zu wollen. In *Schweden* erlaubt die 1995 an die Macht gekommene sozialdemokratische Regierung den Ärzten und Physiotherapeuten nicht mehr, eine eigene Praxis zu eröffnen. Die bestehenden privaten Praxen dürfen jedoch weitergeführt werden, allerdings zu schlechteren Konditionen. Im Frühjahr 1996 verstärkte der County Council von Stockholm die politische Kontrolle über das Gesundheitssystem derart, daß der vorher entfachte Wettbewerb zwischen den Leistungserbringern wieder zum Erliegen kommen wird. Ein neu geschaffener Hospitalrat hat für die enge Koordination des Leistungseinkaufs der neun Bezirke und für die strikte Einhaltung der auf regionaler Ebene zu erstellenden Gesundheitspläne zu sorgen.[52]

Mehr Markt hat in Schweden dazu geführt, daß die Regionalbehörden die totale (Kosten-)Kontrolle über das Gesundheitswesen verloren haben. Angesichts der nach wie vor prekären Finanzlage Schwedens ist es nicht erstaunlich, daß diese Kontrolle wieder angestrebt wird. Die Gefahr, daß die vermehrten Wahlmöglichkeiten der Patienten und die beobachteten Produktivitätssteigerungen im schwedischen Gesundheitswesen (wieder) einer rigiden Planungsbürokratie Platz machen werden, ist groß.

In *Großbritannien* will die Regierung Blair laut dem Ende 1997 erschienenen Weißbuch *The New NHS* die GP-Fundholders durch ein System der *Primary Care Groups* ersetzen. Gebiete mit etwa 100 000 Einwohnern sollen von allen dort niedergelassenen GPs zusammen mit in verschiedenen Bereichen (z.B. ambulante Pflege, Schulen) eingesetzten

---

[52] Whitehead et al., 1997a.

Krankenschwestern medizinisch versorgt werden. Diese *Primary Care Goups* sollen ein beschränktes Budget für die Grundversorgung und für den Einkauf stationärer Leistungen erhalten. Mit den NHS Trusts sollen sie mehrere Jahre geltende Verträge abschließen. Ausdrücklich wird im Weißbuch betont:

"In the new NHS patients will be treated *according to need and need alone. Cooperation will replace competition.* (...) There will be no return to the old centralised command and control systems of the 1970s. That approach stifled innovation and put needs of institutions ahead of the needs of patients. But nor will there be a continuation of the divisive internal market systems of the 1990s. That approach which was intended to make the NHS more efficient ended up fragmenting decision-making and distorting incentives to such an extent that unfairness and bureaucracy became its defining features. Instead there will be a *'third way'* of running the NHS – *a system based on partnership and performance.*"[53]

Damit dieser dritte Weg funktionieren kann, soll die nach wie vor mißliche Datenlage im NHS verbessert werden. Darauf basierend sollen die Health Authorities unter Hilfestellung des neu zu schaffenden *National Institute for Clinical Excellence* ihren Primary Care Groups konkrete Ziele bezüglich Ergebnis, Qualität und Effizienz vorgeben. Deren Einhaltung soll unter der Aufsicht der neu zu schaffenden *Commission for Health Improvement* laufend überwacht werden, und bei Abweichungen sollen entsprechende korrigierende Maßnahmen ergriffen werden. Dabei sollen gemäß Weißbuch überall die gleichen Richtlinien und Vorgaben gelten:

---

[53] Secretary of State for Health, 1997.

"The public expects *a one-nation NHS, with consistent standards and services*, wherever they live."[54]

Zum gegenwärtigen Zeitpunkt (Herbst 1998) kann nicht abgeschätzt werden, wie schnell die geplanten Reformen politisch durchgesetzt werden können und welche Wirkungen dieser dritte Weg der Kooperation haben wird. Die Wahrscheinlichkeit, daß auch die Briten wie die Schweden unter wachsendem Kostendruck zur früher üblichen starren zentralen Planungsbürokratie zurückkehren werden, ist auf jeden Fall hoch.[55]

---

[54] Secretary of State for Health, 1997.
[55] Klein, 1998.

8. Rationierung von Gesundheitsleistungen

In Großbritannien und in Schweden wird weit weniger pro Kopf der Bevölkerung für die medizinische Versorgung ausgegeben als in den USA oder der Schweiz (vgl. Tab. 2.1, S. 14). Es drängt sich daher die Frage auf, wie derartige Ausgabenunterschiede überhaupt möglich sind. Großes Aufsehen erregte eine 1984 von den beiden Amerikanern Aaron und Schwartz publizierte Studie, in der krasse Unterschiede zwischen den USA und Großbritannien in den Raten der Inanspruchnahme selbst lebenserhaltender medizinischer Leistungen nachgewiesen wurden. Beispielsweise wurden in Großbritannien rund dreimal weniger Nierendialysen und zehnmal weniger herzchirurgische Eingriffe durchgeführt als in den USA. Gleichzeitig war die Intensivbettendichte in Großbritannien im Vergleich zu den USA etwa zehnmal niedriger.[1] Die Autoren kamen deshalb zu dem Schluß, daß in Großbritannien medizinische Leistungen *"rationiert"* würden. Allein schon der verwendete Begriff der "Rationierung" erschreckte. Er weckte Erinnerungen an Notzeiten (z.B. den Zweiten Weltkrieg), in denen bestimmte Güter (z.B. Nahrungsmittel, Benzin) plötzlich knapp werden und nach im politischen Prozeß definierten, als *"gerecht"* erachteten Regeln unter der Bevölkerung verteilt werden.

Im folgenden soll zuerst geklärt werden, was eigentlich Ökonomen beziehungsweise Mediziner unter dem Begriff der Rationierung genau verstehen (s. Abschnitt 8.1). Danach wird untersucht, ob und inwiefern sich Rationierungsfragen in plan- beziehungsweise marktwirtschaftlich organisierten Gesundheitssystemen auf der Makro- und Mikroebene stellen (s. Abschnitte 8.2 und 8.3). In einem nächsten Schritt werden die sich bei

---

[1] Aaron und Schwartz, 1984.

expliziten Rationierungsversuchen stellenden Probleme diskutiert (s. Abschnitt 8.4) und vor diesem Hintergrund der berühmt gewordene Rationierungsansatz Oregons kritisch analysiert (s. Abschnitt 8.5). In Abschnitt 8.6 wird schließlich ein Fazit gezogen.

8.1 Zum Begriff der Rationierung

Rationierung ist von der *Rationalisierung* abzugrenzen. Während bei der Rationierung medizinische Leistungen trotz erwiesenen Nutzens aus Gründen der Mittelknappheit bewußt nicht erbracht werden, bedeutet Rationalisieren im wesentlichen Effizienzsteigerung durch Optimierung der Handlungsabläufe. Es sollen überflüssige oder gar schädliche Leistungen abgebaut und bestimmte Leistungen durch andere, die den gleichen Nutzen mit weniger Aufwand erzielen können (z.B. ambulant statt stationär), ersetzt werden. Die Versorgung mit medizinisch als notwendig erachteten Leistungen wird durch Rationalisierungsmaßnahmen nicht tangiert.

Die unterschiedlichen Betrachtungsweisen der Ökonomen und der Mediziner bezüglich des Begriffs der Rationierung können am einfachsten mit Hilfe von Abbildung 8.1 illustriert werden. Nehmen wir an, es könnten alle methodischen Hürden genommen werden und es gelänge, für eine bestimmte Bevölkerungsgruppe den aus der medizinischen Versorgung resultierenden Nutzen (ausgedrückt in monetären Einheiten) und die dabei entstehenden Kosten zu quantifizieren. Dabei leuchten zwei Annahmen unmittelbar ein. Einerseits hat die Kostenkurve eine wachsende Steigung, weil der Einsatz zusätzlicher, knapper Mittel im Gesundheitswesen mit ständig höheren *Opportunitätskosten* (in Form entgangener Nutzenzu-

Abb. 8.1 Eine hypothetische Nutzen- und Kostenkurve für medizinische Leistungen

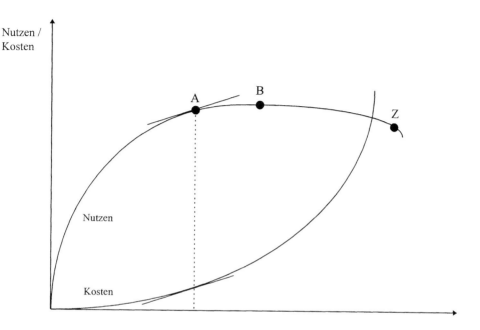

wächse für alternative Verwendungszwecke derselben Mittel) erkauft werden muß. Andererseits erzeugen zusätzlich eingesetzte medizinische Leistungen nur bis zu einem bestimmten Punkt (Punkt B in Abb. 8.1) überhaupt einen zusätzlichen Nutzen. Über diesen Punkt hinaus erbrachte zusätzliche Leistungen (z.B. unnötige Operationen) fügen den Patienten Schaden zu (z.B. Punkt Z in Abb. 8.1).

Im zweiten Kapitel wurde anhand verschiedener empirischer Beispiele belegt, daß die *Medizin* offensichtlich *keine exakte Wissenschaft* ist. Sie ist charakterisiert durch geringe Kenntnisse bezüglich der Wirksamkeit der eingesetzten Verfahren, große Ermessensspielräume, das Vorhandensein verschiedener Diagnose- und Behandlungsoptionen und das häufige

Vorgehen nach dem Versuch-Irrtum-Verfahren. Wie empirische Untersuchungen von Wennberg und anderen[2] belegen, werden vergleichbare Bevölkerungsgruppen sehr unterschiedlich versorgt, ohne daß meßbare Unterschiede in deren Gesundheitszustand nachzuweisen wären. In der Realität ist es demzufolge nicht möglich, die Nutzen- und Kostenkurven der medizinischen Versorgung in monetären Einheiten darzustellen, geschweige denn die Punkte A und B exakt zu bestimmen. Trotzdem ist Abbildung 8.1 bei der Klärung der sich stellenden grundsätzlichen Fragen hilfreich. Insbesondere verdeutlicht sie *die verschiedenen Betrachtungsweisen der Ökonomen und der Mediziner.*

Die *Ökonomie* geht als Lehre der *Knappheit* von der lapidaren, aber oft verkannten Tatsache aus, daß die zur Bedürfnisbefriedigung zur Verfügung stehenden Güter und Dienstleistungen *begrenzt* sind. Zur Erreichung einer maximalen Wohlfahrt der Gesellschaft müssen die knappen Mittel demzufolge dort eingesetzt werden, wo sie im Vergleich zu anderen Verwendungsmöglichkeiten das beste Kosten-Nutzen-Verhältnis erzielen. Daraus wird abgeleitet, daß in *keinem* Bereich – das Gesundheitswesen eingeschlossen – Leistungen bis zur *Sättigungsmenge* (Grenznutzen = Null; Punkt B in Abb. 8.1) beansprucht werden können, sondern immer nur bis zu jenem Punkt, an dem der aus einer zusätzlich erbrachten Leistung resultierende zusätzliche Nutzen (= Grenznutzen) gerade den dafür verursachten zusätzlichen Kosten (= Grenzkosten) entspricht (Punkt A in Abb. 8.1). In Punkt A sind demzufolge die jeweiligen Steigungen der Nutzen- bzw. der Kostenkurve gleich groß. Aus ökonomischer Sicht muß also selbst auf die Bereitstellung zusätzlicher Kapazitäten im Gesundheitswesen oder auf die Erbringung medizinischer Leistungen verzichtet

---

[2] Vgl. Kapitel 2 und die dort angegebene Literatur.

werden, deren Nutzen noch positiv ist, wenn mit einem anderweitigen Einsatz der dafür eingesetzten (knappen) Mittel ein höherer Nutzenzuwachs für die Gesellschaft erzielt werden kann.

Damit steht die ökonomische Betrachtungsweise in klarem *Widerspruch* zur *ärztlichen Ethik.* Nach wie vor lernt jeder Arzt während seiner Ausbildung, *alles medizinisch Mögliche* zu tun, um seinen Patienten zu helfen. Das heißt, er wird so viele Leistungen erbringen oder veranlassen, bis nach seiner Einschätzung kein zusätzlicher Nutzen mehr erzielt werden kann, der Grenznutzen also Null wird (Punkt B in Abb. 8.1). Dieses Verhalten wurde bislang durch die in vielen Ländern übliche Einzelleistungshonorierung im Rahmen von großzügig konzipierten Drittfinanzierungssystemen sogar noch finanziell belohnt. Mediziner sprechen denn auch bereits dann von "Rationierung", wenn medizinische Leistungen aus Gründen der Mittelknappheit nicht mehr bis zur Sättigungsmenge (Punkt B in Abb. 8.1) erbracht werden können.

Im ersten Kapitel wurde die These aufgestellt, daß – allein schon wegen der zunehmenden Interventionsmöglichkeiten der Medizin und der absehbaren Mehrbelastungen im Sozialstaat – der Frage des wirtschaftlich noch Tragbaren im Gesundheitswesen nicht länger ausgewichen werden kann. Trifft diese Aussage zu, sind insbesondere auch für Ärzte mit ihrer in einer Welt knapper Mittel *realitätsfremden* Haltung *schwere Konflikte* vorhersehbar.

Für die Diskussion der Rationalisierungsprobleme, die sich in plan- und in marktwirtschaftlich organisierten Gesundheitssystemen stellen, wird im folgenden zwischen der Makro- und der Mikroebene unterschieden.

8.2 Rationierung auf der Makroebene

Wenn in *planwirtschaftlich* organisierten Gesundheitssystemen verbindliche Budgets für die Versorgung der Bevölkerung vorgegeben werden, stellt sich sofort die Frage, ob sie eingehalten werden können, ohne explizit oder implizit rationieren zu müssen. Für eine Entscheidung über die Höhe dieses Budgets müßten die zuständigen politischen Entscheidungsträger unter anderem die Präferenzen der Bevölkerung, die Wirksamkeit aller medizinischen Maßnahmen und alle Möglichkeiten einer effizienten Leistungserbringung im Detail kennen.

Im praktischen Alltag ist man von der Verfügbarkeit über derartige Kenntnisse weit entfernt. Lange Zeit schien die Mittelzuteilung im NHS nach der von Maynard und Ludbrook geprägten Formel zu erfolgen, *"what you got last year, plus an allowance for growth, plus an allowance for scandals"*.[3] Dabei werden jene Patientengruppen bei der Mittelzuteilung bevorteilt sein, die schlagkräftig organisiert sind und einen leichten Zugang zu den Medien haben. Dementsprechend wurde in Großbritannien jahrelang der medizinischen Versorgung der Behinderten, der psychisch Erkrankten und insbesondere der psychogeriatrischen Patienten eher geringe Priorität eingeräumt. Eine Ende der achtziger Jahre durch die zuständige Behörde durchgeführte Inspektion der psychogeriatrischen Institutionen des NHS deckte bei 77 % aller Hospitäler miserable sanitäre Zustände, bei 66 % baufällige Einrichtungen und bei 60 % überfüllte Krankenstationen auf.[4] Klein et al. bezeichnen diesen Bereich als den *"hidden iceberg of rationing in the NHS*, i.e. those that are least open to public scrutiny, where the

---

[3] Maynard und Ludbrook, 1980.
[4] Klein et al., 1996.

patients concerned may be seen as deviant and where the role of the medical profession is often marginal".[5]

Die in planwirtschaftlich organisierten Gesundheitssystemen üblichen langen Wartezeiten für bestimmte Eingriffe können jedoch nicht einfach als klare Indizien für eine zu geringe Mittelzuteilung herangezogen werden. Die für gewisse Institutionen und Ärzte als Statussymbole geltenden Wartelisten können teilweise auf ineffiziente Betriebsabläufe zurückgeführt werden, Patienten können sich gleichzeitig bei mehreren Institutionen auf die Liste setzen lassen, oder die Wartelisten können künstlich aufgebläht werden, um dadurch den Druck für die Zuteilung von mehr Mitteln zu erhöhen.

In ihren für 1996/97 gültigen Verträgen erwähnen rund ein Viertel aller Health Authorities *explizit* bestimmte medizinische Verfahren und Therapien, die sie ausdrücklich von jeglicher Zahlungspflicht ausgeschlossen haben.[6] Bei diesen handelt es sich jedoch um solche, die im NHS kostenmäßig nie eine große Bedeutung hatten (z.B. kosmetische Chirurgie, Entfernen von Tätowierungen oder Warzen, Homöopathie, Geschlechtsumwandlung, Umkehr der Sterilisation/Vasektomie, In-Vitro-Fertilization). Selbst in diesen Fällen bestehen Klauseln, die letztendlich die Last des Entscheidens dem behandelnden Art aufbürden. Er kann nämlich in begründeten Fällen eine Ausnahmegenehmigung verlangen, um doch einen Eingriff auf Kosten des NHS durchführen zu können. Beispielsweise könnte der behandelnde Arzt argumentieren, seine Patientin (z.B. eine Ballettänzerin) würde ohne einen kosmetischen Eingriff

---

[5] Klein et al., 1996.
[6] Klein, 1997.

arbeitslos und/oder depressiv werden, mit allen damit auch für die Gesellschaft verbundenen Kostenfolgen.

Ähnlich wie in einem planwirtschaftlich organisierten Gesundheitswesen auf nationaler Ebene müssen auch die Managed-Care-Organisationen in *marktwirtschaftlich* organisierten Gesundheitssystemen ihre Mitglieder im Rahmen vorgegebener Budgets medizinisch versorgen. Über die Höhe dieses Budgets wird jedoch nicht politisch entschieden, sondern es ergibt sich aus der Zahl der Versicherten und der von den Marktverhältnissen abhängigen Höhe der Prämien. Empirische Untersuchungen zeigen, daß in amerikanischen HMOs – ähnlich wie in nationalen Gesundheitsdiensten – für bestimmte Leistungen Wartezeiten in Kauf genommen werden müssen.[7] Im Gegensatz zu einem nationalen Gesundheitsdienst müssen die HMOs jedoch sehr genau zwischen niedrigeren Prämien und dem Grad der Unzufriedenheit ihrer Mitglieder abwägen, um nicht zu viele Versicherte an ihre Konkurrenten zu verlieren. Zumindest ein Teil der Bevölkerung wird gewisse, nicht lebensbedrohende Wartezeiten in Kauf nehmen, wenn dafür die Prämien niedrig sind. Im Gegensatz zu steuerfinanzierten, planwirtschaftlich organisierten Gesundheitswesen existiert in einem wettbewerblichen System dank der Wahl zwischen verschiedenen Versicherungsmodellen *die Möglichkeit der Berücksichtigung differenzierter Konsumentenwünsche*. Viele Briten wären vermutlich bereit, mehr zu bezahlen, um dafür die teilweise extrem langen Wartezeiten für gewisse medizinische Interventionen umgehen zu können.

Ob und in welchem Ausmaß in einem *marktwirtschaftlich* organisierten Gesundheitssystem rationiert wird, hängt entscheidend von der Definition der *Grundversorgung* ab, zu der mittels staatlicher Prämienzuschüsse für

---

[7] Sommer, 1992.

die wirtschaftlich Schwachen die ganze Bevölkerung Zugang haben soll. In der Schweiz wird beispielsweise dieses gesetzlich vorgeschriebene Mindestleistungspaket sehr breit definiert. Nach Artikel 25, Absatz 1 KVG übernimmt die obligatorische Krankenversicherung "die Kosten für die Leistungen, die der Diagnose oder Behandlung einer Krankheit und ihrer Folgen dienen". Nach Artikel 32 KVG und laut den Ausführungen zum Krankenversicherungsgesetz müssen diese Leistungen nicht nur " (...) *wirksam* sein (d.h. im allgemeinen die angestrebte Wirkung erzielen), sondern auch *zweckmäßig* (d.h. im Einzelfall die angestrebte Wirkung in angemessener Form hervorrufen) und *wirtschaftlich* (d.h. ein angemessenes Kosten-Nutzen-Verhältnis aufweisen, was nicht bedeutet, daß kostspielige Maßnahmen von der Leistungspflicht ausgenommen sind)."[8]

Klare Handlungsanweisungen zu dieser Thematik fehlen völlig. So wird an keiner Stelle ausgeführt, was unter einem *"angemessenen"* Kosten-Nutzen-Verhältnis genau zu verstehen ist. Nehmen wir beispielsweise an, die Wahrscheinlichkeit der Richtigkeit einer Diagnose liege bei 90 % und könnte mit dem Einsatz eines Tests, der 1 000 Franken kostet, auf 95 % erhöht werden; oder eine neue Karzinombehandlung, die 100 000 Franken kostet, könnte die Fünf-Jahres-Überlebenswahrscheinlichkeit von 10 auf 15 % steigern. Wer entscheidet nach welchen Regeln, ob ein derartiger Mitteleinsatz noch "angemessen" ist? Ist es der Patient, seine Angehörigen, die behandelnden Ärzte, der Versicherungsträger und/oder die Gesellschaft?

Ähnliche Schwierigkeiten bereitet die Definition eines allen zugänglichen Mindestleistungspaketes auch in anderen Ländern. So sind die Berichte der speziell zu dieser Thematik eingesetzten Kommissionen in den Nieder-

---

[8] Botschaft über die Revision der Krankenversicherung, 1991.

landen,[9] in Schweden[10] und in Neuseeland[11] sehr allgemein gehalten und für die praktische Umsetzung wenig hilfreich. Beispielsweise schlägt die schwedische parlamentarische Kommission eine Unterteilung der Behandlungen in folgende Kategorien vor:

I A.

- Behandlung lebensbedrohender Krankheiten
- Behandlung von Krankheiten, die ohne medizinische Interventionen zu permanenten Behinderungen oder zum frühzeitigen Tod führen würden

I B.

- Behandlung schwerwiegender chronischer Erkrankungen
- Palliative Behandlungen im Endstadium
- Behandlung von Patienten mit eingeschränkter Autonomie

II.

- Personifizierte präventive Leistungen
- Rehabilitative Leistungen

III.

- Behandlung von weniger gravierenderen akuten und chronischen Krankheiten

IV.

- Grenzfälle

V.

- Behandlung/Pflege aus anderen Gründe als Krankheit oder Unfall

---

[9] Government Committee on Choices in Health Care, 1992.
[10] The Swedish Parliamentary Priorities Commission, 1995.
[11] Minister of Health, 1991.

Die Kommission betont, daß bei der anhand dieser Kategorien vorzunehmenden Ressourcenallokation die (nicht näher definierten) Prinzipien der menschlichen Würde, des Bedarfs und der Solidarität maßgebend sein sollen. Auffallend ist, daß die Kommission das Prinzip der Kosteneffektivität nur beim Vergleich verschiedener Methoden zur Behandlung der gleichen Krankheit anwenden will. Bei verschiedenen Krankheiten sei ein fairer Vergleich der Wirkungen auf dieser Basis nicht möglich. Eine *utilitaristische* Vorgehensweise lehnt sie ab:

"The Commission does not accept a benefit principle basically implying that the choice must fall on that which confers the greatest benefit on the greatest number. Thus the Commission rejects the idea of deploying resources to help many people with mild disorders instead of a few with severe injuries, or giving priority to the patients who are most profitable to society, e.g. persons of productive age, rather than seniors."[12]

Eher überraschend für Vertreter eines planwirtschaftlich organisierten Gesundheitssystems empfehlen die Kommissionsmitglieder ausdrücklich, daß der Nutzen medizinischer Interventionen *nicht* aus einer *gesellschaftlichen*, sondern aus der *Perspektive des Individuums* betrachtet werden soll. Sie belassen es jedoch bei diesen allgemeinen Ausführungen und verzichten auf eine *konkrete* Definition des Leistungskatalogs oder auf die Formulierung detaillierter Regeln, wann welche Leistungen erbracht werden sollen und wann nicht.

Ebenso abstrakt sind die Ausführungen des deutschen Sachverständigenrats für die Konzertierte Aktion im Gesundheitswesen "zur Bestimmung des Leistungskatalogs einer zukünftigen Krankenversicherung" in seinem

---

[12] The Swedish Parliamentary Priorities Commission, 1995.

Sachstandsbericht des Jahres 1994 ausgefallen.[13] Zur Abgrenzung von Grund- und Zusatzversorgung werden medizinische, ökonomische und sozialpolitische Kriterien herangezogen (vgl. Tab. 8.1). *Medizinische* Kriterien sind dabei insbesondere die Dringlichkeit und die Häufigkeit einer Erkrankung. Als *ökonomische* Kriterien werden vom Sachverständigenrat die Kostenwirksamkeit, die Versicherbarkeit von Leistungen, die Preiselastizität der Nachfrage, die Ursachen von Gesundheitsstörungen

Tab. 8.1   Kriterien zur Festlegung des Leistungskatalogs in der Krankenversicherung

Rahmenbedingungen: medizinische sozialpolitische		Indikationsbezogene Bedarfsnotwendigkeit Überforderung und Sozialklauseln					
Medizinische Kriterien:		Dringlichkeit		Lebensgefahr		Lebensqualitätsgefährdung	
Ökonomische Kriterien:		akut	aufschiebbar	hoch	niedrig	stark	gering
Großrisiko		K	K	K	K	K	K
Kostenwirksamkeit	hoch	K		K		K	K
	niedrig		Z	K		K	
Versicherbarkeit	gegeben	K	Z	K	Z	K	Z
	nicht gegeben						
Ursachenzurechenbarkeit	hoch	Z	Z	Z	Z	Z	Z
	niedrig						
Preiselastizität	hoch				Z		K
	niedrig	K	K				K

K: Kernbereich
Z: Zusatzwahlleistungen

Quelle: Sachverständigenrat, 1994.

---

[13] Sachverständigenrat für die Konzertierte Aktion im Gesundheitswesen, 1994.

(Leistungsbeschränkung bei Selbstverschulden) und das Schadensausmaß, das mit einer bestimmten Krankheit verbunden ist, aufgeführt. *Sozialpolitische* Kriterien zielen auf die Eingrenzung der zumutbaren Belastung für die privaten Haushalte durch die Risiken des Lebens und auf die verteilungspolitischen Auswirkungen eines Leistungsausschlusses ab.

Der Sachverständigenrat betont jedoch mit Nachdruck, daß diese Kriterien nicht den Eindruck erwecken dürfen, als ob mit ihrer Hilfe ein Leistungskatalog eindeutig und wertfrei bestimmt werden könnte. Angesichts der prekären Datenlage und der sich stellenden methodischen Probleme wagt er den Versuch nicht, die medizinischen Leistungen im einzelnen in Pflicht- und je nach Präferenzen freiwillig zu wählende Zusatzleistungen zu unterteilen, sondern beläßt es bei der abstrakten Einteilung in einen Kernbereich und Zusatzwahlleistungen (vgl. Tab. 8.1).

Ein weiteres Problem, das sich in *marktwirtschaftlich* organisierten Gesundheitssystemen stellt, ist die Frage der *Risikoselektion.* Wenn es einzelnen Versicherern gelänge, die guten Risiken anzuziehen, könnte es zu einer Art *verdeckter* Rationierung kommen, wenn sich in einer Versicherung schlechte Risiken ansammeln, die aus Kostengründen nicht mehr optimal versorgt würden. Diese Problematik wird zwar durch die Vorschrift, daß alle Versicherten periodisch die Möglichkeiten haben müssen, ohne Nachteile die Versicherung zu wechseln, gemildert. HMOs haben jedoch viele Möglichkeiten, um eine für sie günstige Risikoauswahl zu erreichen. So können sie ihre Zentren vorwiegend in den reicheren Quartieren einer Stadt eröffnen. Da Familien mit Kindern als die besseren Risiken gelten, können sie ihre Einrichtungen bewußt kinderfreundlich ausgestalten und ihr Angebot stark auf pädiatrische Dienste ausrichten und andere Bereiche (z.B. Onkologie) eher vernachlässigen.

HMOs, die in den USA Medicare-Empfänger anwerben wollen, organisieren in der Regel zu diesem Zweck Parties und vermeiden anonyme Mittel wie Briefe oder Telefonkontakte. Auf diese Weise stellen sie sicher, daß eher die aktiveren, gesünderen Betagten für einen Beitritt gewonnen werden. Schließlich sind einige wenige Mitglieder für einen Großteil der Kosten verantwortlich. Wenn es also einer HMO gelänge, ihre sehr teuren Mitglieder zum Austritt zu bewegen, würde sich ihre Risikostruktur entscheidend verbessern. Dies könnte etwa dadurch geschehen, daß die zuständigen Ärzte eher unhöflich und kurz angebunden sind. Oder sie könnten bei den betreffenden Patienten beiläufig erwähnen, daß die HMO zwar ihre gesundheitlichen Probleme behandeln könne, daß in ihrem Falle die Behandlung mit einer in einer Spezialklinik angewandten Therapie eigentlich angebrachter wäre. Leider müßten die Patienten für eine solche Behandlung in eine konventionelle Versicherung wechseln. Derartige Strategien der selektiven Aufforderung zum Austritt sind kaum nachzuweisen.[14]

Die Frage der Rationierung stellt sich in plan- wie auch in marktwirtschaftlich organisierten Gesundheitssystemen nicht nur auf der Makro-, sondern auch auf der Mikroebene.

8.3 Rationierung auf der Mikroebene

Wenn die in *planwirtschaftlich* organisierten Gesundheitssystemen auf der Makroebene zugeteilten Ressourcen die Nachfrage nach medizinischen Leistungen nicht decken, müssen auf der *Mikroebene* die behandelnden Ärzte die Entscheidung fällen, welche Patienten wie behandelt werden

---

[14] Newhouse, 1996.

sollen. Auf dieser Ebene stellt sich demzufolge die Frage der *Rationierung* mit aller Schärfe.

Als eigentlicher Katalysator der europäischen Diskussion zu dieser Thematik erwies sich die bereits erwähnte Studie von Aaron und Schwartz (1984), in der die Unterversorgung der britischen Bevölkerung mit bestimmten medizinischen Leistungen empirisch belegt wurde. Die Autoren bemängeln, daß diese Rationierung nicht nach explizit definierten Regeln erfolge, sondern daß die zuweisenden Allgemeinpraktiker nach ihrem Ermessen von Fall zu Fall entschieden. Für den Verzicht auf eine Überweisung in ein Dialysezentrum waren die ausschlaggebenden Faktoren jedoch nicht medizinische Gründe, sondern das Wissen der Allgemeinpraktiker, daß nur wenige Geräte vorhanden sind. Aaron und Schwartz sehen ihre These, daß weniger medizinische als vielmehr *Kapazitätsengpässe* für die Behandlungsentscheidung ausschlaggebend sind, durch die Tatsache bestätigt, daß selbst die im internationalen Vergleich extrem niedrigen Dialyseraten in Großbritannien regional je nach vorhandenen Kapazitäten stark schwanken.

Einen Behandlungsverzicht würden die Grundversorger vor allem mit medizinischen Argumenten begründen, um sich, ihren Patienten und den Nephrologen, die ja sonst die überzähligen Patienten zurückweisen müßten, die Entscheidung erträglicher zu machen. Da in Großbritannien kaum ältere Patienten einer Nierendialyse unterzogen werden, spiele bei der Behandlungsentscheidung offensichtlich das *Alter* eine maßgebliche Rolle, obwohl dieses Merkmal nie offiziell als Entscheidungskriterium definiert worden sei. Auch Mitte der neunziger Jahre wurden in keinem europäischen Land – mit Ausnahme Bulgariens – so wenige neue Patienten einer Nierendialyse unterzogen wie in Großbritannien. Dabei ist die

Dialyserate der unter 60jährigen in Großbritannien ähnlich hoch wie in den anderen westeuropäischen Ländern. Jene der über 60jährigen ist hingegen weit niedriger. Insgesamt wurden im Jahr 1994 in Großbritannien 147,3 Personen pro 1 Million Einwohner einer Dialyse unterzogen. In der Schweiz betrug die Rate 264,5 und in Schweden 253,7.[15]

Im Gegensatz zum Fall der Nierendialysen ist dokumentiert, daß im NHS 20 % der kardiologischen Abteilungen eine Alterslimite für die Aufnahme von Herzinfarktpatienten und 40 % eine solche für eine thrombolytische Therapie haben. Diese Altersgrenze kann lediglich 55 Jahre betragen.[16] Eine solche Altersgrenze kann zu einer Situation führen, die Pollock (1995) als *"rationing paradox" (Rationierungsparadox)* bezeichnet. Das Mortalitätsrisiko der medizinischen Intervention ist bei über 70jährigen Herzinfarktpatienten zwar viermal größer als bei unter 60jährigen, der größte Nutzenzuwachs (ausgedrückt als Anzahl gerettete Leben) wird aber in der oberen Altersgruppe erzielt, weil dort die Inzidenz koronarer Herzkrankheiten am höchsten ist.

Klein et al. (1995) vermuten, daß die seit jeher im internationalen Vergleich knappen Kapazitäten des National Health Service im Laufe der Jahre dazu geführt haben, daß die Bevölkerung sich an eine vergleichsweise spartanische Versorgung gewöhnt und ihre Erwartungen entsprechend angepaßt hat: "Rationing may be most acceptable *when it is not perceived as such*: when it represents not so much a deliberate, consciously taken decision to deliver less than the best but a local culture where medical aspirations and public expectations reinforce each other in

---

[15] Auffallend ist die im Vergleich zu den europäischen Ländern mit 882,1 um ein Mehrfaches höhere Rate in den USA (OECD Health Data, 1996).

[16] Elder und Fox, 1992.

not asking too much of the NHS or demanding miracles for medical science. *Lack of supply creates its own lack of demand.*"[17]

Auch in einem *marktwirtschaftlich* organisierten Gesundheitssystem kann der Frage nicht ausgewichen werden, wieviel medizinischer Aufwand im Einzelfall den zu erwartenden Nutzen noch rechtfertigt. Dazu wird jeder Krankenversicherer eigene, detaillierte interne Vorschriften erlassen. So schränken beispielsweise die amerikanischen HMOs die Behandlungsmöglichkeiten ihrer Ärzte entweder direkt mit konkreten Handlungsanweisungen ein, wie etwa dadurch, daß jede Überweisung von der HMO-Leitung genehmigt werden muß, oder indirekt durch die Vorgabe fixer Budgets für bestimmte Leistungen. Weiter entwickeln sie finanzielle Anreizsysteme, die die ihnen angeschlossenen Ärzte für kostengünstigere Verhaltensweisen belohnen.

Es ist keineswegs so, daß das starke Wachstum der Managed-Care-Organisationen in den USA mit keinerlei Problemen verbunden wäre. Vielmehr macht diese Entwicklung deutlich, wie *fließend die Übergänge zwischen Rationalisierung und Rationierung* sind und wie sehr es darauf ankommt, *aus welcher Perspektive* diese Begriffe definiert werden. Maßnahmen, die aus der Sicht der Gesellschaft oder eines Versicherers als effizienzsteigernd angesehen werden, kann der betroffene Patient durchaus als Rationierung empfinden. Dieser Sachverhalt sei anhand zweier konkreter Beispiele – der Inanspruchnahme medizinischer Leistungen in Notfällen und jener experimenteller Leistungen bei terminal kranken Karzinompatienten – illustriert.

---

[17] Klein et al., 1995.

Mit einem 1973 vom amerikanischen Kongreß verabschiedeten Gesetz wurde der Ausbau der Notfallstationen in den USA stark gefördert. Jedermann sollte 24 Stunden am Tag die Möglichkeit haben, bei einer als dringlich empfundenen medizinischen Störung über eine landesweit einheitliche Notrufnummer einen Rettungswagen zu rufen, der zumindest in dichter besiedelten Gegenden binnen Minuten zur Stelle sein sollte.

"Governing this massive build-up was *a belief that every distress call should be treated as a potential medical disaster until proven otherwise.* The emergency room became a medical testing center, where doctors regularly used the best new diagnostic equipment to rule out stroke (...), to rule out heart attack (...), to rule out a brain tumor. Even if doctors thought a patient's symptoms were almost certainly unconnected to any serious illness, the ethos of emergency medicine was to keep running tests until a physician could say conclusively that the patient with chest pains was not having a heart attack or that the woman with a sore throat didn't have a rare, potentially fatal case of epiglottitis. Patients welcomed this approach which treated even a routine illness as something special."[18]

Vor diesem Hintergrund ist es nicht überraschend, daß in den USA Notfallstationen häufig frequentiert werden. Empirische Erhebungen zeigen zudem, daß jede in einer voll ausgerüsteten Notfallstation erbrachte Leistung im Durchschnitt etwa zweieinhalbmal so teuer ist wie in einer Arztpraxis.[19] Die aufkommenden Managed-Care-Organisationen erkannten rasch, daß das häufige Aufsuchen der Notfallstationen ihrem Gatekeeper-Prinzip diametral zuwiderlief und stark kostensteigernd wirkte. Sie

---

[18] Anders, 1996.
[19] Anders, 1996.

versuchten deshalb mit einer Reihe von Maßnahmen, dafür zu sorgen, daß sich nur noch "echte" Notfälle in teure Notfallkliniken einweisen ließen.

So müssen die HMO-Mitglieder in der Regel in Notfällen eine Telefonnummer der betreffenden HMO anrufen. In der Telefonzentrale sitzt eine speziell ausgebildete Krankenschwester, die nach einer standardisierten Batterie von Fragen zu eruieren versucht, welches im betreffenden Fall die geeignete Maßnahme ist. Viele HMOs führten für das Aufsuchen einer Notfallstation Eigenanteile von bis zu 100 $ ein. Diese sogenannte *Hesitation Fee* soll den Patienten dazu veranlassen, darüber nachzudenken und vielleicht abzuwarten, bevor er einen Rettungswagen ruft. Die HMOs begannen zudem, genauer zu definieren, in welchen Fällen sie überhaupt Leistungen der Notfallkliniken vergüten würden. Inzwischen lehnen sie zwischen 10 und 30 % aller entsprechenden Begehren ihrer Mitglieder routinemäßig ab. Insgesamt senkten die Managed-Care-Organisationen auf diese Weise ihre Ausgaben für medizinische Notfälle pro Mitglied im Vergleich zum traditionellen Sektor um bis zu 40 %.[20]

Aus der Sicht der Managed-Care-Organisationen stellen derartige Einsparungen *Effizienzsteigerungen* dar. Die betroffenen Patienten hingegen – an den früheren problemlosen Zugang zu den Notfallzentren gewöhnt – empfinden diese Restriktionen als *verdeckte Rationierung* und als einen der größten Mängel von Managed-Care-Organisationen überhaupt. Es kommt hinzu, daß es immer (medienwirksame) Fälle geben wird, in denen es unter anderem wegen der von den Managed-Care-Organisationen aufgebauten Hindernisse zu potentiell lebensgefährlichen Verzögerungen oder sogar zu solchen mit tödlichem Ausgang kommt.[21]

---

[20] Anders, 1996.
[21] Anders, 1996.

Das zweite Beispiel betrifft die Situationen, in denen Managed-Care-Organisationen Leistungen zu verweigern versuchen, die teuer sind und eine sehr geringe Erfolgswahrscheinlichkeit aufweisen. Die HMO will dadurch die Effizienz ihrer Versorgung steigern. Der in diesen Fällen meist todkranke Patient empfindet hingegen eine derartige Verweigerung als Rationierungsmaßnahme der schlimmsten Art. Ihm wird buchstäblich der letzte Strohhalm genommen, an den er sich noch klammern kann. Besonders heikel ist diese Problematik für Managed-Care-Organisationen in den USA, weil dort nach wie vor die Doktrin vorherrschend ist, zur Hinausschiebung eines nahenden Todes sei nichts – und seien die Erfolgsaussichten noch so gering – unversucht zu lassen.

Anders (1996) schildert zu dieser Thematik im Detail den Kampf dreier Frauen, die an Brustkrebs mit Metastasen im Endstadium litten, mit ihrer HMO um die Kostenübernahme für eine Knochenmarktransplantation. Allen drei Frauen gaben die behandelnden Ärzte nur noch geringe Überlebenschancen. Als letzte Möglichkeit empfahlen sie Chemotherapie in extrem hoher Dosis. Diese war für die betroffenen Patientinnen jedoch nur tolerierbar, wenn ihnen Knochenmark, das ihnen vorher entnommen worden war, kurz nach der Chemotherapie wieder implantiert wurde.

Erste Versuche dieser bei Leukämiepatienten erprobten Methode hatten bei Brustkrebspatientinnen bei Kosten in der Größenordnung von 200 000 Dollar zu ernüchternden Resultaten geführt. Die 30-Tage-Mortalitätsrate betrug ungefähr 20 %, und auch für die Überlebenden konnte weder eine signifikante Verlängerung ihrer Restlebenserwartung noch eine Verbesserung ihrer Lebensqualität festgestellt werden. Um 1990 stellten die mit diesem Verfahren experimentierenden Ärzte fest, daß die Blutproduktion schneller und günstiger (für ca. 60 000 Dollar) reaktiviert werden konnte, wenn nur die hämatopoetischen Stammzellen transplantiert wurden.[22] Im Vergleich zu den herkömmlichen Chemotherapien konnte allerdings auch mit dieser verfeinerten Methode keine signifikante Verlängerung der Lebenserwartung nachgewiesen werden. Immerhin schien sich bei manchen Patientinnen die Lebensqualität während der verbleibenden Monate zu verbessern.[23]

Die HMO verweigerte den drei Frauen die Genehmigung der Kostenübernahme für die Transplantation hämatopoetischer Stammzellen mit dem Hinweis, daß dieses teure Verfahren immer noch im experimentellen Stadium sei und – soweit bekannt – die Überlebenschancen nicht verbessere. Nach für alle Beteiligten sehr belastenden Auseinandersetzungen bezahlte die HMO schließlich allen Patientinnen in einem außergerichtlichen Vergleich doch noch die gewünschte Behandlungsmethode. Die drei Patientinnen starben 8, 16 bzw. 24 Monate nach der Transplantation. Nach Ansicht der Ärzte lebte einzig die dritte Patientin möglicherweise etwas länger und mit besserer Lebensqualität, als ohne Transplantation zu erwarten gewesen wäre.[24]

Derartige Fälle, die in den USA große Publizität erreichen, nahm Präsident Clinton in seiner im Januar 1998 gehaltenen State of the Union Address zum Anlaß, den Kongreß mit folgenden Worten zur Einführung einer *"National Bill of Patients' Rights in Health Care"* aufzufordern:

---

[22] Hämatopoetische Stammzellen können nach Gabe von hämatopoetischen Wachstumsfaktoren auch aus dem peripheren Blut gewonnen werden. Diese Art der Transplantation peripherer Blutstammzellen hat mittlerweile die Knochenmarktransplantation nahezu ersetzt (Sachverständigenrat, 1997/98).
[23] Anders, 1996.
[24] Anders, 1996.

"You have the right to know all your medical options, not just the cheapest. You have the right to choose the doctor you want for the care you need. You have the right to emergency room care, wherever and whenever you need it. You have the right to keep your medical records confidential."[25]

Es dürfte umittelbar einleuchten, daß einerseits je nach Umsetzung dieser populären Forderungen die weitere Entwicklung der Managed-Care-Bewegung in den USA beeinträchtigt, wenn nicht gar verunmöglicht werden könnte. Andererseits wird sich wahrscheinlich in jeder modernen Gesellschaft eine Mehrheit finden, die dem Versicherten/Patienten gewisse Rechte zubilligt, die in jedem wie auch immer organisierten und finanzierten Gesundheitssystem eingehalten werden müssen, wie etwa das Recht

- auf Informationen über die Diagnose und die vorhandenen Behandlungsmöglichkeiten sowie deren Risiken und Erfolgswahrscheinlichkeiten, und zwar so ausführlich, wie der betroffene Patient es wünscht,

- auf vollständige Information über die Vereinbarungen, die die betreffende Managed-Care-Organisation mit den ihr angeschlossenen Leistungserbringern abgeschlossen hat,

- auf Einsicht und auf vertraulichen Umgang mit der persönlichen Krankengeschichte des Patienten,

- auf sofortige Behandlung im Notfall,

- auf genau definierte Beschwerdemöglichkeiten in dem Fall, daß die HMO bestimmte Leistungen nicht erbringen will, oder daß sie die

---

[25] Zit. nach Annas, 1998.

Zahlung einer notfallmäßig oder von einem nicht bei der betreffenden Managed-Care-Organisation unter Vertrag stehenden Leistungserbringer erbrachten Behandlung verweigert.

Der Teufel steckt auch hier im Detail. Dazu einige Beispiele: Was ist ein "Notfall"? Wann ist eine Verlegung aus der Notfallklinik in eine mit der betreffenden Managed-Care-Organisation unter Vertrag stehende Institution zumutbar? Wie soll die Managed-Care-Organisation die Einhaltung ihrer Behandlungsrichtlinien ohne Kenntnis der Diagnose überwachen können? Wie soll sie eine kostengünstige Medizin betreiben können, wenn der Patient das Recht hat, eine andere, *teurere* Behandlungsoption wählen zu dürfen, als jene, die die HMO-Ärzte empfehlen?

Der amerikanische Rechtsprofessor Clark Havighurst vertritt ausdrücklich die Auffassung, ein Versicherter müsse mit entsprechenden Mehrkosten rechnen, wenn er beispielsweise als jahrelanges Mitglied einer günstigen Managed-Care-Organisation im Bedarfsfall plötzlich doch eine sehr teure Behandlungsoption mit einer äußerst geringen Erfolgswahrscheinlichkeit wünscht. Havighurst findet entsprechend ausgestaltete private Versicherungsverträge "(...) the most promising and ethically attractive vehicles available in the American context for introducing benefit/cost trade-offs into medical decisions."[26] Hilfreich sind dabei die in den USA viel propagierten Praxisrichtlinien, die er nicht nur als Instrument zur Verbesserung der medizinischen Versorgung, sondern *"(...) as a new technology that could enable consumers, for the first time to choose the exact style of medical care they wish to purchase on a prepaid basis"*[27] ansieht.

---

[26] Havighurst, 1992.
[27] Havighurst, 1992.

Dabei ist der Arzt in Managed-Care-Organisationen in jedem Fall gehalten, die Kosten, Risiken und Nutzen einer Behandlung sorgfältig abzuwägen und seine Entscheidung nicht nur im Interesse des Patienten, sondern auch unter Beachtung der zur Verfügung stehenden (beschränkten) Ressourcen zu fällen. Die Vertrauensbasis darf dabei jedoch nicht zerstört werden, denn – wie Annas treffend feststellt: "The doctor-patient relationship is not an arm's length business transaction; it is a relationship in which *trust* is essential. Sick people, who are in no position to bargain and know little about medicine, must be able to trust their physicians to be on their side in dealing with pain, suffering, disease, or disability."[28]

Dies kann aber nicht heißen, daß der behandelnde Arzt sich weiterhin der Illusion hingeben darf, die zur Verfügung stehenden Ressourcen seien unbeschränkt und er könne für jeden Patienten bis zur Sättigungsmenge Leistungen erbringen.[29] Die Ärzteschaft muß – wie es Lomas und Contandriopoulos ausdrücken – "(...) become accountable for both the quality of care (the precision of medicine) *and* the resources used to provide such care (the cost effectiveness of medicine)."[30] Die Vereinbarung der Rollen als Advokat des Patienten, als gegenüber seiner Managed-Care-Organisation Verantwortlicher sowie als vom finanziellen Erfolg der Managed-Care-Organisation Abhängiger wird für den Arzt jedoch immer eine heikle Gratwanderung sein. Verschärft wird diese Problematik in den USA noch dadurch, daß 1998 bereits jede dritte HMO gewinnorientiert war und ihre Direktoren teilweise exorbitante Einkommen

---

[28] Annas, 1998.

[29] Diese Ansicht vertreten auch Ethiker wie beispielsweise Morreim, 1991; Menzel, 1983 und 1990; Daniels et al., 1996.

[30] Lomas und Contandriopoulos, 1994.

erzielten.³¹ Nudelman und Andrews bringen das in den USA mit dieser Entwicklung verbundene Unbehagen wie folgt auf den Punkt:

"The major differences between for-profit and not-for-profit health care plans lie in purpose, value, attitude, and behavior: a for-profit plan provides a service so it can make a profit; a not-for-profit plan makes a profit so it can provide a service. (...) Is the purpose of the organization primarily to deliver high-quality health care to individual patients and groups, or is it to deliver profits to shareholders? (...) A fundamental difference between for-profit and not-for-profit health care plans is their attitude toward the ‚medical loss ratio' – the percentage of the premium dollar returned to the consumer in health care services. *The for-profit plans try to keep this percentage as low as possible; the not-for-profit plans try to keep it high.*"³²

In Europa würde ein starkes Wachstum aggressiver, gewinnorientierter HMOs wahrscheinlich noch auf weit größere Widerstände stoßen als in den USA. So sind beispielsweise im zumindest zum Teil nach marktwirtschaftlichen Kriterien organisierten schweizerischen Gesundheitswesen in der obligatorischen Grundversicherung nur gemeinnützige Krankenkassen zugelassen. Diese unterziehen sich freiwillig einem Ehrenkodex für Fairness im Wettbewerb.³³

Die bisherigen Ausführungen und Beispiele sollten verdeutlichen, warum in plan- wie in marktwirtschaftlich organisierten Gesundheitssystemen auf

---

[31] 1981 waren nur 12 % aller HMOs gewinnorientiert (Kuttner, 1998a; Anders, 1996).
[32] Gemeinnützige HMOs setzen in den USA zwischen 91 und 93 % ihrer Einnahmen für die medizinische Versorgung ihrer Mitglieder ein, gewinnorientierte HMOs dagegen lediglich zwischen 70 und 80 % (Nudelman und Andrews, 1996).
[33] Konkordat der Schweizerischen Krankenversicherer, 1998.

der *Mikroebene* bislang eher *verdeckte* Rationierungsstrategien zu beobachten sind. Den über alle denkbaren medizinischen Optionen informierten (todkranken) Patienten eine Behandlung aus Effizienzgründen verweigern zu wollen, erwies sich bis heute zumindest in den USA als äußerst schwieriges Unterfangen. Realistischer erscheint die *offene Rationierung* auf der *Makroebene*. Im folgenden Abschnitt soll geklärt werden, welche Informationen den Entscheidungsträgern in diesem Fall zur Verfügung stehen müßten.

8.4 Daten- und methodische Probleme bei expliziter Rationierung

Das Ziel der Maximierung der Gesundheit der Bevölkerung kann um so besser erreicht werden, je mehr über Kosten, Nutzen und Risiken aller medizinischen Interventionsmöglichkeiten bekannt ist. In diesem Bereich bestehen allerdings nach wie vor große Lücken. So gilt zwar der medizinisch-technische Fortschritt, d.h. Neuerungen bei Medikamenten, Geräten und Verfahren (z.B. Operationstechniken), als der gewichtigste Erklärungsfaktor für die Kostensteigerungen im Gesundheitswesen.[34] Das bedeutet allerdings nicht, daß alle derartigen Innovationen vor ihrem Alltagsgebrauch im Gesundheitswesen einer rigorosen Erfolgskontrolle unterworfen würden. Die meisten Nationen verlangen den Nachweis der Wirksamkeit nur für Medikamente. Nach amerikanischen Schätzungen sind lediglich etwa 10 bis 20 % aller in der Medizin angewandten Verfahren auf ihre Sicherheit und Wirksamkeit nach wissenschaftlichen Kriterien überprüft worden.[35] Erst in jüngster Zeit setzt sich die Erkenntnis

---

[34] Newhouse, 1993.
[35] U.S. Congress, Office of Technology Assessment (OTA), 1994.

durch, daß bestehende und neue Medizintechnologien und Verfahren darüber hinaus auch bezüglich ihrer Kosteneffektivität sowie ihrer ethischen und sozialen Implikationen umfassend evaluiert werden müßten. Trotzdem wird nur in wenigen Ländern der Versuch unternommen, derartige Evaluationen auch durchzuführen. Die dabei zu bewältigenden *methodischen Schwierigkeiten* sind nämlich beträchtlich.

In einem ersten Schritt gilt es abzuklären, ob eine bestimmte medizinische Intervention *wirksam* ist, d.h., ob der dabei erzeugte Nutzen die damit verbundenen Risiken übersteigt. Als geeignetstes Instrument dafür gilt die *randomisierte Doppelblindstudie.* Solche Experimente sind jedoch aufwendig und dementsprechend teuer. Oft werden die Versuchsgruppen aus Kostengründen so klein gehalten, daß nur große Unterschiede nachgewiesen werden können. Um sicherzustellen, daß die gemessenen Wirkungen auch wirklich der untersuchten Intervention zugeschrieben werden können, werden häufig so strikte Aufnahmebedingungen für die Versuchsteilnehmer formuliert (z.B. keine Betagten, keine Frauen im gebärfähigen Alter), daß die Resultate kaum verallgemeinert werden können. Die meisten randomisierten Versuche werden zudem in Universitätskliniken von Spezialisten an speziell ausgewählten Patienten durchgeführt. Erstere sind auf ihrem Spezialgebiet oft viel erfahrener als ihre Kollegen in kleineren Krankenhäusern und Praxen, und die Versuchsteilnehmer sind häufig motivierter oder weniger krank als solche, die nicht in den Versuch einbezogen werden. Die Resultate derartiger Experimente können deshalb nicht einfach auf die Alltagspraxis übertragen werden.

Selbst wenn alle methodischen Probleme überwunden wären und zudem der in der Medizin so bedeutsame Placeboeffekt[36] isoliert und quantifiziert werden könnte, genügte allein der Nachweis der Wirksamkeit neuer oder bereits eingeführter Medizintechnologien und Verfahren in einer Welt knapper Mittel bei der Entscheidungsfindung für deren Anwendung nicht. Vielmehr muß in einem zweiten Schritt abgeklärt werden, mit welchem Aufwand dieser Mehrnutzen erzeugt wird und ob mit einem alternativen Einsatz dieser Ressourcen nicht ein höherer Nutzenzuwachs erzielt werden könnte.

Zur Klärung dieser Fragen werden auch im Gesundheitswesen zunehmend ökonomische Evaluationsverfahren[37] eingesetzt (vgl. Abb. 8.2). Dabei wird bei den *Kosten-Nutzen-Analysen* der (schwierige) Versuch unternommen, auch die anfallenden Nutzen monetär zu bewerten. Um dieser Problematik auszuweichen, behilft man sich – wenn möglich – mit der Durchführung einer *Kosten-Wirksamkeits-Analyse*. Bei dieser werden die Kosten von alternativen Handlungsoptionen mit deren Ergebnissen verglichen, die in *nichtmonetären* Einheiten gemessen werden (z.B. Kosten pro gerettetem Leben, pro vermiedenem Erkrankungsfall etc.). Eine Unterform der Kosten-Wirksamkeits-Analyse ist die *Kosten-Nutzwert-Analyse* (cost-utility analysis), bei der die Ergebnisse verschiedener Interventionen in Form einer einzigen Nutzen-Einheit ausgedrückt werden. Häufig wird dabei das Maß der *qualitätsbereinigten* Lebensjahre (quality-adjusted life year, QALY) verwendet. Die Idee, die gelebte Zeit mit einem Qualitätsmaß zu gewichten, ist unmittelbar einleuchtend: Nur ein

---

[36] Turner, 1994.

[37] Drummond et al., 1994; Torrance, 1986.

Abb. 8.2 Ökonomische Evaluationsverfahren

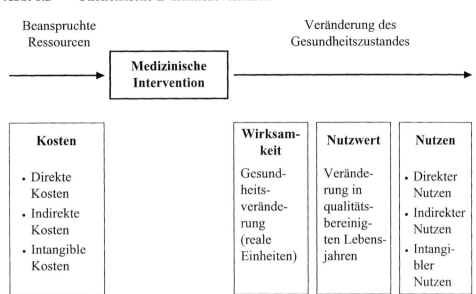

vollkommen gesund verbrachtes Jahr ist wirklich 365 Tage wert. Von Schmerzen, Beschwerden und Behinderungen überschattete Jahre müssen dagegen mehr oder weniger "abgeschrieben" werden, so daß sie nur noch ein effektives Gewicht von 300, 200 oder noch weniger Tagen haben. Bei der Ausgestaltung eines solchen Indexes stellt sich vor allem das Problem der Bewertung verschiedener Gesundheitszustände und der Aggregation verschiedener Indikatoren zu einem Gesamtindex. Dabei führen unterschiedliche, auf verschiedene Arten angewendete Methoden (z.B. willkürliche Einteilung durch Experten, Befragungen von Gesunden oder Kranken) auch zu unterschiedlichen Resultaten.[38]

Bei der Interpretation und der Vergleichbarkeit derartiger Analysen ist deshalb Vorsicht geboten. So ergab eine Durchsicht von 77 Kosten-Nutzwert-Analysen, daß weniger als ein Viertel zumindest fünf von sechs bei

---
[38] Gold et al., 1996; Johannesson, 1996; Szucs, 1997.

der Durchführung solcher Studien zu beachtenden Grundprinzipien befolgt hatten.[39] Die Problematik der Vergleichbarkeit demonstriert eine weitere Untersuchung eindrücklich, in der 16 in sechs Ländern durchgeführte Studien zur Messung der Kostenwirksamkeit von Reihenuntersuchungen zur Früherkennung von Brustkrebs (Mammographie) gesichtet wurden.[40] Vier Studien kamen zum Ergebnis, daß derartige Reihenuntersuchungen insgesamt sogar zu Kosteneinsparungen führen würden. Die anderen wiesen Kosten von 3 400 $ bis 20 000 $ pro gerettetem Lebensjahr aus. Eine Bereinigung dieser Resultate bezüglich unterschiedlicher Annahmen, wie über die Kosten einer Mammographie, führte zu noch größeren Kostenunterschieden von 9 500 $ bis 144 700 $ pro gerettetem Lebensjahr. Schließlich dokumentiert eine weitere Studie, wie irreführend die in Großbritannien übliche Zusammenfassung der Resultate von Kosten-Nutzwert-Analysen verschiedener Medizintechnologien und Verfahren in einer Tabelle aufgrund unterschiedlichster Annahmen und methodischer Ansätze, die eine Vergleichbarkeit praktisch unmöglich machen, sein kann.[41]

Selbst wenn alle methodischen Probleme überwunden und die in Tabelle 8.2 ausgewiesenen Angaben tatsächlich valide und vergleichbar wären, wäre es eine Illusion, zu glauben, daß die sich stellenden (heiklen)

---

[39] Derartige Studien sollten eine explizite Aussage über den für die Analyse verwendeten Gesichtspunkt (z.B. Gesellschaft, Versicherer etc.) enthalten. Das gewählte Vorgehen bezüglich der Messung der Nutzen- und der Kostenseite sollte genau beschrieben werden. Wenn die in die Analyse einbezogenen Kosten und Nutzen zu verschiedenen Zeitpunkten anfallen, sollten sie entsprechend diskontiert werden. Die Wirkungen von Veränderungen der zentralen Annahmen sollten mittels Sensitivitätsanalysen getestet werden. Schließlich sollte ein zusammenfassendes Maß für die Ermittlung des Kosten-Nutzen-Verhältnisses der betreffenden Intervention angewandt und berechnet werden (Udvarhelyi et al., 1992).

[40] Brown und Fintor, 1993.

[41] Mason et al., 1993.

Allokationsentscheidungen dadurch gewissermaßen auf wissenschaftlichem Wege automatisch gefällt werden könnten. Einerseits sind derartige Kosten-Nutzen-Analysen aufwendig. Sie sind bisher nur für einige wenige Therapien durchgeführt worden. Für buchstäblich Hunderte von weiteren Behandlungsmöglichkeiten sind keine solchen Daten vorhanden, die zudem laufend dem neuesten Stand der Medizin angepaßt werden müßten. Andererseits sind die zu fällenden Allokationsentscheidungen trotz verbesserter Informationen nicht weniger schwierig. Sollen beispielsweise im NHS die in Tabelle 8.2 mit einem schlechten Verhältnis der Kosten

Tab. 8.2   Kosten pro qualitätsbereinigtem Lebensjahr (QALY) für ausgewählte medizinische Therapien in Großbritannien, 1990

Behandlung	Kosten pro QALY (in £, 1990)
Nichtraucherkampagne durch GPs	270
Behandlung gegen Bluthochdruck (Alter 45-64 Jahre)	940
Herzschrittmacherimplantation	1'100
Hüftgelenkprothese	1 180
Bypass bei schwerer Angina pectoris	2 090
Nierentransplantation	4 710
Brustkrebs-Reihenuntersuchung	5 780
Herztransplantation	7 840
Bypass bei leichter Angina pectoris	19 870
Spitaldialyse	21 970
Neurochirurgischer Eingriff bei bösartigen intrakraniellen Tumoren	107 780
Erythropoietin zur Substitution bei Anämie niereninsuffizienter Patienten	126 920

Quelle: Mason et al., 1993.

pro qualitätsbereinigtem Lebensjahr aufgeführten Interventionen aus Gründen der Mittelknappheit nicht oder nicht mehr finanziert werden, obwohl sie im Einzelfall potentiell lebenserhaltend sein können?

Erschwerend kommt hinzu, daß, selbst wenn eine Intervention allgemein oder unter bestimmten Umständen kostenwirksam ist, sie im *Einzelfall* doch falsch indiziert angewendet werden kann. Mittlerweile ist vielfach empirisch belegt, daß auch in sozioökonomisch weitgehend homogenen Regionen die (alters- und geschlechtsbereinigten) Raten für häufig durchgeführte Verfahren und Eingriffe um mehrere hundert Prozent schwanken können.[42] Daß dies auch in *planwirtschaftlich* organisierten Gesundheitssystemen der Fall ist, zeigen die in Tabelle 8.3 dargestellten beträchtlichen Unterschiede von fünf häufig durchgeführten chirurgischen Verfahren in den Regionen Großbritanniens. Selbst wenn man von den statistischen

Tab. 8.3   Unterschiede bei ausgewählten operativen Eingriffen zwischen den Health Authorities Großbritanniens, 1993-94

Eingriff	minimale Rate	Maximale Rate	tiefste 10 %	Oberste 10 %
Katarakt-Operation	149	469	201	363
Herzarterien-Bypass	0.5	59	5	42
Hüftgelenkersatz	36	152	51	110
Knieersatz	18	86	29	64
Mandeloperation	8	403	102	263

Abgeschlossene Behandlungsperioden; Raten pro 100 000 Einwohner, nicht standardisiert.
Quelle: Klein et al., 1996.

---

[42] Wennberg, 1990.

Ausreißern abstrahiert und nur die untersten 10 mit den obersten 10 % vergleicht, resultieren daraus immer noch riesige Unterschiede, die sicher nicht ausschließlich mit dem unterschiedlichen Gesundheitszustand der jeweiligen Bevölkerungsgruppen erklärt werden können. Auffällig sind in Großbritannien auch die großen Unterschiede bezüglich der Überweisungsraten von Allgemeinpraktikern an Spezialisten, die von 2,5 bis zu 5,4 pro 100 Konsultationen und von 4,0 bis zu 13,2 pro 100 bei einem Allgemeinpraktiker eingeschriebenen Patienten reichen.[43] Diese Variationen hängen unter anderem davon ab, wie die Hausärzte ihre Rolle als Gatekeeper interpretieren, wie sie ihre eigene Kompetenz einstufen und wie sie die Verfügbarkeit von Spezialisten bzw. Einrichtungen wahrnehmen.

Amerikanische Untersuchungen zeigen, daß je nach untersuchtem Verfahren *15 bis 40 % der erbrachten Leistungen* von medizinischen Experten als *"unangemessen"* eingestuft wurden.[44] Dabei konnte jedoch nur ein geringfügiger Zusammenhang zwischen hohen Raten der Inanspruchnahme und einem entsprechend höheren Anteil von als unangemessen beurteilten Leistungen nachgewiesen werden. Selbst in Großbritannien, wo bestimmte Eingriffe weit weniger häufig als in den USA vorgenommen werden, wird ein beträchtlicher Teil davon von medizinischen Experten als falsch indiziert beurteilt. Es wäre also zu einfach, vergleichsweise hohe Raten generell als Überversorgung einzustufen.

Vor diesem Hintergrund werden die Schwierigkeiten ersichtlich, die sich bei der Zuteilung medizinischer Leistungen nach administrativen Regeln

---

[43] Farrow und Jewell, 1993.
[44] Chassin et al., 1987.

ergeben müssen. Bisher unternahm einzig der amerikanische Bundesstaat Oregon den Versuch, die üblichen Methoden der *impliziten* Rationierung durch *explizite,* demokratisch legitimierte Verfahren abzulösen.

8.5 Oregons expliziter Rationierungsversuch

Ausgangspunkt für Oregons expliziten Rationierungsversuch war die Beobachtung, daß Organtransplantationen im staatlich finanzierten Programm "Medicaid" für die medizinische Versorgung der wirtschaftlich Schwachen hohe Kosten verursachten und eine geringe Erfolgsrate aufwiesen. Gleichzeitig mußten im Medicaid-Programm aus finanziellen Gründen die Zulassungskriterien so restriktiv definiert werden, daß immer noch rund ein Sechstel der Bevölkerung Oregons ohne jeden Versicherungsschutz war. Nach langen Debatten kristallisierte sich in Oregon ein Konsens darüber heraus, daß es erstens gerechter sei, allen wirtschaftlich Schwachen den Zugang zu einer Grundversorgung zu garantieren, als für einige auf Kosten anderer auch Leistungen mit einem schlechten Kosten-Nutzen-Verhältnis mittels Steuergeldern zu finanzieren. Zweitens sei die explizite, politisch legitimierte Allokationsentscheidung besser als die implizite Rationierung, die in Oregon bereits stattfinde. Drittens sollten beim Setzen der Prioritäten sowohl die Werte der Gemeinschaft als auch das Know-How der Experten einfließen.[45]

8.5.1 Methodisches Vorgehen

Mit der Aufgabe der Erstellung einer Liste, die die medizinischen *Behandlungen nach Prioritäten* abstufen sollte, betraute der Gouverneur eine Kommission, die sich aus Konsumenten und medizinischen Lei-

---
[45] Garland, 1992.

8. Rationierung von Gesundheitsleistungen   253

stungserbringern zusammensetzte. Diese erarbeitete von 1990 bis 1993 vier derartige Prioritätenlisten. Als Grundlage sammelte sie die folgenden Daten von verschiedenen Behandlungen:

- die Kosten der Behandlung
- die Dauer des Nutzens der Behandlung
- die Wahrscheinlichkeit, sich *mit* der Behandlung in fünf Jahren in verschiedenen Gesundheitszuständen zu befinden
- die Wahrscheinlichkeit, sich *ohne* die Behandlung in fünf Jahren in verschiedenen Gesundheitszuständen zu befinden
- die mit jedem dieser Gesundheitszustände verbundene Lebensqualität

Diese Daten wurden in verschiedenen Kombinationen zur Erstellung der vier Listen verwendet.[46]

1. Prioritätenliste (1990)

Die Kommission setzte 50 freiwillige Teams von Ärzten ein, die 1 692 Gruppen von Beschwerden bzw. Diagnosen mit den dazugehörigen Therapien, sog. *"condition-treatment pairs"*, auflisteten. Die Kommission versuchte danach, diese 1 692 Paare nach ihrer *Kostenwirksamkeit* zu ordnen.[47] Die Kostenwirksamkeit wurde dabei wie folgt definiert:

$$KW = \frac{K}{NN \cdot D}$$

wobei

---

[46] Tengs, 1996.
[47] 193 der 1 692 "condition-treatment pairs" wurden nur in alphabetischer Folge nach Diagnose aufgelistet, weil keine Angaben über ihre Kosten und/oder ihre Wirksamkeit verfügbar waren (Tengs, 1996).

KW: Kostenwirksamkeit

K: Kosten der Behandlung

NN: Nettonutzen der Behandlung oder die durch die Behandlung erwartete Veränderung der Lebensqualität der Patienten

D: Erwartete Dauer des Nutzens der Behandlung (in Jahren)

Die Vorgehensweise sei hier am *Beispiel* der *chronischen Mittelohrentzündung* illustriert:

Behandlungskosten

Bei der Ermittlung der Kosten stützte sich die Kommission – wo vorhanden – auf die Daten des Medicaid-Programms. Andernfalls wurden weitere Kostendaten aus anderen Quellen beigezogen. Dabei sollten die Kostenschätzungen auch berücksichtigen, ob damit zu rechnen sei, daß später für dieselben Beschwerden weitere Kosten anfallen würden. Beispielsweise wurde beim künstlichen Hüftgelenk mit einer Lebensdauer von etwa zehn Jahren gerechnet. Für die Behandlung der chronischen Mittelohrentzündung wurde ein durchschnittlich anfallender Aufwand von 1 500 $ ermittelt.

Nettonutzen

Als sehr aufwendig erwies sich die Berechnung des Nettonutzens. In einem ersten Schritt schätzten medizinische Experten, mit welcher Wahrscheinlichkeit bestimmte Krankheitszustände bzw. funktionale Behinderungen bei vorgegebenen Beschwerden mit und ohne Therapie durchlaufen werden. In einem zweiten Schritt ordneten 1 001 telefonisch befragte Testpersonen sechs funktionale Behinderungen und 23 Gesundheitszustände auf einer Skala von Null (= Tod) bis 100 (= vollkommen gesund) ein (vgl. Tab. 8.4). Die auf diese Weise erfragten Gewichte wurden mit den von den Ärzten angegebenen Wahrscheinlichkeiten gewichtet, die für hypothetische Patienten mit und ohne Behandlung schätzten, ob sie sich in fünf Jahren in einem der folgenden Zustände befinden würden:

1. Vollkommen gesund
2. Krankheitszustand 1
3. Krankheitszustand 2
4. Krankheitszustand 3
5. Tod

Für die Beschreibung der drei Krankheitszustände standen den Ärzten die in Tabelle 8.4 enthaltenen sechs funktionalen Behinderungen und 23 Gesundheitszustände zur Verfügung. Beipielsweise stuften die Mediziner die Wahrscheinlichkeit, daß die Patienten in fünf Jahren vollkommen gesund sein würden, bei behandelten Kindern mit chronischer Mittelohrentzündung viel höher ein als bei jenen ohne Behandlung (0,91 versus 0,50; vgl. Tab. 8.5). Aus Tabelle 8.5 ist auch ersichtlich, daß die Ärzte im Falle der chronischen Mittelohrentzündung nur zwei Krankheitszustände als relevant erachteten, nämlich eine funktionale Behinderung (S2) und zwei Symptome (H4 und H17) (vgl. dazu Tab. 8.4 und 8.5). Nach Tabelle 8.5 wurde der Nettonutzen einer Behandlung der chronischen Mittelohrentzündung auf 0,241 (0,9621 minus 0,7211) beziffert.

Dauer des Nutzens der Behandlung

Die erwartete Dauer des Nutzens der Behandlung wurde in Jahren ausgedrückt. Wenn der Behandlung ein lebenslanger Nutzen zugeschrieben wurde, wurde die verbleibende Lebenserwartung als der relevante

Tab. 8.4 Gewichte der funktionalen Einschränkungen und der Symptome in der telefonischen Befragung in Oregon (1. Liste, 1990)

Funktionale Einschränkungen		
Mobilität		
M1	Muß sich in einem Spital oder Pflegeheim aufhalten	-0.049
M2	Kann nicht Auto fahren oder ein öffentliches Transportmittel benutzen	-0.046
Physische Aktivität		
P1	Muß im Bett bleiben oder in einem Rollstuhl unter Kontrolle einer Person	-0.560
P2	Muß eine Gehhilfe oder einen Rollstuhl benutzen (ohne fremde Hilfe)	-0.373
Soziale Aktivität		
S1	Benötigt Hilfe beim Essen oder bei der Benutzung der Toilette	-0.106
S2	Beeinträchtigung in gewohnten Freizeitaktivitäten	-0.062
Gesundheitszustand / Symptome		
H1	Bewußtseinsverlust aufgrund eines Anfalls, einer Ohnmacht oder eines Komas	-0.114
H2	Schlimme Verbrennungen auf einem großen Teil des Körpers	-0.372
H3	Drainage der Sexualorgane mit Beschwerden oder Schmerzen	-0.325
H4	Mühe beim Lernen, beim Erinnerungsvermögen oder beim klaren Denken	-0.367
H5	Schwierigkeiten beim Gehen aufgrund eines gelähmten oder gebrochenen Beines, jedoch keine anderen Beeinträchtigungen der Aktivitäten	-0.253
H6	Schmerzhafte oder schwache Verfassung des Rückens oder der Gelenke	-0.253
H7	Schmerzen während des Wasserlassens oder einer Darmbewegung	-0.299
H8	Bauchschmerzen, Erbrechen oder Durchfall	-0.370
H9	Große Müdigkeit oder Schwäche	-0.275
H10	Husten, Keuchen oder Atemnot	-0.318
H11	Häufig niedergeschlagen oder aufgebracht	-0.326
H12	Kopfschmerzen oder Schwindel	-0.305
H13	Juckender Hautausschlag auf großen Teilen des Körpers	-0.297
H14	Schwierigkeiten, zu sprechen (Lispeln, Stottern oder Heiserkeit)	-0.188
H15	Schmerzen oder Beschwerden der Augen oder Sehprobleme, die nicht mit Linsen korrigiert werden können	-0.248
H16	Übergewicht oder Akne im Gesicht	-0.215
H17	Schmerzen im Ohr oder Hörprobleme	-0.217
H18	Verschriebene Medikamente oder Diät aufgrund von Gesundheitsproblemen	---
H19	Trägt Brille oder Kontaktlinsen	-0.055
H20	Probleme beim Einschlafen oder Durchschlafen	-0.248
H21	Sexualprobleme	-0.276
H22	Kann nicht aufhören, sich zu beunruhigen	-0.215
H23	Probleme mit Drogen oder Alkohol	-0.455

Quelle: OTA, 1992.

Tab. 8.5 Berechnung des Nettonutzens am Beispiel der chronischen Mittelohrentzündung

OHNE BEHANDLUNG:

Zustand:	P	B/B	G	LQ	N
1. Tod	0,15	--	-1,000	0,000	0,0000
2. Krankheitszustand 1	0,25	S2 H4	-0,062 -0,367	0,571	0,1428
3. Krankheitszustand 2	0,10	H17	-0,217	0,783	0,0783
4. Krankheitszustand 3	--	--	--	--	--
5. Vollkommen gesund	0,50	--	0,000	1,000	0,5000
Total					0,7211

MIT BEHANDLUNG:

Zustand:	P	B/B	G	LQ	N
1. Tod	0,01	--	-1,000	0,000	0,0000
2. Krankheitszustand 1	0,05	S2 H4	-0,062 -0,367	0,571	0,0286
3. Krankheitszustand 2	0,03	H17	-0,217	0,783	0,0235
4. Krankheitszustand 3	--	--	--	--	--
5. Vollkommen gesund	0,91	--	0,000	1,000	0,9100
Total					0,9621

P: Wahrscheinlichkeit
B/B: Beschwerden bzw. Behinderungen
G: Gewicht
LQ: Lebensqualität (1 + Gewicht)
N: Nutzen (P * LQ)

Quelle: OTA, 1992.

Zeitraum angenommen. Die durchschnittliche Lebenserwartungbei Geburt betrug damals in Oregon 75 Jahre. Wenn die erwartete Dauer des Nutzens einer Behandlung kürzer war, so wurde diese als die Periode definiert, bis zu der nach Ansicht der konsultierten Ärzte eine weitere Behandlung notwendig werden würde (z.B. 10 Jahre im Falle des Hüftgelenkersatzes). Im Falle des Beispiels der chronischen Mittelohrentzündung wurde geschätzt, daß die Behandlung im Durchschnitt im Alter von 6 Jahren notwendig werden und der Nutzen lebenslang anfallen würde. Die Dauer des Nutzens betrug demzufolge 69 Jahre (75 minus 6 Jahre).

Mit all diesen Angaben wird es jetzt möglich, nach der in Oregon angewandten Formel die Kostenwirksamkeit der Behandlung der chronischen Mittelohrentzündung zu messen:

$$KW = \frac{1500}{0.241 \cdot 69} = 90.20$$

Dieser Wert von $ 90.20 kann interpretiert werden als die Kosten, die pro gewonnenem qualitätsbereinigtem Lebensjahr bei der Behandlung der chronischen Mittelohrentzündung anfallen.

Dieser aufwendige Prozeß der Berechnung der Kostenwirksamkeit konnte allerdings aufgrund der prekären Datenlage und der Wissenslücken bezüglich der Wirksamkeit medizinischer Interventionen nicht für alle Behandlungspaare durchgeführt werden. So wurden 193 der 1 692 "condition-treatment pairs" nur in alphabetischer Folge nach Diagnose aufgelistet, weil keine Angaben über deren Kosten und/oder deren Wirksamkeit verfügbar waren.[48]

Diese erste Prioritätenliste wurde heftig kritisiert, weil sie kaum nachvollziehbare Rangordnungen enthielt. Beispielsweise wurden Therapien gegen Daumenlutschen oder zur Bekämpfung akuter Kopfschmerzen höher eingestuft als Behandlungen für Aids-Kranke oder für Patienten mit zystischer Fibrose. Die Kommission zog diese Liste rasch zurück und gab ihren Versuch der strikten Einteilung auf der Basis der Kostenwirksamkeit auf.

---

[48] Tengs, 1996.

2. Prioritätenliste (1991)

In der 1991 publizierten zweiten Liste wurden in einem ersten Schritt die 1 692 Diagnose-Therapie-Paare auf 709 reduziert. Die Kommission schuf weiter ein System von 17 Behandlungskategorien, um diese 709 Paare logisch einordnen zu können (vgl. Tab. 8.6). Die Einteilung dieser Kategorien von höchster bis niedrigster Priorität erfolgte anhand der auf einer Vielzahl öffentlicher Veranstaltungen und Hearings von den Teilnehmern geäußerten Präferenzen. Die Kommission ordnete die 709 Paare den 17 Kategorien zu, wobei die einzelnen Paare innerhalb der jeweiligen Kategorie nach dem erwarteten *Nettonutzen* positioniert wurden. Dieser Nettonutzen wurde jedoch nicht mehr in Beziehung zu den anfallenden Kosten gesetzt. Schließlich korrigierte die Kommission die auf diese Weise erfolgte Einteilung der 709 Paare nachträglich "von Hand" noch beträchtlich. Über die Hälfte aller Paare (53 %) wurden um mindestens 25 Positionen und rund ein Viertel (24 %) aller Paare gar um über 100 Positionen auf der Prioritätenliste hinauf oder hinunter verschoben. 30 Paare rutschten als Konsequenz dieser Korrekturen über die noch finanzierte Grenze, 30 darunter.[49]

Im Jahr 1991 verabschiedete das Parlament von Oregon ein Budget, das zur Finanzierung der ersten 587 Paare ausreichen sollte.[50] Um diesen Rationierungsansatz im Rahmen des Medicaid-Programms durchführen zu können, war die Zustimmung des Bundes notwendig. Die Administration Bush verweigerte diese jedoch mit der Begründung, daß von (gesunden)

---

[49] U.S. Congress, Office of Technology Assessment, 1994.
[50] Garland, 1992.

Tab. 8.6 Rangordnung von 17 Behandlungskategorien

1. Behandlung bei akut lebensbedrohlichen Konditionen, wenn durch die Behandlung ein unmittelbar bevorstehender Tod vermieden und der frühere Gesundheitszustand wiederhergestellt werden kann (z.B. Appendektomie)
2. Versorgung von Schwangeren und Neugeborenen
3. Behandlung bei akut lebensbedrohlichen Konditionen, wenn durch die Behandlung ein unmittelbar bevorstehender Tod vermieden werden kann, ohne den früheren Gesundheitszustand wiederherstellen zu können (z.B. bei akuter bakterieller Meningitis)
4. Prävention bei Kindern (z.B. Impfungen)
5. Behandlung bei lebensbedrohlichen, chronischen Konditionen, wenn durch die Behandlung die Lebenszeit verlängert und die Lebensqualität verbessert werden kann (z.B. bei Asthma)
6. "Reproductive Services" (Vasektomie etc., Mittel zur Empfängnisverhütung)
7. "Comfort care" für Patienten, deren Lebenserwartung nur noch maximal ein Jahr beträgt (palliative Behandlungen in Sterbekliniken)
8. Prävention von Zahnerkrankungen (Zahnsäuberung und -fluoridierung).
9. Vorrangige Prävention bei Erwachsenen (z.B. Mammographien) (vgl. auch Nr. 16)
10. Behandlung bei akuten, nicht lebensbedrohlichen Konditionen, wenn durch die Behandlung der frühere Gesundheitszustand wiederhergestellt werden kann (konservierend-chirurgische Zahnbehandlung)
11. Behandlung bei akuten, nicht lebensbedrohlichen Konditionen, wenn durch die Behandlung die Lebensqualität verbessert und der frühere Gesundheitszustand wiederhergestellt werden kann (z.B. Hüftoperation)
12. Behandlung bei akuten, nicht lebensbedrohlichen Konditionen, wenn durch die Behandlung die Lebensqualität verbessert, der frühere Gesundheitszustand aber nicht wiederhergestellt werden kann (z.B. Knieoperation)
13. Behandlung bei akuten, nicht lebensbedrohlichen Konditionen, wenn durch die Behandlung die Lebensqualität für eine kurze Zeit verbessert werden kann (z.B. bei chronischer Nebenhöhlenentzündung)
14. Behandlung bei akuten, nicht lebensbedrohlichen Konditionen, wenn durch die Behandlung die Rückkehr zum früheren Gesundheitszustand beschleunigt werden kann
15. Behandlung gegen Unfruchtbarkeit
16. Nachrangige Prävention bei Erwachsenen (vgl. auch Nr. 9)
17. Behandlung, durch die nur eine minimale Lebensverlängerung oder eine minimale Verbesserung der Lebensqualität erreicht werden kann

Quelle: OTA, 1992.

Befragten die mit verschiedenen Gesundheitszuständen verbundene Lebensqualität systematisch unterschätzt würde. Dadurch würden die Behinderten diskriminiert und damit gegen den "Americans with Disabilities Act" verstoßen.[51] Diese 1991 erstellte Prioritätenliste, die *weltweite Publizität* erlangte, wurde in Oregon demzufolge *nie implementiert*.

3. Prioritätenliste (1992)

Da es der Kommission nicht mehr erlaubt war, die mit verschiedenen Gesundheitszuständen verbundene Lebensqualität bei der Prioritätensetzung zu berücksichtigen, machte die (aufwendige) Unterscheidung in mehrere Gesundheits- bzw. Krankheitszustände keinen Sinn mehr. In ihrer 1992 veröffentlichten dritten Liste fügte die Kommission demzufolge alle Krankheitszustände zu einer einzigen Kategorie zusammen, die sie "symptomatisch" nannte. Zusammen mit "asymptomatisch" und "Tod" unterschied sie nur noch drei verschiedene Gesundheitszustände. Für jedes der neu 688 Behandlungspaare wurde die Wahrscheinlichkeit geschätzt, mit der sich ein typischer Patient mit und ohne Behandlung nach 5 Jahren in einem der drei Gesundheitszustände befinden würde.

Die Einteilung der 688 Behandlungspaare nach ihrer Priorität wurde daraufhin in sechs Schritten vorgenommen:[52]

Schritt 1
Einteilung der Paare nach dem Ausmaß der Verbesserung der 5-Jahres-Überlebenswahrscheinlichkeit mit der Behandlung.

---

[51] Tengs, 1996.
[52] Tengs, 1996.

Schritt 2

Diejenigen Paare, welche nach Schritt 1 die gleiche Wahrscheinlichkeit aufwiesen, wurden weiter nach der Devise "improvement in symptoms after saving a life" eingeordnet. Zu diesem Zweck wurde von der Differenz der 5-Jahres-Überlebenswahrscheinlichkeit mit und ohne Behandlung die Differenz der Wahrscheinlichkeit, mit bzw. ohne Behandlung symptomatisch zu sein, abgezogen.

Schritt 3

Immer noch gleichrangig eingestufte Paare wurden weiter nach dem Ausmaß der Verbesserung der Wahrscheinlichkeit des symptomatischen Zustandes mit der Behandlung eingeteilt.

Schritt 4

Immer noch gleichrangig eingestufte Paare wurden in einem nächsten Schritt nach der Höhe der Behandlungskosten eingeteilt.

Schritt 5

Immer noch gleichrangig eingestufte Paare wurden alphabetisch nach Diagnose eingereiht.

Schritt 6

Die Kommission nahm nach der Prüfung der Liste wiederum Korrekturen "von Hand" vor.

Diese Prioritätenliste wurde 1992 der Administration Bush zur Genehmigung zugestellt, die sie unerledigt der Administration Clinton weiterreichte. Letztere befürchtete, daß die Schritte 2 und 3 nach wie vor die Invaliden benachteiligen würden, weil diese nie in den asymptomatischen Zustand gelangen könnten. So wurde auch die dritte Prioritätenliste Oregons auf Bundesebene abgelehnt.[53]

4. Prioritätenliste (1993)

Die Kommission verzichtete daraufhin auf die ohnehin schon rudimentäre Unterscheidung der drei Zustände "symptomatisch", "asymptomatisch" und "Tod" und strich die beanstandeten Schritte 2 und 3. Es wurden damit für die Einteilung dieser vierten Liste mit 696 Behandlungspaaren nur noch die folgenden vier Schritte berücksichtigt:

Schritt 1

Einteilung der Paare nach dem Ausmaß der Verbesserung der 5-Jahres-Überlebenswahrscheinlichkeit mit der Behandlung.

Schritt 2

Immer noch gleichrangig eingestufte Paare wurden in einem nächsten Schritt nach der Höhe der Behandlungskosten eingeteilt.

Schritt 3

Immer noch gleichrangig eingestufte Paare wurden alphabetisch nach Diagnose eingereiht.

Schritt 4

Die Kommission nahm nach der Prüfung der Liste wiederum Korrekturen "von Hand" vor.

Diese 1993 veröffentlichte vierte Prioritätenliste wurde vom Bund akzeptiert und im Jahr 1994 in Oregon in Kraft gesetzt. Obwohl das gewählte *methodische Vorgehen* im Vergleich zu den ersten beiden Listen

---

[53] Tengs, 1996.

völlig anders war, blieb die Einteilung bei etwa 85 % der Behandlungspaare praktisch unverändert.[54]

8.5.2 Kritik

Dieser explizite Rationierungsansatz Oregons erregte weltweites Aufsehen und wurde sowohl aus *ethischen* wie aus *methodischen* Gründen heftig *kritisiert*:

- Aus *ethischer Sicht* stellt sich vor allem die Frage, ob es gerecht ist, die medizinische Versorgung für die wirtschaftlich Schwachen zu rationieren, ohne die Bessersituierten den gleichen Rationierungsregeln zu unterwerfen oder sie zu entsprechenden finanziellen Mehrleistungen zu veranlassen. In Europa, wo das Ziel der Sicherung des Zugangs zu medizinisch notwendigen Leistungen für alle Bevölkerungskreise höchste Priorität genießt, wäre es politisch wohl aussichtslos, explizite Rationierungsmaßnahmen nur für die Ärmsten einführen zu wollen. Wenn hingegen die Gesellschaft, wie in Oregon, lediglich bereit ist, einen bestimmten Betrag für die medizinische Versorgung ihrer wirtschaftlich Schwachen einzusetzen, muß zwangsläufig nach Wegen gesucht werden, um den Nutzen aus diesem Budget zu maximieren.

- Die sich bei diesem Rationierungsansatz stellenden *Datenprobleme* sind immens. Einerseits ist über den Nutzen vieler medizinischer Interventionen nach wie vor wenig bekannt.[55] Andererseits konnten selbst die Kosten nur höchst rudimentär erfaßt werden. Die Kommission beabsichtigte ursprünglich, die *Nettokosten,* d.h. die Differenz der

---

[54] Bodenheimer, 1997.
[55] Kaplan, 1992.

Kosten mit bzw. ohne Behandlung, aller Diagnose-Therapie-Paare zu erfassen. Schließlich wurden überhaupt keine Kostendaten empirisch erhoben, sondern nur grobe Schätzungen aufgrund der an Medicaid verrechneten Preise für die einzelnen medizinischen Leistungen vorgenommen. So wurden beispielsweise die Kosten für eine bestimmte Biopsie geschätzt und dann dieser Betrag für 177 verschiedene Biopsien unbesehen übernommen.[56]

- In Oregon wurden über 10 000 medizinische Diagnosen in ungefähr 700 "condition-treatment pairs" aggregiert. Viele Paare waren zwangsläufig *heterogen;* es wurden verschiedene Krankheitssymptome und verschiedene Behandlungsmöglichkeiten zusammengefaßt. Darüber hinaus wurde der von den Ärzten geschätzte Nettonutzen für den sogenannten *Durchschnittspatienten* ermittelt. Der Nutzen einer medizinischen Intervention kann jedoch je nach Gesundheitszustand des Patienten in oft extremer Weise variieren.[57] Darauf nimmt Oregons bestehende Prioritätenliste keine Rücksicht. Das heißt, daß Patienten mit einer an sich guten Prognose je nach Position der erforderlichen Behandlung auf der Prioritätenliste keine Medicaid-Leistungen erhalten, während andere, deren Heilungschancen aufgrund ihres allgemein schlechten Gesundheitszustandes minimal sind, behandelt werden.[58] Dies wird im Einzelfall sowohl für den behandelnden Arzt als auch für den betroffenen Patienten nur schwer nachvollziehbar und zu akzeptieren sein. Erschwerend kommt hinzu, daß vom Arzt aus-

---

[56] Tengs, 1996.
[57] Relman, 1990.
[58] Beispielsweise übernimmt Medicaid nach dieser Liste die Kosten für die Behandlung eines Herzstillstandes für alle Medicaid-Berechtigten, also auch für einen todkranken Patienten (U.S. Congress, Office of Technology Assessment, 1994).

drücklich erwartet wird, eine *Zwei-Klassen-Medizin* zu praktizieren. Für vergleichbare, jedoch privat versicherte Patienten kann er Leistungen, die Medicaid nicht mehr finanziert, auch weiterhin erbringen.

- Der erste Versuch, die 1 692 Paare strikt nach ihrem errechneten Kosten-Nutzen-Verhältnis einzuteilen, ergab ein derart dem gesunden Menschenverstand widersprechendes Bild, daß davon Abstand genommen wurde. Kritisiert wurde vor allem, daß Leistungen mit hohen Kosten und hohem Nutzen gleich behandelt wurden wie solche mit niedrigem Nutzen und niedrigen Kosten, weil sie ein gleiches Kosten-Nutzen-Verhältnis erzielten. Potentiell lebensrettende, aber teure Maßnahmen, von denen nur wenige profitierten, waren deshalb ganz unten auf der Prioritätenliste zu finden. Dadurch würde die von Hadorn als *"rule of rescue"* beschriebene Regel verletzt, wonach die Gesellschaft den lebensrettenden Maßnahmen Priorität einräumt.[59]

- Bei der 1991 publizierten zweiten Liste wurden die Diagnose-Therapie-Paare innerhalb ihrer Kategorie nach ihrem *Nettonutzen* eingestuft, der die durchschnittliche Verbesserung der Lebensqualität wiedergeben soll, die bei gegebenen Krankheitssymptomen mit einer bestimmten Behandlung im Durchschnitt erreichbar ist. Dabei basierte diese Berechnung des Nettonutzens einerseits auf einer Schätzung der befragten Ärzte. Andererseits wurde versucht, mit Hilfe einer repräsentativen Telefonbefragung die Präferenzen der Bevölkerung für verschiedene Gesundheitszustände zu ermitteln. Zu diesem Zweck hatten 1 001 Testpersonen sechs funktionale Behinderungen und 23 Gesundheitszustände oder Krankheitssymptome auf einer Skala von 0 (= Tod) bis 100 (= vollkommen gesund) einzuordnen. Dabei zeigte sich,

---

[59] Zit. nach Daniels, 1992.

daß über ein Drittel der Antworten inkonsistent war. Die individuellen Einstufungen der verschiedenen Gesundheitszustände variierten zudem je nach Alter und Geschlecht der befragten Personen und in Abhängigkeit davon, ob sie eine derartige Einschränkung der Gesundheit selbst erlebt hatten, beträchtlich. Für die Berechnung der Nettonutzen wurden jedoch die *durchschnittlichen* Punktzahlen der Befragten verwendet.[60] Es stellt sich daher die Frage, ob solche Durchschnittswerte die Präferenzen der Bevölkerung angemessen wiedergeben und wirklich eine taugliche Basis für Allokationsentscheidungen im Gesundheitswesen sind.

- Trotz ihrer stringenten methodischen Vorgehensweise nahm die Kommission bei dieser zweiten und den weiteren Listen noch *beträchtliche Änderungen* "von Hand" vor. Dies brachte der Kommission den Vorwurf ein, daß sie ihre Rationierungsaufgabe zwar vordergründig nach einem objektiven, für jedermann nachvollziehbaren quantitativen Ansatz zu lösen vorgegeben hätte, daß die endgültige Einteilung dann aber doch maßgeblich von den subjektiven Werturteilen der Kommissionsmitglieder abhänge und entsprechend *willkürlich* sei.

- Bei der schließlich in Kraft gesetzten vierten Liste erfolgte die Einteilung der Paare in erster Linie nach der Höhe der *5-Jahres-Überlebenswahrscheinlichkeit* mit und ohne Behandlung. Diese Größe wäre nur dann ein geeigneter Maßstab, wenn sie gleichzeitig die erzielten Resultate in verschiedenen Jahren messen könnte und die Bevölkerung in bezug auf den zeitlichen Eintritt der Resultate indifferent wäre. Beides ist nicht der Fall. Die Verwendung der 5-Jahres-Überlebensrate hat beispielsweise eine Indifferenz gegenüber

---

[60] U.S. Congress, Office of Technology Assessment, 1994.

dem Tod in einem oder in vier Jahren zur Folge, weil bei beiden Ereignissen das Leben vor dem Ablauf von 5 Jahren beendet ist. Ähnlich impliziert die 5-Jahres-Überlebensrate, daß wir – solange wir noch während fünf Jahren leben – darüber indifferent sind, ob wir beispielsweise noch 6 oder 20 Jahre lang leben. Es ist offensichtlich, daß Oregons weltberühmte Liste *schwerwiegende methodische Unzulänglichkeiten* aufweist.

- Bei der Finanzierungsentscheidung von Medicaid spielen in Oregon weder das *Alter* des Patienten noch die Frage eine Rolle, ob die betreffende Erkrankung mit einer *gesunden Lebensweise* hätte vermieden werden können. Wenn schon Leistungen mit einem eindeutig positiven Nutzen nicht mehr finanziert werden, sollten dann nicht jene Personen bevorzugt werden, die ihr Leben noch vor sich haben oder die sich nicht gesundheitsschädigend verhalten?[61] Ebenso müßte zumindest diskutiert werden, ob bei der Rationierungsentscheidung nicht auch die Rolle des betreffenden Patienten in der *Familie* (z.B. Mutter oder Vater unmündiger Kinder) und in der *Gesellschaft* (z.B. Kriminelle) berücksichtigt werden soll. Oder sollte gar das *Los* entscheiden?

Trotz aller offensichtlichen methodischen Mängel ist die Prioritätenliste aus mehreren Gründen gegenwärtig kaum umstritten. Erstens wurde in Oregon das Leistungspaket für die Medicaid-Empfänger in den letzten Jahren ausgebaut. Beispielsweise gehören heute im Gegensatz zu früher auch Organtransplantationen und Zahnbehandlungen zu den Pflichtleistungen des zuständigen Oregon Health Plans. Zum zweiten wurde das Medicaid-Budget (1996: 605 Mio. $) bisher ständig überschritten. Die Erstellung einer Prioritätenliste stellt nämlich weder eine Garantie für die

---

[61] Veatch, 1992.

Einhaltung des Budgets noch eine Garantie für eine effiziente Leistungserbringung dar. Dies mußten auch die zuständigen Behörden Oregons erfahren, die ständig mit Defiziten zu kämpfen haben. Trotzdem wurden unter großer Zurückhaltung nur die untersten auf der Liste stehenden Behandlungen aus Spargründen aus dem Pflichtleistungskatalog gestrichen. 1996 wurden 25 Behandlungen aus der danach noch 581 Diagnose-Therapie-Paare umfassenden Liste gestrichen. Der 1997 unternommene Versuch, aus Kostengründen weitere 7 Behandlungen mit der niedrigsten Priorität zu streichen, wurde von den Bundesbehörden als zu restriktiv eingestuft und nur die Reduktion von 581 auf 578 Diagnose-Therapie-Paare genehmigt. Unbestritten ist aber, daß bisher nur Behandlungen von der Liste genommen wurden, die von Experten als wenig wirksam eingestuft werden.

Ein weiterer wichtiger Grund für die Akzeptanz der Prioritätenliste ist schließlich, daß sie nur für 13 % aller Medicaid-Empfänger verbindlich ist. Die übrigen 87 % gehören Managed-Care-Organisationen an, die pro Medicaid-Mitglied eine Pauschale erhalten. Basierend auf der Annahme, daß die von der Liste gestrichenen Behandlungen ungefähr 10 % der gesamten Ausgaben verursachen würden, wurden die Pauschalen entsprechend um 10 % gekürzt. Diese Pauschalen sind jedoch im Vergleich zu den früheren Zahlungen und zu jenen in anderen US-Staaten immer noch großzügig. Der medizinischen Leitung der Managed-Care-Organisationen steht es frei, auch Behandlungen zu genehmigen, die nicht auf der Liste sind. Sie machen von diesem Recht denn auch des öfteren Gebrauch.[62]

Eine ausgezeichnete Wirtschaftslage mit höheren Steuereinnahmen als budgetiert hat den Staat Oregon bis heute davor bewahrt, wirklich harte

---

[62] Bodenheimer, 1997.

Entscheidungen bezüglich des Leistungskatalogs seines Medicaid-Programms und/oder bezüglich der Höhe der Entschädigung der Leistungserbringer fällen zu müssen. Der wahre Test der politischen Umsetzbarkeit und der gesellschaftlichen Akzeptanz steht Oregons explizitem Rationierungsansatz in wirtschaftlich schlechteren Zeiten erst noch bevor.

8.6 Fazit: Rationierung ist unumgänglich

Trotz aller Kritik am methodischen Vorgehen vermitteln Oregons Bemühungen, den Nutzen aus dem Betrag zu maximieren, der für die medizinische Versorgung der wirtschaftlich Schwachen zur Verfügung gestellt wird, wichtige Denkanstöße. Erstmals wurde die Problematik der sich immer weiter öffnenden Schere zwischen dem medizinisch Machbaren und dem wirtschaftlich Tragbaren öffentlich angegangen und der Versuch unternommen, den Begriff der (allen zugänglichen) "Grundversorgung" explizit zu definieren.

Trotz des Rationalisierungspotentials, das in manchen Gesundheitssystemen zweifelos noch vorhanden ist (z.B. Überkapazitäten im stationären Sektor in der Schweiz), werden weitere spektakuläre Verbindungen zwischen Medizin und Technik dafür sorgen, daß sich in jedem wie auch immer finanzierten und organisierten Gesundheitswesen die Rationierungsfrage zunehmend schärfer stellen wird. Dabei ist umstritten, ob diese Rationierung *explizit* über eine Beschränkung des Leistungskatalogs oder *implizit* durch die Entscheidungen der behandelnden Ärzte erfolgen soll. Ebenso kontrovers wird über die anzuwendenden *Kriterien* der Rationierung diskutiert. Soll dafür gesorgt werden, daß der Nutzen der im Gesundheitswesen eingesetzten Mittel für die Gesellschaft als Ganzes maximiert wird? Oder sollen die Mittel nach der "rule of rescue" in erster Linie jenen zugute kommen, die ohne entsprechende Interventionen dem größten Mortalitätsrisiko ausgesetzt sind? Wäre es für die Gesellschaft akzeptabel, daß konkurrierende Versicherungssysteme derartige Fragen – je nach Präferenzen ihrer Mitglieder – auch unterschiedlich beantworten können? Ist es vertretbar, daß ein Versicherter mit entsprechenden Mehrkosten rechnen muß, wenn er beispielsweise als jahrelanges Mitglied einer günstigen Managed-Care-Organisation im Bedarfsfall plötzlich doch eine sehr teure Behandlungsoption mit einer äußerst geringen Erfolgswahrscheinlichkeit wünscht? Oder haben HMO-Ärzte das Recht, im Einzelfall Behandlungsoptionen mit einem schlechten Kosten-Nutzen-Verhältnis notfalls gegen den Willen des Patienten nicht zu erbringen? Wie kann verhindert werden, daß die für den Heilungsprozeß wichtige Vertrauensbasis zwischen Arzt und Patient zerstört wird? Wer entscheidet nach welchen Kriterien, wann eine medizinische Intervention noch "angemessen" ist? Ist es der Patient, sind es seine Angehörigen, die behandelnden Ärzte, der Versicherungsträger und/oder die Gesellschaft?

Es wäre dringend notwendig, derart heikle Fragen in allen Ländern nicht nur in interessierten Expertenrunden, sondern unter Einbezug breiter Bevölkerungskreise zu diskutieren. Dies scheint ein schwieriges Unterfangen zu sein. So nahmen an den unter großem Medieninteresse organisierten Veranstaltungen zur Prioritätensetzung in Oregon lediglich insgesamt 600 Personen teil, von denen 56 % im Gesundheitswesen beschäftigt waren.[63] Dies hatte zur Folge, wie es Klein et al. pointiert formulieren, daß *"(...) an experiment which began with the presumption*

---

[63] Fox und Leichter, 1991.

that decisions about rationing should not be left to doctors ended up with the professions taking the leading role."[64]

---

[64] Klein et al., 1996.

9. Zusammenfassende Erkenntnisse und Folgerungen

Thesenartig lassen sich aus den Ausführungen der vorherigen Kapitel folgende wichtigste Erkenntnisse gewinnen sowie Folgerungen ableiten (vgl. auch die Übersicht in Abb. 9.1, S. 280 f.):

1. Wachsender Kostendruck

Im ersten Kapitel wurden einleitend die Gründe aufgeführt, die auch in Zukunft ein anhaltend starkes Ausgabenwachstum im Gesundheitswesen bewirken werden. Gleichzeitig ist absehbar (Stichwort: demographische Alterung), daß die gesamten Sozialausgaben in allen Industriestaaten massiv ansteigen werden. Diese kommenden Mehrbelastungen werden unter anderem dazu führen, daß die *Mittelknappheit* im Gesundheitswesen *immer spürbarer* werden wird. Kein *wie auch immer organisiertes und finanziertes* Gesundheitssystem wird dieser Tatsache mittelfristig ausweichen können.

2. Fehlende Zieldiskussion

Auf den wachsenden Kostendruck reagierten die vier untersuchten Länder Großbritannien, Schweden, die Schweiz und die USA lange Zeit nicht mit einer grundsätzlichen Überprüfung der Angemessenheit der Ausgestaltung ihrer Gesundheitssysteme. Eine Diskussion über folgende Fragen wurde bislang höchstens ansatzweise und schon gar nicht unter Beteiligung der Bevölkerung geführt:

- Welche (konkreten) gesundheitspolitischen Ziele sollen erreicht werden?
- Welches sind die Gründe für nicht oder nur teilweise erreichte Ziele?

- Werden die gesetzten Ziele so effizient wie möglich erreicht?
- Welche Aufgaben und Rollen haben im Gesundheitswesen der Staat, der mündige Bürger (Stichworte: Eigenverantwortung und -finanzierung) und die Leistungserbringer zu übernehmen?
- Entspricht die gewählte Art der Finanzierung (z.B. bezüglich des Ausmaßes der angestrebten Umverteilung) und die Organisation der medizinischen Versorgung den Präferenzen der Bevölkerung?

Wie in Kapitel 4 ausgeführt, begnügten sich die Vertreter der egalitären Position damit, die angebliche Überlegenheit eines nationalen Gesundheitsdienstes mit dem Hinweis auf die so zu erreichende Gerechtigkeit zu begründen. Diese wurde jedoch nicht näher definiert. Der britische Arzt Dalrymple erklärt die hohe Akzeptanz des NHS durch die britische Bevölkerung wie folgt:

"The esteem in which the NHS is held has little to do with its actual performance. It is what the NHS *symbolizes* for the British which is important. And what a health-care system which is free at the point of delivery and paid for out of general taxation symbolizes for the British is *social justice.*

Viewed in this light, the dismal waiting-rooms, the jerry-built hospitals and the rude receptionists are *profoundly reassuring* to the British. Far from arousing their ire, they are the guarantee that some great purpose, in this case social justice, is being served. For everyone knows that medicine, to be effective, must taste terrible or at least exert horrible side-effects. Likewise, social justice cannot be brought about without the infliction of mass discomfort. And because of a common *error of logic, it is assumed that if social justice requires discomfort, then discomfort itself is a sign of social justice.*"[1]

3. Administrativ aufwendige Regulierungsversuche

Die zuständigen politischen Entscheidungsträger reagierten in den untersuchten Ländern auf den wachsenden Kostendruck mit *zwar punktuellen, aber ständig weitergehenden staatlichen Interventionen,* jedoch ohne ganzheitliches Konzept. Bei diesen weitgehend wirkungslosen Regulierungsversuchen gegen die bestehenden, auf Expansion ausgerichteten finanziellen Anreize wurde (und wird) hartnäckig vom *Mythos der Medizin als exakter Wissenschaft mit vollständiger Gewißheit* ausgegangen (vgl. die Kapitel 2 und 3).

Die gegenwärtigen Bemühungen, die Medizin auf eine solidere wissenschaftliche Grundlage zu stellen, sind zwar zu begrüßen (Stichworte: evidence-based medicine, outcomes research). Die rigorose Durchsetzung von *Richtlinien,* die auf deren Erkenntnissen aufgebaut sind, würde zweifellos ein gewisses Sparpotential enthalten. Zu Recht warnt der englische Soziologe Rudolf Klein jedoch vor zu großen Erwartungen:

"But if guidelines are to control practice, they do have to be *specific* in their criteria for every step in the diagnostic process and treatment of patients if compliance is to be monitored. In turn, monitoring compliance would require extra information to be generated. Overall, therefore, the *cost* of attempting to eliminate 'waste' may be *heavy* in

---

[1] Dalrymple, 1998.

terms of extra bureaucracy and may additionally generate conflict and frustration by infringing on professional autonomy."[2]

4. Rigide planwirtschaftlich organisierte Gesundheitssysteme

Die in Kapitel 7 untersuchten planwirtschaftlich organisierten Gesundheitssysteme Großbritanniens und Schwedens sind vergleichsweise *kostengünstig*. Niedrige Ausgaben dürfen jedoch *nicht* mit höherer Effizienz gleichgesetzt werden. Die Kostenentwicklung wird durch verbindliche Budgetvorgaben und eine darauf abgestimmte (restriktive) Planung der Kapazitäten unter Kontrolle gehalten. Der Preis dafür sind hohe (intangible) Kosten in Form von *Handlungs-, Freiheits- und Innovationsverlusten für alle Beteiligten*.

Den politisch Verantwortlichen fehlen die Informationen, um genau die richtige Summe definieren zu können, die im Gesundheitswesen im Vergleich zu anderen Verwendungszwecken aus den verfügbaren knappen Mitteln eingesetzt werden soll, um den gesellschaftlichen Nutzen zu maximieren. Es besteht zudem keinerlei Gewähr, daß die vorgegebenen Budgets auf der Mikroebene effizient genutzt werden. Die untersuchten planwirtschaftlichen Gesundheitssysteme zeichnen sich vielmehr aus durch

- schwerfällige bürokratische Abläufe,
- lange Wartelisten (insbesondere bei nicht dringenden Operationen),
- eine paternalistische Haltung der Leistungserbringer sowie durch
- geringe Handlungs- und Wahlfreiheiten der (steuerzahlenden) Patienten.

---

[2] Klein, 1997.

In planwirtschaftlich organisierten Gesundheitssystemen sollen alle nach ihrem Bedarf und unabhängig von ihrer Zahlungsfähigkeit medizinisch versorgt werden. Entgegen dieser hehren Zielsetzung kann jedoch in derartigen Systemen eine ausgeprägte *Zwei-Klassen-Medizin* beobachtet werden. Mit entsprechenden Zahlungen bzw. Privatversicherungen können die Warteschlangen ohne weiteres übersprungen und eine den Präferenzen des betreffenden Patienten entsprechende Behandlung eingekauft werden.

5. Partiell marktwirtschaftlich organisierte Gesundheitssysteme

Der reine Marktmechanismus kann zwar aus Gründen, die in Kapitel 5 diskutiert wurden, nicht zu einer optimalen Allokation der Ressourcen im Gesundheitswesen führen. Wie in Kapitel 6 dargestellt, können jedoch auch im Gesundheitswesen *mittels entsprechender ordnungspolitischer Rahmenbedingungen* die Anreize für die beteiligten Akteure so gesetzt werden, daß auch in diesem Bereich die Vorteile des Marktes zum Tragen kommen. Oder, wie es Lester Thurow ausdrückt: *"The trick is not rules versus no rules, but finding the right rules."*[3] Insbesondere kann mittels entsprechend ausgestalteter Versicherungsmodelle und -pakete der Umstand für eine wettbewerbliche Lösung genutzt werden, daß die *Ermessensspielräume* in der Medizin *groß* und die *Präferenzen* der Bevölkerung bezüglich ihrer medizinischen Versorgung *unterschiedlich* sind.

Bisher ist es jedoch in keinem Land der Welt gelungen, die im *"Consumer-Choice Health Plan"* von Enthoven (1978) bereits vor zwanzig Jahren geforderten staatlichen Rahmenbedingungen für eine

---

[3] Thurow, 1980.

konsequent wettbewerbliche, aber trotzdem sozial verträgliche Ausrichtung des Gesundheitswesens zu realisieren. Die vergleichsweise hohen Gesundheitsausgaben der USA oder der Schweiz können somit nicht einfach als Beweis für das angebliche Versagen einer marktwirtschaftlichen Reformstrategie angeführt werden. In beiden Ländern sind noch *beträchtliche Wettbewerbshindernisse* auszumachen.

In Großbritannien und Schweden will man die Vorteile des Marktmechanismus durch die Schaffung sogenannter *interner Märkte* nutzen (vgl. Kapitel 7). Die zuständigen Regierungen hatten jedoch nie den Mut, den Beteiligten auch die damit verbundenen Handlungsfreiheiten zuzugestehen und sie die entsprechenden Risiken tragen zu lassen. Erfolglose (aber politisch einflußreiche) Leistungserbringer konnten immer damit rechnen, daß die zuständige Behörde mit direkten Anweisungen verhinderte, daß sie wirklich um ihre Existenz kämpfen mußten. Das Resultat ist die schlimmste aller Welten, nämlich sowohl rigide bürokratische Vorgaben und Kontrollen als auch hohe Transaktionskosten des Marktes, ohne daß der Nutzen eines der beiden Ansätze voll zum Tragen kommt.

6. Unumgängliche Vornahme heikler Kosten-Nutzen-Abwägungen

Zur Erreichung einer maximalen Wohlfahrt der Gesellschaft müssen die verfügbaren *knappen* Mittel dort eingesetzt werden, wo sie im Vergleich zu anderen Verwendungsmöglichkeiten das beste Kosten-Nutzen-Verhältnis erzielen. In *keinem* Bereich – das Gesundheitswesen eingeschlossen – können Leistungen bis zur *Sättigungsmenge* (Grenznutzen = Null) beansprucht werden, sondern immer nur bis zu jenem

Punkt, an dem der aus einer zusätzlich erbrachten Leistung resultierende zusätzliche Nutzen (= Grenznutzen) gerade den dafür verursachten zusätzlichen Kosten (= Grenzkosten) entspricht.

Damit steht die ökonomische Betrachtungsweise in klarem *Widerspruch* zur *ärztlichen Ethik*. Nach wie vor lernt jeder Arzt während seiner Ausbildung, *alles medizinisch Mögliche* zu tun, um seinen Patienten zu helfen. Das heißt, er wird so viele Leistungen erbringen oder veranlassen, bis nach seiner Einschätzung kein zusätzlicher Nutzen mehr erzielt werden kann, der Grenznutzen also Null wird. Mediziner sprechen denn auch (fälschlicherweise) bereits dann von *"Rationierung",* wenn medizinische Leistungen aus Gründen der Mittelknappheit nicht mehr bis zur Sättigungsmenge erbracht werden können.

Wird – wie in *planwirtschaftlich* organisierten Gesundheitssystemen – die Bevölkerung im Rahmen eines *verbindlichen* Globalbudgets medizinisch versorgt, so wird die Notwendigkeit der Vornahme schwieriger Kosten-Nutzen-Abwägungen offensichtlich. Am Beispiel Großbritanniens läßt sich empirisch belegen, daß bereits heute bestimmten Patienten sogar *lebensnotwendige* medizinische Leistungen aufgrund von Kapazitätsengpässen vorenthalten werden. Diese Rationierung erfolgt – wie in Kapitel 8 beschrieben – jedoch *verdeckt* und nicht nach expliziten, im politischen Prozeß formulierten Regeln. Die *Hauptlast* haben dabei die *Hausärzte* zu tragen, von denen erwartet wird, daß sie als sogenannte "Gatekeeper" eine auf die Größe der vorhandenen Kapazitäten angepaßte Überweisungspraxis betreiben.

Abb. 9.1 Idealtypisch plan- und marktwirtschaftlich organisierte Gesundheitssysteme

	Planwirtschaftlich organisiert	**hierzu:**
Grundhaltung:	egalitär	Kap. 4
Vorrangiges Kriterium:	Verteilungsgerechtigkeit	Kap. 4, 7
Ziel:	Garantie des Zugangs zu einer *einheitlichen* medizinischen Versorgung durch den Staat unabhängig von individueller Zahlungsfähigkeit (Grundrecht)	Kap. 4, 7
	Versorgung an der *unteren* Grenze der Zone des medizinisch anerkannten Praxisstils	Kap. 6, 7
Annahmen/ Voraussetzungen:	• Budget (Wirksamkeit, Angemessenheit/Bedarf sowie Kosten der medizinischen Leistungen), das den gesamtgesellschaftlichen Nutzen maximiert, kann bestimmt werden	Kap. 2, 3, 4, 5, 7
	=> *explizite Rationierung auf der Makroebene*	Kap. 8
	• Der Nutzen eines garantierten Zugangs zu einer Einheitsversorgung ist größer als der Nutzen aus der Wahl-/Handlungsfreiheit des Individuums	Kap. 4, 7
	• "Gratis"-Behandlungen führen nicht zu einer verstärkten Nachfrage des Individuums	Kap. 5, 7
	• Staatliche Entschädigungs- und Kontrollsysteme für die Leistungserbringer führen nicht zu Unterversorgung, Innovationshemmnissen und mangelnder Effizienz in der Leistungserbringung	Kap. 3, 5, 7
	=> *implizite Rationierung auf der Mikroebene*	Kap. 8

	Marktwirtschaftlich organisiert	**hierzu:**
Grundhaltung:	libertär	Kap. 4
Vorrangige Kriterien:	Wahl-/Handlungsfreiheit des Individuums, effiziente Ressourcenverwendung	Kap. 4, 6
Ziel:	Oberhalb einer garantierten medizinischen Grundversorgung soll der individuelle Bedarf durch die Wahlfreiheit, die Eigenverantwortung, Zahlungswilligkeit und -fähigkeit des Individuums bestimmt werden	Kap. 4, 7
	Versorgung *innerhalb* der Zone des medizinisch anerkannten Praxisstils gemäß der Wahl des Individuums	Kap. 6
Annahmen/ Voraussetzungen:	• Grundversorgung (Wirksamkeit, Angemessenheit/Bedarf sowie Kosten der medizinischen Leistungen) kann bestimmt werden	Kap. 2, 3, 4, 5, 6
	=> *explizite Rationierung auf der Makroebene*	Kap. 8
	• Patienten haben unterschiedliche Präferenzen bezüglich ihrer medizinischen Versorgung.	Kap. 5, 6
	• Ärzte unterscheiden sich in ihrem Praxisstil	Kap. 2, 5, 6
	• Geeignete ordnungspolitische Rahmenbedingungen sorgen dafür, dass mittels entsprechender konkurrierender Versicherungsmodelle die Präferenzen der Bevölkerung mit den unterschiedlichen Praxisstilen der Leistungserbringer in Einklang gebracht werden	Kap. 5, 6
	=> *implizite Rationierung auf der Mikroebene*	Kap. 8

9. Zusammenfassende Erkenntnisse und Folgerungen

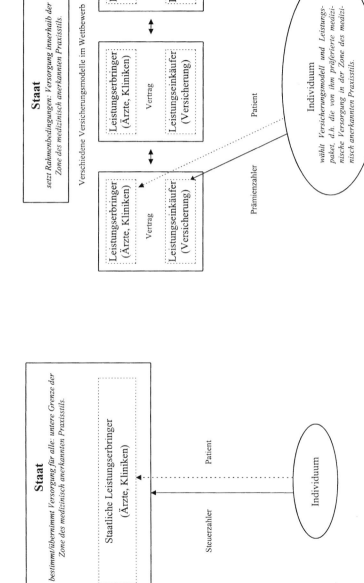

Abb. 9.1 Fortsetzung

In einer Welt knapper Mittel kann auch in *marktwirtschaftlich* organisierten Gesundheitssystemen heiklen Kosten-Nutzen-Abwägungen nicht ausgewichen werden. Die sich dabei stellenden Fragen wurden bislang jedoch nur in Expertenkreisen diskutiert. Ist es beispielsweise für die Gesellschaft akzeptabel, daß konkurrierende Versicherungssysteme die Frage der "angemessenen" Versorgung je nach Präferenzen ihrer Mitglieder auch unterschiedlich beantworten dürfen? Oder würde die Erkenntnis im politischen Prozeß wirklich eine Mehrheit finden, daß Managed-Care-Organisationen nur eine kostengünstige Medizin betreiben können, wenn sie auch das Recht haben, im Einzelfall Behandlungsoptionen mit einem schlechten Kosten-Nutzen-Verhältnis notfalls auch gegen den Willen des Patienten nicht zu erbringen oder mit zusätzlichen Eigenanteilen zu belegen? Wie kann verhindert werden, daß die für den Heilungsprozeß wichtige Vertrauensbasis zwischen Arzt und Patient zerstört wird?

Die *wachsende Kluft zwischen dem medizinisch Machbaren und dem wirtschaftlich Tragbaren* wird die offenere Diskussion derartiger Fragen sowohl in plan- als auch in marktwirtschaftlich organisierten Gesundheitssystemen erzwingen. Die Suche nach verbindlichen Antworten wird allerdings zum äußerst schwierigen Unterfangen werden. Das Volk zeigt, wie die Erfahrungen in Oregon belegen (vgl. Kapitel 8), wenig Willen, sich ernsthaft mit solchen existentiellen Fragen auseinanderzusetzen, die ihm die eigene Endlichkeit bewußt machen. Es fühlt sich überfordert und delegiert diese Aufgabe in der Regel lieber an die Mediziner. Gleichzeitig haben die meist ausgezeichnet organisierten Leistungserbringer ein fundamentales Interesse daran, daß die Gesundheitsausgaben (= Einnahmen der Leistungsanbieter) ständig weiter wachsen, obwohl mittlerweile kaum noch bestritten wird, daß für die Hebung der Volksgesundheit in den Industriestaaten Strategien zur Gesundheitsförderung, die *außerhalb der Schulmedizin* liegen, weit erfolgversprechender wären (vgl. Kapitel 4). Evans und Stoddart warnen gar: "A society that spends so much on health care that it cannot or will not spend adequately on other health-enhancing activities may actually be *reducing* the health of its population."[4]

Vor diesem Hintergrund ist es nicht erstaunlich, daß die politisch Verantwortlichen nicht eindeutig plan- oder marktwirtschaftlich organisierte Gesundheitssysteme, sondern *Mischsysteme* bevorzugen, die *unklare Aufgaben- und Kompetenzzuteilungen* aufweisen sowie *intransparente Kostenüberwälzungs-* und vor allem *implizite Rationierungsstrategien* ermöglichen. Dadurch müssen die Politiker den Wahlbürgern keine unangenehmen Wahrheiten mitteilen. Sie vermeiden den Begriff "Rationierung" sorgfältig und sprechen – wenn überhaupt – vage von der "Notwendigkeit der bewußten Wahl", vom "Setzen von Prioritäten" oder von "Effizienzsteigerung". Der amerikanische Politologe Aaron Wildavsky führte in seinem berühmten Essay *"Doing Better and Feeling Worse: The Political Pathology of Health Policy"* bereits vor über zwanzig Jahren treffend aus:

"By the next century, we may have learned that a mixed system is bad in every respect except one – *it mirrors our ambivalence.* (...)

Health policy is pathological because we are neurotic and insist on making our government psychotic. *Our neurosis consists in knowing what is required for good health* (Mother was right: Eat a good breakfast! Sleep eight hours a day! Don't drink! Don't smoke! Keep clean! And don't worry!) *but not willing to do it.* Government's ambivalence consists in

---

[4] Evans und Stoddart, 1994.

paying coming and going: once for telling people how to be healthy and once for paying their bills when they disregard this advice. Psychosis appears when government persists in repeating this self-defeating play. Maybe twenty-first-century man will come to cherish his absurdities."[5]

---

[5] Wildavsky, 1977.

Literatur

Aaron, H.J., Schwartz, W.B.: The Painful Prescription: Rationing Hospital Care. Washington, D.C.: The Brookings Institution, 1984.

Abbott, T.A., Crew, M.A.: Lessons from Public Utility Regulation for the Economics Regulation of Health Care Markets: An Overview. In: Abbott, T.A. (ed.): Health Care Policy and Regulation. Norwell, Mass.: Kluwer Academic Publishers, 1995: 13-37.

Alber, J.: Großbritannien. In: Alber, J., Bernardi-Schenkluhn, B. (Hrsg.): Westeuropäische Gesundheitssysteme im Vergleich. Frankfurt: Campus, 1992: 533-621.

Anders, G.: Health Against Wealth. HMOs and the Breakdown of Medical Trust. New York: Houghton Mifflin Company, 1996.

Annas, G.J.: A National Bill of Patients' Rights. In: The New England Journal of Medicine, 1998, 338(10): 695-699.

Annas, G.J.: Patients' Rights in Managed Care – Exit, Voice, and Choice. In: The New England Journal of Medicine, 1997, 337(3): 210-215.

Appleby, J.: Financing the NHS. In: Merry, P. (ed.): 1997/98 NHS Handbook, Twelfth Edition. Tunbridge Wells: JMH Publishing, 1997: 56-64.

Arrow, K.J.: Essays in the Theory of Risk Bearing. Amsterdam: North Holland, 1970.

Arrow, K.J.: Uncertainty and the Welfare Economics of Medical Care. In: American Economic Review, 1963, 53(5): 941-973.

Baker, L.C: The Effect of HMOs on Fee-For-Service Health Care Expenditures: Evidence from Medicare. In: Journal of Health Economics, 1997, 16(2): 453-481.

Bandi, T.: Die Ergebnisse des Risikoausgleichs bis zum Jahre 1996. In: Soziale Sicherheit, 1998, 1: 12-13.

Barendregt, J.J., Bonneux, L., van der Maas, P.J.: The Health Care Costs of Smoking. In: The New England Journal of Medicine, 1997, 337(15): 1052-1057.

Bartelt, G., Sommer, J.H., Gebert, A., Bürgi, M.: Integrale Bedarfsanalyse der stationären Versorgung im Kanton Bern, Basel: Brains, 1992.

Baur, R., Hunger, W., Kämpf, K., Stock, J.: Synthesebericht zur Evaluation neuer Formen der Krankenversicherung. Basel, 1997.

Baur, R., Ming, A., Stock, J., Lang, P.: Struktur, Verfahren und Kosten der HMO-Praxen. HMO-Bonus-Evaluation. Untersuchungsbericht 4. Basel, 1995.

Beck, K., Zweifel, P.: Improving on Risk Adjustment in Swiss Health Insurance. Unpublished Paper. Zürich, 1996.

Berenson, R. A.: A Physician's View of Managed Care. In: Health Affairs, 1991, 10(4): 106-119.

Bergthold, L.A., Solomon, L.S.: Group Purchasing in the Medical Marketplace. In: Wilkerson, J.D., Devers, K.J., Given, R.S. (eds.): Competitive Managed Care. San Francisco, California: Jossey-Bass Publishers, 1997: 59-82.

Bericht der Expertenkommission für die Revision der Krankenversicherung vom 2. November 1990. Bern: EDMZ, 1990.

Bindman, A.B.: The Challenge of Measuring and Monitoring Quality. In: Wilkerson, J.D., Devers, K.J., Given, R.S. (eds.): Competitive Managed Care. San Francisco, California: Jossey-Bass Inc., 1997: 100-112.

Blank, R.H.: The Price of Life. The Future of American Health Care. New York: Columbia University Press, 1997.

Blendon, R.J., Leitman, R., Morrison, I., Donelan, K.: Satisfaction With Health Systems in Ten Nations. In: Health Affairs, 1990, 9(2): 185-192.

Blumberg, L.J., Evans, A.: Reform of the Medicare AAPCC: Learning from Previous Proposals. In: Inquiry, 1998, 35(1): 62-77.

Boden W.E., O'Rourke, R.A., Crawford, M.H., Blaustein, A.S., Deedwania, P.C., Zoble, R.G., Wexler, L.F., Kleiger, R.E., Pepine, C.J., Ferry, D.R., Chow, B.K., Lavori, P.W.: Outcomes in Patients with Acute Non-Q-Wave Myocardial Infarction Randomly Assigned to an Invasive as Compared with a Conservative Management Strategy. In: The New England Journal of Medicine, 1998, 338(25): 1785-1792.

Bodenheimer, T.S.: The Oregon Health Plan – Lessons for the Nation. In: The New England Journal of Medicine, 1997, 337(9): 651-655 and 337(10): 720-723.

Bodenheimer, T.S., Grumbach, K.: Understanding Health Policy. A Clinical Approach. Norwalk, Connecticut: Lange, 1995.

Borner, S.: Einführung in die Volkswirtschaftslehre, 7. neubearbeitete Auflage. Chur/Zürich: Rüegger, 1992.

Botschaft über die Revision der Krankenversicherung vom 6. November 1991, Bern: EDMZ, 1991.

Brand, R., Menke, R.: Bedarfsorientierte Ressourcenverteilung – Erfahrungen mit der RAWP-Formel in Großbritannien. In: Gesundheitswesen, 1997, 59: 441-446.

Breyer, F. und Zweifel, P.: Gesundheitsökonomie. 2. Auflage. Berlin: Springer, 1997.

Breyer, S.: Analyzing Regulatory Failure: Mismatches, Less Restrictive Alternatives and Reform. In: Harvard Law Review, 1979, 92: 549-609.

Brook, R.H., Appel, F.A.: Quality-of-Care Assessment: Choosing a Method for Peer Review. In: The New England Journal of Medicine, 1973, 288: 1323-1329.

Brown, L.D.: Politics and Health Care Organizations, HMOs as Federal Policy. Washington, D.C.: The Brookings Institution, 1983.

Brown, M.L., Fintor, L.: Cost-Effectiveness of Breast Cancer Screening: Preliminary Results of a Systematic Review of the Literature. In: Breast Cancer Research and Treatment, 1993, 25(2): 113-118.

Buchmueller, T.C., Feldstein, P.J.: The Effect of Price on Switching Among Health Plans. In: Journal of Health Economics, 1997, 16(2): 231-247.

Bundesamt für Sozialversicherung: Statistik über die Krankenversicherung 1996. Bern, 1998. (1998a)

Bundesamt für Sozialversicherung: Prämien 1998. Obligatorische Krankenversicherung. Bern, 1998. (1998b)

Bundesamt für Sozialversicherung: Statistik über die Krankenversicherung 1994/1995. Bern, 1997. (1997a)

Bundesamt für Sozialversicherung: Prämienverbilligung in den Kantonen: Erste Erfahrungen. Pressemitteilung, November 1997. (1997b)

Bundesamt für Sozialversicherung: Die obligatorische Krankenversicherung kurz erklärt. Bern, 1997. (1997c)

Bundesamt für Sozialversicherung: Statistik über die Krankenversicherung 1993. Bern, 1995.

Bundesamt für Sozialversicherung: Übersicht über die Prämien 1997 für die Krankenpflege-Grundversicherung. Bern: Bundesamt für Sozialversicherung, 7. Oktober 1996.

Bundesamt für Statistik: Kohortensterbetafeln für die Schweiz. Geburtenjahrgänge 1880-1980. Bern: Bundesamt für Statistik, 1998. (1998a)

Bundesamt für Statistik: Statistisches Jahrbuch der Schweiz, 1998. Bern: Bundesamt für Statistik, 1998. (1998b)

Bundesamt für Statistik: Sterbetafeln für die Schweiz 1988/1993. Bern: Bundesamt für Statistik, 1996.

Califano, J.A.: America's Health Care Revolution. Who Lives? Who Dies? Who Pays? New York: Random House, 1986.

Campion, E.W.: Aging Better. In: The New England Journal of Medicine, 1998, 338(15): 1064-1066.

Chassin, M.R., Kosecoff, J., Park, R.E., Winslow, C.M., Kahn, K.L., Merrick, N.J., Keesey, J., Fink, A., Solomon, D.H., Brook, R.H.: Does Inappropriate Use Explain Geographic Variations in the Use of Health Care Services? In: J. Amer. Med. Ass, 1987, 258(18): 2533-2537.

Chernew, M., Scanlon, D.P.: Health Plan Report Cards and Insurance Choice. In: Inquiry, 1998, 35(1):9-22.

Coelen, C., Sullivan, D.: An Analysis of the Effects of Prospective Reimbursement Programs on Hospital Expenditures. In: Health Care Financing Review, Winter 1981: 1-40.

Collard, D.: Altruism and Economy: A Study in Non-Selfish Economics. Oxford: Martin Robertson & Co., 1978.

Conover, C.J., Sloan, F.A.: Does Removing Certificate-of-Need Regulations Lead to a Surge in Health Care Spending? In: Journal of Health Politics, Policy and Law, 1998, 23(3): 455-481.

Cooper, C.C. and Green, K.: The Impact of State Laws on Managed Care. In: Health Affairs, 1991, 10(4): 220-230.

Culyer, A.J.: Health, Health Expenditures, and Equity. In: Van Doorslaer, E., Wagstaff, A., and Rutten, F. (eds.): Equity in the Finance and Delivery of Health Care. An International Perspective. Oxford/New York/Tokyo: Oxford University Press, 1993: 299-319.

Culyer, A.J.: The Nature of the Commodity 'Health Care' and its Efficient Allocation. In: Oxford Economic Papers, 1971, 23: 189-211.

Dalrymple, T.: The NHS: Health Care or Social Justice. In: The Wall Street Journal Europe, 1998, XVI(113): 6.

Daltroy, L.H., Iversen, M.D., Larson, M.G., Lew, R., Wright, E., Ryan, J., Zwerling, C., Fossel, A.H., Liang, M.L.: A Controlled Trial of an Educational Program to Prevent Low Back Injuries. In: The New England Journal of Medicine, 1997, 337(5): 322-328.

Daneshmend, T.: Acute Services. In: Merry, P. (ed.): 1997/98 NHS Handbook, Twelfth Edition. Tunbridge Wells: JMH Publishing, 1997: 164-169.

Daniels, N.: Justice and Health Care Rationing: Lessons from Oregon. In: Strosberg, M.A., Wiener, J.M., Baker, R., Fein, I.A. (eds.): Rationing America's Medical Care: The Oregon Plan and Beyond. Washington, D.C.: The Brookings Institution, 1992: 185-195.

Daniels, N., Light, D.W., and Caplan, R.L.: Benchmarks of Fairness for Health Care Reform. New York: Oxford University Press, 1996.

Dawson, D.: Regulating Competition in the NHS. Discussion Paper 131. York: Center for Health Economics, University of York, 1995.

Dean, M.: British Health Rationing Becomes Explicit. In: The Lancet, 1995, 346: 1415.

Department of Health and Social Security (DHSS): Sharing Resources for Health in England. Report of the Resource Allocation Working Party. London: Her Majesty's Stationery Office, 1976.

Diderichsen, F., Varde, E., Whitehead, M.: Ressource Allocation to Health Authorities: The Quest for an Equitable Formula in Britain and Sweden. In: British Medical Journal, 1997, 315: 875-878.

Domenighetti, G., Luraschi, P., Casabianca, A., Gutzwiller, F., Spinelli, A., Pedrinis, P., Repetto, F.: Effect of Information Campaign by the Mass Media on Hysterectomy Rates. In: The Lancet, 1988, December 24/31: 1470-1473.

Domenighetti, G., Casabianca, A., Luraschi, P.: Servizi sanitari: L'offerta crea o induce la domanda? Ufficio cantonale di statistica: informazioni statistiche, 1984, 9: 3-21.

Donabedian, A.: Social Responsibility for Personal Health Services: An Examination of Basic Values. In: Inquiry, 1971, 8(2): 3-19.

Donaldson, C., Magnussen, J.: DRGs: The Road to Hospital Efficiency. In: Health Policy, 1992, 21: 47-64.

Donelan, K., Blendon, R.J., Benson, J., Leitman, R., Taylor, H.: All Payer, Single Payer, Managed Care, No Payers: Patients' Perspectives in Three Nations. In: Health Affairs, 1996, 15(2): 255-265.

Dowd, B., Feldman, R., Moscovice, I., Wisner, C., Bland, P., Finch, M.: An Analysis of Selective Bias in the Medicare AAPCC. In: Health Care Financing Review, 1996, 17(3): 35-57.

Dowling, B.: Effect of Fundholding on Waiting Times: Database Study. In: British Medical Journal, 1997, 315: 290-292.

Drummond, M.F., Stoddart, G.L., Torrance, G.W.: Methods for the Evaluation of Health Care Programmes. Oxford: Oxford University Press, 1994.

Eddy, D.M.: Variations in Physician Practice: The Role of Uncertainty. In: Health Affairs, 1984, 3(2): 74-89.

Edgar, A., Salek, S. Shickle, D., Cohen, D.: The Ethical QALY. Ethical Issues in Health Care Resource Allocations. Surrey: Euromed Communications Ltd., 1998.

Egli, M., Weber, A.: Disease Management – eine Chance für Hausarztmodelle. In: Managed Care, Schweizer Zeitung für Managed Care und Care Management, 1997, 1: 8-11.

Elder, A., Fox, K.: Thrombolytic Treatment for Elderly Patients. In: British Medical Journal, 1992, 305: 846-847.

Ellis, R.P., Pope, G.C., Iezzoni, L.I., Ayanian, J.Z., Bares, D.W., Burstin, H., Ash, A.S.: Diagnosis-Based Risk-Adjustment for Medicare Capitation Payments. In: Health Care Financing Review, 1996, 17(3): 101-128.

Elmore, J.G., Barton, M.B., Moceri, V.M., Polk, S., Arena, P.J., Fletcher, S.W.: Ten-Year Risk of False Positive Screening Mammograms and Clinical Breast Examinations. In: The New England Journal of Medicine, 1998, 338(16): 1089-1096.

Enthoven, A.C.: Managed Competition and California's Health Care Economy. In: Health Affairs, 1996, 15(1): 39-57.

Enthoven, A.C.: Management and Analysis for the Swedish Health Care System. IHE Working Paper 7. Lund: Swedish Institute for Health Economics, 1989.

Enthoven, A.C.: Reflections on the Management of the National Health Service. An American Looks at Incentives to Efficiency in Health Service Management in the UK. London: The Nuffield Provincial Hospital Trust, 1985.

Enthoven, A.C.: Health Plan: The Only Practical Solution to the Soaring Cost of Medical Care. Reading, Mass.: Addison-Wesley, 1980.

Enthoven, A.C.: Consumer-Choice Health Plan: A National Health Insurance Proposal Based on Regulated Competition in the Private Sector. The New England Journal of Medicine, 1978, 298: 709-720.

Enthoven, A.C., Kronick, R.: Universal Health Insurance Through Incentives Reform. In: J. Amer. Med. Ass., 1991, 265(19): 2532-2536.

Enthoven, A.C., Kronick, R.: A Consumer-Choice Health Plan for the 1990s; Universal Health Insurance in a System Designed to Promote Quality and Economy. In: The New England Journal of Medicine, 1989, 320(1): 29-37 and 320(2): 94-101.

Etheredge, L., Jones, S.: Managing a Pluralist Health System. In: Health Affairs, 1991, 10(4): 93-105.

Evans, R.G., Stoddart, G.L.: Producing Health, Consuming Health Care. In: Evans, R.G., Barer, M.L., Marmor, T.R. (eds.): Why are Some People Healthy and Others Not? The Determinants of Health of Populations. New York: Aldine De Gruyter, 1994: 27-64.

Every, N.R., Larson, E.B., Litwin, P.E., Maynard, C., Fihn, S.D., Eisenberg, M.S., Hallstrom, A.P., Martin, J.S., Weaver, W.D.: The Association Between On-Site Cardiac Catheterization Facilities and the Use of Coronary Angiography After Acute Myocardial Infarction. In: The New England Journal of Medicine, 1993, 329(8): 546-551.

Farrow, S., Jewell, D.: Opening the Gate: Referrals from Primary to Secondary Care. In: Frankel, S., West, R. (eds.): Rationing and Rationality in the National Health Service. The Persistence of Waiting Lists. Houndmills: The Macmillan Press Ltd., 1993: 63-95.

Feldstein, M.S.: Hospital Costs and Health Insurance. Cambridge, Mass.: Harvard University Press, 1981.

Fetter, R.B., Brand, D.A., Gamache, D. (eds.): DRGs. Their Design and Development. Ann Arbor, Michigan: Health Administration Press, 1991.

Fetter, R.B., Shin, Y., Freeman, J.L., Averill, R.F., Thompson, J. D.: Case-Mix Definition by Diagnosis-Related Groups. In: Medical Care, 1980, 18(2), Supplement: 1-53.

Fox, D.M., Leichter, H.M.: Rationing Health Care in Oregon: The New Accountability. In: Health Affairs, 1991, 10(2): 7-27.

Frankel, S., West, R. (eds.): Rationing and Rationality in the National Health Service. The Persistence of Waiting Lists. Houndmills: Macmillan Press, 1993.

Frei, W.: HMO- und Hausarztmodelle in der Schweiz. In: KSK Aktuell, 1996, 4: 54.

Fuchs, V.R.: The "Competition Revolution" in Health Care. In: Health Affairs, 1988, 7(3): 5-24.

Fuchs, V.R.: The Supply of Surgeons and the Demand for Operations. In: Journal of Human Resources, 1978, 13 (Supplement): 33-56.

Garland, M.J.: Rationing in Public: Oregon's Priority-Setting Methodology. In: Strosberg, M.A., Wiener, J.M., Baker, R., Fein, I.A. (eds.): Rationing America's Medical Care: The Oregon Plan and Beyond. Washington, D.C.: The Brookings Institution, 1992: 37-59.

Gaskin, D.J., Hadley, J.: The Impact of HMO Penetration on the Rate of Hospital Cost Inflation, 1985-1993. In: Inquiry, 1997, 34(4): 205-216.

Giacomini, M., Luft, H.S., Robinson, J.C.: Risk Adjusting Community Rated Health Plan Premiums: A Survey of Risk Assessment Literature and Policy Applications. In: Annual Review of Public Health, 1995: 401-430.

Gillum, B.S., Graves, E.J., Kozak, L.J.: Trends in Hospital Utilization: United States 1988-92. Vital and Health Statistics. Series 13, No. 124. Washington, D.C.: U.S. Government Printing Office, 1996.

Glennerster, H.: The Origins of the NHS. In: Merry, P. (ed.): 1997/98 NHS Handbook, Twelfth Edition. Tunbridge Wells: JMH Publishing, 1997: 7-12.

Gold, M.R.: HMOs and Managed Care. In: Health Affairs, 1996, 10(4): 189-206.

Gold, M.R., Siegel, J.E., Russell, L.B., Weinstein, M.C.: Cost-Effectiveness in Health and Medicine. New York/Oxford: Oxford University Press, 1996.

Goran, M.J.: The Relationship of Professional Standards Review Organizations to Cost Containment. In: Health Care in the American Economy, 1980, 3: 106-111.

Gosfield, A.G.: Who Is Holding Whom Accountable for Quality. In: Health Affairs, 1997, 16(3): 22-25.

Government Committee on Choices in Health Care: Choices in Health Care. Rijswijk, The Netherlands: Ministry of Welfare, Health and Cultural Affairs, 1992.

Gruenberg, L., Kaganova, E., Hornbrook, M.C.: Improving the AAPCC With Health-Status Measures From the MCBS. In: Health Care Financing Review, 1996, 17(3): 59-75.

Gutzwiller, F., Jeanneret, O. (Hrsg.): Sozial- und Präventivmedizin. Public Health. Bern: Verlag Hans Huber, 1996.

Gylfason, T. (ed.): The Swedish Model Under Stress. A View From the Stands. Stockholm: SNS Förlag, 1997.

Hadley, J., Steinberg, E.P., Feder, J.: Comparison of Uninsured and Privately Insured Hospital Patients, Condition on Admission, Resource Use and Outcome. In: J. Amer. Med. Ass., 1991, 265(3): 374-379.

Håkansson, S., Nordling, S.: The Health Care System of Sweden. In: Raffel, M.W. (ed.): Health Care and Reform in Industrialized Countries. University Park, Pennsylvania: The Pennsylvania State University Press, 1997: 191-226.

Ham, C. (ed.): Health Care Reform. Learning from Experience. Buckingham: Open University Press, 1997. (1997a)

Ham, C.: Replacing the NHS Market. In: British Medical Journal, 1997, 315: 1175-1176. (1997b)

Ham, C.: Management and Competition in the NHS. Oxford: Radcliffe Medical Press Ltd., 1994.

Harding, T.W., Adserballe, H.: Assessment of Dangerousness: Observations in Six Countries: A Summary of Results From a WHO Coordinated Study. In: International Journal of Law and Psychiatry, 1983, 6: 391-398.

Hassell, B.: The Independent Sector. In: Merry, P. (ed.): 1997/98 NHS Handbook, Twelfth Edition. Tunbridge Wells: JMH Publishing, 1997: 254-258.

Hauser, H.: Grundzüge eines wettbewerblichen Versicherungskonzeptes für die Schweiz. In: Ökonomie des Gesundheitswesens, Schriften des Vereins für Socialpolitik, N.F. Bd. 159. Berlin: Drucker & Humblot, 1986: 435-448.

Hauser, H., Bartelt, G.: Health Maintenance Organizations - eine geeignete organisatorische Neuerung für die Schweiz? In: Schweizerische Ärztezeitung, 1981: 2423-2430.

Havighurst, C.C.: Prospective Self-Denial: Can Consumers Contract Today to Accept Health Care Rationing Tomorrow? In: University of Pennsylvania Law Review, 1992, 140: 1755-1808.

Hellinger, F.J.: Selection Bias in HMOs and PPOs: A Review of the Evidence. In: Inquiry, 1995, 32(2): 135-142.

Herzlinger, R.E.: Market-Driven Health Care. Who Wins, Who Loses in the Transformation of America's Largest Service Industry. Reading, Massachusetts: Addison-Welsey Publishing Company Inc., 1997.

Hibbard, J.H., Slovic, P., Jewett, J.J.: Informing Consumer Decisions in Health Care: Implications from Decision-Making Research. In: The Milbank Quarterly, 1997, 75(3): 395-414.

Honigsbaum, F., Holmström, S., Calltrop, J.: Making Choices for Health Care. New York: Radcliffe Medical Press, 1998.

Horisberger, B., Gessner, U.: Erfassung und Analyse des Kosten- und Leistungsaufwandes in Arztpraxen und Spitälern zur objektiven Bewertung medizinischer Massnahmen. St. Gallen: Schlussbericht des NFP 8, 1985.

Howell, J.R.: Regulating Hospital Capital Investment: The Experience in Massachussetts. Doctoral Dissertation, J.F. Kennedy School of Government, Harvard University. Cambridge, Mass., 1980.

Hunyadi, P.: Die Wirkungen des Krankenversicherungsgesetzes werden evaluiert. In: Soziale Sicherheit, 1997, 3: 147-151.

Johannesson, M.: Theory and Methods of Economic Evaluation of Health Care. Dordrecht: Kluwer Academic Publishers, 1996.

Kaplan, R.M.: A Quality-of-Life Approach to Health Resource Allocation. In: Strosberg, M.A., Wiener, J.M., Baker, R., Fein, I.A. (eds.): Rationing America's Medical Care: The Oregon Plan and Beyond. Washington, D.C.: The Brookings Institution, 1992: 60-77.

Kassirer, J.P.: Is Managed Care Here to Stay? In: The New England Journal of Medicine, 1997, 336(14): 1013-1014.

Klein, R.: Why Britain is Reforming the NHS – Again. In: Health Affairs, 1998, 17(4): 111-125.

Klein, R.: Defining a Package of Health Care Services the NHS Is Responsible For. The Case Against. In: British Medical Journal, 1997, 314: 506-509.

Klein, R., Day, P., Redmayne, S.: Managing Scarcity. Priority Setting and Rationing in the National Health Service. Buckingham, Philadelphia: Open University Press, 1996.

Klein, R., Day, P., Redmayne, S.: Rationing in the NHS: The Dance of the Seven Veils – in Reverse. In: British Medical Journal, 1995, 51(4): 769-780.

Kocher, R.: Die Wirkungen der Prämienverbilligung in der Krankenversicherung. In: Soziale Sicherheit, 1996, 3: 134-139.

Kongstvedt, P.R.: The Managed Health Care Handbook. Third Edition. Gaithersburg, Maryland: Aspen Publication, 1996.

Koran, L.M.: The Reliability of Clinical Methods. Data and Judgements. In: The New England Journal of Medicine, 1975, 293: 642-646, 695-701.

Kramer, R.: Soziale Gerechtigkeit – Inhalt und Grenzen. Sozialwissenschaftliche Schriften, Heft 18. Berlin: Duncker & Humblot, 1992.

Krumholz, H.M.: Cardiac Procedures, Outcomes, and Accountability. In: The New England Journal of Medicine, 1997, 336(21): 1522-1523.

Konkordat der Schweizerischen Krankenversicherer: Ehrenkodex – Fairness im Wettbewerb. In: KSK Aktuell, 1998, 6: 95.

Kuttner, R.: Must Good HMOs Go Bad? First of Two Parts: The Commercialization of Prepaid Group Health Care. In: The New England Journal of Medicine, 1998, 338(21): 1558-1059. (1998a)

Kuttner, R.: Must Good HMOs Go Bad? Second of Two Parts: The Search for Checks and Balances. In: The New England Journal of Medicine, 1998, 338(22): 1635-1639. (1998b)

Lange, R.A., Hillis, L.D.: Use and Overuse of Angiography and Revascularization for Acute Coronary Syndromes. In: The New England Journal of Medicine, 1998, 338(25): 1838-1839.

Levit, K.R., Lazenby, H.C., Bradon, B.R., Cowan, C.A., McDonnell, P.A., Sivarajan, L., Stiller, J.M., Won, D.K., Donham, C.S., Long, A.M., Stewart, M.W.: National Health Expenditures, 1995. In: Health Care Financing Review, 1996, 18(1): 175-214.

Levitt, R., Wall, A., Appleby, J.: The Reorganized National Health Service. Fifth Edition. London: Chapman & Hall, 1996.

Light, D.W.: From Managed Competition to Managed Cooperation: Theory and Lessons From the British Experience. In: The Milbank Quarterly, 1997, 75(3): 297-342.

Lindbeck, A.: The Swedish Experiment. In: Journal of Economic Literature, 1997, XXXV: 1273-1319.

Lomas, J., Contandriopoulos, A.-P.: Regulating Limits to Medicine: Towards Harmony in Public- and Self-Regulation. In: Evans, R.G., Barer, M.L., Marmor, T.R. (eds.): Why Are Some People Healthy and Others Not? The Determinants of Health of Populations. New York: Aldine De Gruyter, 1994: 217-230.

Long, S., Rogers, J.: The Effect of Being Uninsured on Health Service Use. Estimates From the Survey of Income and Program Participation. SIPP Working Paper No. 9012. Washington D.C.: Bureau of the Census, 1990.

Luft, H.S.: Health Maintenance Organizations. Dimensions of Performance. New York: John Wiley, 1981.

Manning, W.G., Leibowitz, A., Goldberg, G., Rogers, W., Newhouse, J.: A Controlled Trial on the Effect of a Prepaid Group Practice on Use of Services. In: The New England Journal of Medicine, 1984, 310(23): 1505-1510.

Marinker, M. (ed.): Controversies in Health Care Policies. Challenges to Practice. London: BMJ Publishing Group, 1995.

Marsteller, J.A., Bovbjerg, R.R., Nichols, L.M., Verrilli, D.K.: The Resurgence of Selective Contracting Restrictions. In: Journal of Health Politics, Policy and Law, 1997, 22(5): 1133-1189.

Mason, J., Drummond, M., Torrance, G.: Some Guidelines on the Use of Cost Effectiveness League Tables. In: British Medical Journal, 1993, 306: 570-572.

Maxwell, R.J. (ed.): Rationing Health Care. British Medical Bulletin, Volume 51. Edinburgh: Churchill Livingstone, 1995.

Maynard, A., Ludbrook, A.: Budget Allocation in the National Health Service. In: Journal of Social Policy, 1980, 9: 289-312.

McDonough, J.E.: Tracking the Demise of State Hospital Rate Setting. In: Health Affairs, 1997, 16(1): 142-149.

McKee, M., Chenet, L.: Informing the Market: The Strengths and Weaknesses of Information in the British National Health Service. In: Health Care Analysis, 1997, 5(2): 149-157.

McPherson, K.: How Should Health Policy Be Modified by the Evidence of Medical Practice Variations? In: Marinker, M. (ed.): Controversies in Health Care Policies. Challenges to Practice. London: BMJ Publishing Group, 1995: 55-74.

McPherson, K., Wennberg, J.F., Hovind, O.B., Clifford, P.: Small-Area Variations in the Use of Common Surgical Procedures: An International Comparison of New England, England, and Norway. In: The New England Journal of Medicine, 1982, 307(21): 1310-1314.

Mechanic, D.: Dilemmas in Rationing Health Services: The Case for Implicit Rationing. In: British Medical Journal, 1995, 310: 1655-1659.

Mechanic, D.: Professional Judgement and the Rationing of Medical Care. In: University of Pennsylvania Law Review, 1992, 140: 1713-1754.

Menzel, P.T.: Strong Medicine. The Ethical Rationing of Health Care. New York: Oxford University Press, 1990.

Menzel, P.T.: Medical Costs, Moral Choices. A Philosophy of Health Care Economics in America. New Heaven and London: Yale University Press, 1983.

Merry, P.: Introduction. In: Merry, P. (ed.): 1997/98 NHS Handbook. Twelfth Edition. Tunbridge Wells: JMH Publishing, 1997: 1-2.

Miller, R.H., Luft, H.S.: Managed Care Plan Performance since 1980. A Literature Analysis. In: J. Amer. Med. Ass., 1994, 271(19): 1512-1519.

Minister of Health: The Core Debate. Stage One: How We Define the Core. Wellington, New Zealand, 1991.

Morgan, R.O., Virnig, B.A., DeVito, C.A., Persily, N.A.: The Medicare-HMO Revolving Door - The Healthy Go In and the Sick Go Out. In: The New England Journal of Medicine, 1997, 337(3): 169-175.

Morreim, E.H.: Balancing Act. The New Medical Ethics of Medicine's New Economics. Dordrecht: Kluwer Academic Publishers, 1991.

Naylor, C.D.: What Is Appropriate Care? In: The New England Journal of Medicine, 1998, 338(26): 1918-1920.

Newhouse, J.P.: Reimbursing Health Plans and Health Providers: Efficiency in Production Versus Selection. In: Journal of Economic Literature, 1996, 34: 1236-1263.

Newhouse, J.P.: An Iconoclastic View of Health Cost Containment. In: Health Affairs, Supplement 1993: 153-171.

Newhouse, J.P., Beeuwkes Buntin M., Chapman, J.D.: Risk Adjustment and Medicare: Taking A Closer Look. In: Health Affairs, 1997, 16(5): 26-43.

Newhouse, J.P., and the Insurance Experiment Group: Free for All? Lessons From the RAND Health Insurance Experiment. Cambridge, Massachusetts: Harvard University Press, 1993.

Nudelman, P.M., Andrews, L.M.: The "Value-Added" of Not-For-Profit Health Plans. In: The New England Journal of Medicine, 1996, 334(16): 1057-1059.

OECD: Health Data. Paris: OECD, 1996, 1997, 1998.

OECD: Health Care Reform. The Will to Change. Health Policy Studies No. 8. Paris: OECD, 1996.

OECD: Internal Markets in the Making. Health Systems in Canada, Iceland and the United Kingdom. Health Policy Studies No. 6. Paris: OECD, 1995.

OECD: Health, Quality and Choice. Paris: OECD, 1994.

OECD: The Reform of Health Care. A Comparative Analysis of Seven OECD Countries. Paris: OECD, 1992.

OECD: Health Care Systems in Transition. The Search for Efficiency. Paris: OECD, 1990.

Palsbo, S.J.: The AAPCC Explained. Research Brief Number 8. Washington, D.C.: Group Health Association of America, 1991.

Payer, L.: Andere Länder, andere Leiden. Ärzte und Patienten in England, Frankreich, den USA und hierzulande. Frankfurt/New York: Campus, 1988.

Pollock, A.M.: The Politics of Destruction: Rationing in the UK Health Care Market. In: Health Care Analysis, 1995, 3(4): 299-308.

Rautenstrauch, J.: Herz-Katheter richten noch mehr Schaden an. In: Medical Tribune, 1997, 43: 8.

Rawls, J.: A Theory of Justice. Cambridge, Massachusetts: Harvard University Press, 1971.

Rehnberg, C.: Sweden. In: Ham, C. (ed.): Health Care Reform. Learning From Experience. Buckingham: Open University Press, 1997: 64-86.

Reisman, D.: Market and Health, New York: St. Martin's Press, 1993.

Relman, A.S.: The Trouble With Rationing. In: The New England Journal of Medicine, 1990, 323(13): 911-913.

Renaud, M.: The Future: Hygeia versus Panakeia? In: Evans, R.G., Barer, M.L., Marmor, T.R. (eds.): Why Are Some People Healthy and Others Not? The Determinants of Health of Populations. New York: Aldine De Gruyter, 1994: 317-334.

Rice, T.: Can Markets Give Us the Health System We Want? In: Journal of Health Politics, Policy and Law, 1997, 22(2): 383-426.

Rice, T.: The Economics of Health Reconsidered. Chicago, Illinois: Health Administration Press, 1998.

Robinson, R., Le Grand, J. (eds.): Evaluating the NHS Reforms. Hermitage, Berks: Policy Journals, 1994.

Robinson, R., Steiner, A.: Managed Healthcare: US Evidence and Lessons for the NHS. Buckingham: Open University Press, 1997.

Rodwin, M.A.: Conflicts in Managed Care. In: The New England Journal of Medicine, 1995, 332(9): 604-607.

Rottenberg, S.: Unintendend Consequences: The Probable Effects of Mandated Medical Insurance. In: Regulation, 1990, 13(2): 27-28.

Russell, L.B.: Educated Guesses. Making Policy About Medical Screening Tests. Berkely: University of California Press, 1994.

Sachverständigenrat für die Konzertierte Aktion im Gesundheitswesen: Gesundheitswesen in Deutschland. Kostenfaktor und Zukunftsbranche. Sondergutachten 1997. Baden-Baden: Nomos Verlagsgesellschaft, 1997/98.

Sachverständigenrat für die Konzertierte Aktion im Gesundheitswesen: Gesundheitsversorgung und Krankenversicherung 2000. Sondergutachten 1995. Baden-Baden: Nomos Verlagsgesellschaft, 1995.

Sachverständigenrat für die Konzertierte Aktion im Gesundheitswesen: Gesundheitsversorgung und Krankenversicherung 2000. Eigenverantwortung, Subsidiarität und Solidarität bei sich ändernden Rahmenbedingungen. Baden-Baden: Nomos Verlagsgesellschaft, 1994.

Scanlon, D.P., Chernew, M., Lave, J.R.: Consumer Health Plan Choice: Current Knowledge and Future Directions. In: Annual Review of Public Health, 1997, 18: 507-28.

Schaufelberger, H.-J., Cloetta, B., Noack, H.: Der Patient in der ambulanten ärztlichen Versorgung. NF-Schlussbericht, Bern, 1985.

Schlesinger, M.: Countervailing Agency: A Strategy of Principaled Regulation Under Managed Competition. In: The Milbank Quarterly, 1997, 75(1): 35-87.

Schneider, B.: Solidarität zwischen den Geschlechtern und den Generationen – der Risikoausgleich in der sozialen Krankenversicherung. In: Soziale Sicherheit, 1995, 6: 314-317.

Schneider, M., Biene-Dietrich, P., Gabenyi, M., Hofmann, U., Huber, M., Köse, A., Sommer, J.H.: Gesundheitssysteme im internationalen Vergleich. Augsburg: BASYS, 1995.

Schwartz, W.: In the Pipeline: A Wave of Valuable Medical Technology. In: Health Affairs, 1994, 13(3): 70-79.

Secretary of State for Health: Our Healthier Nation. London: The Stationery Office Ltd., 1998.

Secretary of State for Health: The New NHS. London: The Stationery Office Ltd., 1997.

Secretary of State for Health: Health of the Nation. London: The Stationery Office Ltd., 1992.

Seitz, R., König H.-H., Graf von Stillfried, D.: Grundlagen von Managed Care. In: Arnold, M., Lauterbach, K.W., Preuss, K.-J. (Hrsg.): Managed Care. Ursachen, Prinzipien, Formen und Effekte. Stuttgart: Schattauer, 1997: 3-23.

Shaw, C.: Quality in Healthcare. In: Merry, P. (ed.): 1997/98 NHS Handbook, Twelfth Edition. Tunbridge Wells: JMH Publishing, 1997: 50-55.

Shekelle, P.G., Kahan, J.P., Bernstein, S.J., Leape, L.L., Kamberg, C.J., Park, R.E.: The Reproductibility of a Method to Identify the Overuse and Underuse of Medical Procedures. In: The New England Journal of Medicine, 1998, 338(26): 1888-1895.

Shugars, D.A., Vernon, T.M., Richardson, W.C., O'Neill, E.H., Bader, J.D.: Is Health Professions Education Part of the Solution? In: Health Affairs, 1991, 10(4): 280-282.

Skrabanek, P., McCormick, J.: Torheiten und Trugschlüsse in der Medizin. 5. Auflage. Mainz: Verlag Kirchheim, 1995.

Slevin, M.L., Stubbs, L., Plant, H.J., Wilson, P., Gregory, W.M., Armes, P.J., Downer, S.M.: Attitudes to Chemotherapy: Comparing Views of Patients with Cancer with Those of Doctors, Nurses, and General Public. In: British Medical Journal, 1990, 300: 1458-1460.

Söderlund, N., Csaba, I., Gray, A., Milne, R., Raftery, J.: Impact of the NHS Reforms on English Hospital Productivity: An Analysis of the First Three Years. In: British Medical Journal, 1997, 315: 1126-1129.

Sommer, J.H.: Health Maintenance Organizations. Erwartungen und Erfahrungen in den USA. Chur/Zürich: Rüegger, 1992.

Sommer, J.H.: Kostenkontrolle im Gesundheitswesen. Die nordamerikanischen Erfahrungen mit staatlich regulierenden und wettbewerblich orientierten Ansätzen. Diessenhofen: Rüegger, 1983.

Sommer, J.H., Bürgi, M.: Evaluation der Subventionierung der Krankenversicherungsprämien im Kanton Basel-Landschaft. Gutachten im Auftrag der Volkswirtschafts- und Sanitätsdirektion des Kantons Basel-Landschaft. Basel, 1997.

Sommer, J.H., Gutzwiller, F.: Wirtschaftlichkeit und Wirksamkeit im schweizerischen Gesundheitswesen. Ergebnisse des nationalen Forschungsprogrammes Nr. 8. Bern: Verlag Hans Huber, 1986.

Sommer, J.H., Leu, R.E.: Selbstbeteiligung in der Krankenversicherung als Kostenbremse? Diessenhofen: Rüegger, 1984.

Soziale Sicherheit: Krankheitsursachen – Schuld sind die anderen (?). In: Soziale Sicherheit, 1998, 1: 3.

Soziale Sicherheit: Krankenversicherung – Massnahmen des Bundes zur Dämpfung des Prämienanstiegs 1998. In: Soziale Sicherheit, 1997, 3: 122-123.

SP Pressedienst: Die Schweiz braucht eine neue Gesundheitspolitik, Nr. 456. Bern, 1996.

Szucs, T.D.: Medizinische Ökonomie. Eine Einführung. München: Medizin & Wissen, 1997.

Tengs, T.O.: An Evaluation of Oregon's Medicaid Rationing Algorithms. In: Health Economics, 1996, 5: 171-181.

The Swedish Parliamentary Priorities Commission: Priorities in Health Care. Ethics, Economy, Implementation. Stockholm, 1995.

Theurl, E. (Hrsg.): Tödliche Grenzen. Rationierung im Gesundheitswesen. Meran: Alfred & Söhne, 1994.

Thurow, L.C.: The Zero-Sum Society. Distribution and the Possibilities for Economic Change. New York: Basic Books, 1980.

Toepffer, J.: Krankenversicherung im Spannungsfeld von Markt und Staat. Bayreuth: Verlag P.C.O, 1997.

Torrance, G.W.: Measurement of Health State Utilities for Economic Appraisal. A Review. In: Journal of Health Economics, 1986, 5: 1-30.

Townsend, P., Davidson, D.: The Black Report. In: Inequalities in Health. Harmondsworth, Middlesex: Penguin Books, 1992.

Tu, J.V., Pashos, C.L., Naylor, C.D., Chen, E., Normand, S.-L., Newhouse, J.P., McNeil, B.J.: Use of Cardiac Procedures and Outcomes in Elderly Patients With Myocardial Infarction in the United States and Canada. In: The New England Journal of Medicine, 1997, 336(21): 1500-1505.

Turner, A.: The Importance of Placebo Effects in Pain Treatment and Research. In: J. Amer. Med. Ass., 1994, 271(20): 1609-1614.

U.S. Congress, Office of Technology Assessment (OTA): Identifying Health Technologies That Work: Searching for Evidence. Washington, D.C.: U.S. Government Printing Office, 1994.

Udvarhelyi, I.S., Golditz, G.A., Rai, A., Epstein, A.M.: Cost-Effectiveness and Cost-Benefit Analyses in the Medical Literature. In: Annals of Internal Medicine, 1992, 116(3): 238-244.

Van de Ven, W.P.M.M., van Vliet, R.C.J.A., van Barneveld, E.M., Lamers, L.M.: Risk-Adjusted Capitation: Recent Experiences in the Netherlands. In: Health Affairs, 1994, 13(5): 120-136.

Van Doorslaer, E., Wagstaff, A.: Equity in the Finance of Health Care: Methods and Findings. In: Van Doorslaer, E., Wagstaff, A., Rutten, F. (eds.): Equity in the Finance and Delivery of Health Care. An International Perspective. Oxford/New York/Tokyo: Oxford University Press, 1993: 20-48.

Veatch, R.M.: The Oregon Experiment: Needless and Real Worries. In: Strosberg, M.A., Wiener, J.M., Baker, R., Fein, I.A. (eds.): Rationing

America's Medical Care: The Oregon Plan and Beyond. Washington, D.C.: The Brookings Institution, 1992: 78-90.

Vita, A.J., Terry, R.B., Hubert, H.B., Fries, J.F.: Aging, Health Risks, and Cumulative Disability. In: The New England Journal of Medicine, 1998, 338(15): 1035-1041.

Waitzkin, H., Fishman, J.: Inside the System. The Patient-Physician Relationship in the Era of Managed Care. In: Wilkerson, J.D., Devers, K.J., Given, R.S.: Competitive Managed Care. The Emerging Health Care System. San Francisco, Califorrna: Jossey-Bass Publishers, 1997.

Walker, S.R., Rosser, R.M. (eds.): Quality of Life Assessment, Key Issues in the 1990s. Dordrecht: Kluwer Academic Publishers, 1993.

Ware, J.E., Davies-Avery, A., Brook, R.H.: Conceptualization and Measurement of Health of Adults in the Health Insurance Study. Vol. VI, Analysis of Relationships Among Health Status Measures. Santa Monica: Rand Publications Series R-1987/6-HEW, 1980.

Weinberger, M., Oddone, E.Z., Henderson, W.G.: Does Increased Access to Primary Care Reduce Hospital Readmissions? In: The New England Journal of Medicine, 1996, 334(22): 1441-1447.

Weiner, J.P., Dobson, A., Maxwell, S.L., Coleman, K., Starfield, B.H., Anderson, G.F.: Risk-Adjusted Capitation Rates Using Ambulatory and Inpatient Diagnoses. In: Health Care Financing Review, 1996, 17(3): 77-99.

Welch, H.G.: Questions about the Value of Early Intervention. In: The New England Journal of Medicine, 1996, 334(22): 1472-1473.

Wenger, N.K., Mattson, M.E., Furberg, C.D., Elinson, J. (eds.): Assessment of Quality of Life in Clinical Trials of Cardiovascular Therapies. New York: Le Jacq Publishing, 1984.

Wennberg, J.E.: Small Area Analysis and the Medical Care Outcome Problem. Agency for Health Care Policy and Research Conference Proceedings, Research Methodology: Strengthening Causal Interpretations of Nonexperimental Data, DHHS Pub. No. (PHS) 90-

3454, Washington, D.C.: Department of Health and Human Services, 1990: 177-206.

Wennberg, J.E.: Population Illness Rates Do Not Explain Population Hospitalization Rates. In: Medical Care, 1987, 25: 354-359.

Whitehead, M.: The Health Divide. In: Townsend, P., Davidson, N., Whitehead, M. (eds.): Inequalities in Health. Harmondsworth, Middlesex: Penguin Books, 1992: 219-400.

Whitehead, M., Gustafsson, R., Diderichsen, F.: Why Is Sweden Rethinking Its NHS Style Reforms? In: British Medical Journal, 1997, 315: 935-939. (1997a)

Whitehead, M., Evandrou, M., Haglund, B., Diderichsen, F.: As the Health Divide Widens in Sweden and Britain, What's Happening to Access to Care? In: British Medical Journal, 1997, 315: 1006-1009. (1997b)

Wholey, D.R., Christianson, J.B., Engberg, J., Bryce, C.: HMO Market Structure and Performance: 1985-1995. In: Health Affairs, 1997, 16(6): 75-84.

Wildavsky, A.: Doing Better and Feeling Better: The Political Pathology of Health Policy. In: Knowles, J.H. (ed.): Doing Better and Feeling Worse. Health in the United States. New York: W.W. Norton & Company, 1977: 105-123.

Wille, E., Ried, W.: Indikatoren als Instrumente einer gesamtwirtschaftlichen Steuerung von Gesundheitsausgaben. In: Theurl, E. (Hrsg.): Tödliche Grenzen. Rationierung im Gesundheitswesen. Meran: Alfred & Söhne, 1994: 107-153.

Williams, A.: Equity in Health Care: The Role of Ideology. In: Van Doorslaer, E., Wagstaff, A., Rutten, F. (eds.): Equity in the Finance and Delivery of Health Care. An International Perspective. Oxford/New York/Tokyo: Oxford University Press, 1993: 287-298.

Williams, A.: Priority Setting in Public and Private Health Care. A Guide Through the Ideological Jungle. In: Journal of Health Economics, 1988, 7(2): 173-183.

Wilson, J.Q. (ed.): The Politics of Regulation. New Jork: Basic Books Inc., 1980.

World Bank: Averting the Old Age Crisis. Policies to Protect the Old and Promote Growth. Oxford, 1994.

Zdrowomyslaw, N., Dürig, W.: Gesundheitsökonomie. Einzel- und gesamtwirtschaftliche Einführung. München: R. Oldenbourg Verlag, 1997.

Zelman, W.A.: Changing Health Care Market Place. Private Ventures, Public Interests. San Francisco, California: Jossey-Bass Inc., 1996.

Zelman, W.A.: The Rationale Behind the Clinton Health Reform Plan. In: Health Affairs, 1994, Spring (I): 9-29.

Zweifel, P., Felder, S., Meier, M.: Demographische Alterung und Gesundheitskosten: Eine Fehlinterpretation. In: Oberender, P. (Hrsg.): Alter und Gesundheit. Baden-Baden: Nomos Verlagsgesellschaft, 1996: 29-46.

Zweifel, P., Zysset-Pedroni, G.: Was ist Gesundheit und wie läßt sie sich messen? In: Andersen, H.H., Henke, K.-D., Graf von der Schulenburg, J.-M.: Basiswissen Gesundheitsökonomie, Band 1. Berlin: Rainer Bohn Verlag, 1992: 39-62.

Zweifel, P., Pedroni, G.: Die Health Maintenance Organization. Die Alternative im Gesundheitswesen? Basel: Pharma Information, 1981.

MANAGEMENT

Arnold/Lauterbach/Preuß
Managed Care
Ursachen, Prinzipien, Formen und Effekte

Unter Mitwirkung von
H.-H. König und R. Seitz

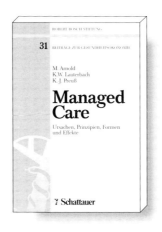

1997. 389 Seiten,
49 Abbildungen,
27 Tabellen, kart.
ISBN 3-7945-1747-4

In fast allen Industrienationen wird eine scheinbar unaufhaltbare Steigerung der Kosten für die Gesundheitsversorgung beobachtet. In den Vereinigten Staaten ist beispielsweise eine Schwelle erreicht, an der zusätzliche Ausweitungen des Angebots medizinischer Leistungen nur noch durch die Erhöhung der Effizienz möglich scheint. Seit wenigen Jahren setzen sich daher dort zunehmend sogenannte Managed-Care-Versorgungsmodelle durch, die versprechen, eine Verbesserung der Qualität bei gleichzeitiger Senkung der Kosten zu bewirken.

Managed Care umfaßt eine Vielzahl von Struktur- und Vertragsformen, die die Leistungserbringung und deren Inanspruchnahme im Vergleich zur traditionellen Medizin regeln. In diesem Band werden die Ursachen, Prinzipien, Formen und Effekte von Managed Care in den USA und in Europa insbesondere auch im Hinblick auf ihre Übertragbarkeit auf das deutsche Gesundheitssystem untersucht.

Das Buch ist ein Standardwerk für zukunftsorientierte Ärzte, Gesundheitsökonomen und -politiker sowie für Krankenhaus- und Kassenadministratoren.

»**Das Buch enthält 25 Beiträge hauptsächlich deutscher und amerikanischer Autoren und gibt einen hervorragenden Überblick über die Welt der Managed Care, welche das gesamte amerikanische Gesundheitswesen revolutioniert.**«

Neue Züricher Zeitung

http://www.schattauer.de

PRIMÄRMEDIZIN · ÖKONOMIE

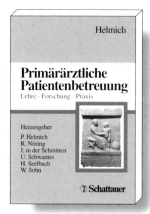

Helmich
Primärärztliche Patientenbetreuung
Lehre · Forschung · Praxis
1997. 359 Seiten,
21 Abbildungen,
18 Tabellen, kart.
ISBN 3-7945-1776-8

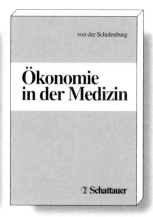

von der Schulenburg (Hrsg.)
Ökonomie in der Medizin
1996. 61 Seiten,
5 Abbildungen,
3 Tabellen, kart.
ISBN 3-7945-1782-2

Die Begegnung des Patienten mit seinem Hausarzt und die hausärztliche Langzeitbetreuung stehen im Mittelpunkt unseres Gesundheitssystems. Das Berufsbild des Primär- oder Hausarztes verändert sich dabei mit großer Dynamik. Nach Beschlüssen des Deutschen Ärztetags 1995 und 1996 wird die hausärztliche Tätigkeit ein spezifisches Profil erhalten: Sie bleibt Fachärzten für Allgemeinmedizin vorbehalten, die in einer zukünftig fünfjährigen, sorgfältig strukturierten Weiterbildung eine gründliche Qualifikation erfahren. Gleichzeitig sollen an allen deutschen Fakultäten Lehrstühle für Allgemeinmedizin eingerichtet werden, um die akademische Lehre und Forschung aktiv mitzugestalten. In dieser Umbruchsituation schafft das vorliegende Buch Orientierung, Überblick und Verständnis. Namhafte Autoren verschiedener Gesundheitsberufe äußern sich unter dem Blickwinkel von (allgemeinmedizinischer) Lehre und Forschung sowie hausärztlicher Praxis zu versorgungsrelevanten Themen und Fragestellungen. Damit ist ein breiter Kreis von Lesern angesprochen: in erster Linie die praktizierenden Ärzte, aber auch Wissenschaftler aus Medizin, Politik und Rechtswissenschaft und alle, die an übergeordneten Fragestellungen der hausärztlichen Betreuung und der Gesundheitspolitik Interesse finden.

Ökonomie und Humanität sind keine Gegensätze: Ökonomisches Denken und Handeln ist ethisches Handeln, wenn es zu einer sparsamen Verwendung der eingeschränkten Ressourcen beiträgt.

Die Anwendung wirtschaftlicher Methoden und Konzepte im Gesundheitswesen ist noch unterentwickelt und stößt auf Schwierigkeiten. In den letzten Jahren sind allerdings erhebliche Fortschritte in der Forschung und praktischen Umsetzung erreicht worden.

Die Beiträge in diesem Band, verfaßt von Ökonomen, Medizinern und Psychologen, tragen dazu bei, mehr wirtschaftliche Rationalität in das Gesundheitswesen zu bringen, um die notwendige Rationierung zielgerichtet und für den Patienten und Arzt erträglicher zu machen.

http://www.schattauer.de

Irrtum und Änderungen vorbehalten